U0296106

名院名科疑难病例解析丛书
天津市中医药研究院附属医院皮肤科

皮肤科疑难病例解析

主　　审　陈洪铎　范玉强

主　　编　张理涛　张峻岭

副 主 编　聂振华　张　宇　李珺莹　王庆文

编　　委（排名不分先后）

张理涛　张峻岭　聂振华　张　宇　李维云

乔树芳　王红梅　谢艳秋　唐　莉　于广新

李　红　倪海洋　李珺莹　郭海霞　詹庆霞

赵艳霞　高　琴　韩静倩　蒋俊青　马铁牛

马秀亮　潘小钢　顾安康　吉　彬　孔祥君

李群燕　李　隽　刘玉洁　石　晶　郭　涛

张秀君　王彩霞　谷永革　于　旺　蔚志仁

徐海燕　朱海莲　梁俊梅

编写秘书　李珺莹

人民卫生出版社

图书在版编目（CIP）数据

皮肤科疑难病例解析/张理涛,张峻岭主编. —北京：
人民卫生出版社,2018
　ISBN 978-7-117-26418-1

　Ⅰ.①皮…　Ⅱ.①张…②张…　Ⅲ.①皮肤病-疑难
病-病案-分析　Ⅳ.①R751

中国版本图书馆 CIP 数据核字（2018）第 083663 号

人卫智网　www.ipmph.com	医学教育、学术、考试、健康，
	购书智慧智能综合服务平台
人卫官网　www.pmph.com	人卫官方资讯发布平台

版权所有,侵权必究!

皮肤科疑难病例解析

主　　编：张理涛　张峻岭
出版发行：人民卫生出版社（中继线 010-59780011）
地　　址：北京市朝阳区潘家园南里 19 号
邮　　编：100021
E - mail：pmph @ pmph. com
购书热线：010-59787592　010-59787584　010-65264830
印　　刷：北京盛通印刷股份有限公司
经　　销：新华书店
开　　本：787×1092　1/16　　印张：21
字　　数：524 千字
版　　次：2018 年 7 月第 1 版　2018 年 7 月第 1 版第 1 次印刷
标准书号：ISBN 978-7-117-26418-1
定　　价：162.00 元

打击盗版举报电话：010-59787491　E-mail：WQ @ pmph. com
（凡属印装质量问题请与本社市场营销中心联系退换）

天津市中医药研究院附属医院皮肤科的班底为天津市长征医院皮肤科。该院皮肤科医生们临床所遇皮肤病病种广泛，如今撷其精华，出版专著《皮肤科疑难病例解析》，邀我审阅并作序，十分欣喜欣慰。

皮肤性病学是一门历史悠久的临床科学，临床病种最多，皮疹表现变化多端，同时还可以是系统疾病的外在表现。很多时候同一种疾病在不同患者身上或不同时期又表现各异，缺乏特异性，因而一些疑难及少见皮肤病的临床诊断及分析显得极其重要。皮肤科医生如何能将临床病史，皮疹形态，组织病理特征结合起来，做出明确诊断，并予以相应治疗，是皮肤科临床工作的重要任务。本书即从这一角度出发，侧重临床，加以解析及阐述。

本书精选了近年来天津市长征医院皮肤科临床所见的 120 余例皮肤科疑难或少见病例，详细阐述了其临床特征、病理学特征、诊断及鉴别诊断、治疗等方面内容，并介绍了近年来国内外相关的诊疗进展，同时列出了参考文献供读者查阅。难能可贵的是，每篇病例之后，又加以简短点评，予读者以其重点及精髓，起到了画龙点睛之效。全书内容丰富、文字精练、图文并茂、临床指导性强，希望可以成为广大皮肤科医师、研究生及基层医师难得的参考书、工具书，开拓他们的思路，提高他们的诊疗水平。

本书主编张理涛博士曾先后就读于北京大学医学部、中国医科大学，分别获医学硕士（导师：陈学荣教授、殷金珠教授）和博士学位（导师：陈洪铎教授）；2014 年赴美国宾夕法尼亚大学访学并受聘为客座教授。张理涛博士基础理论和临床功底深厚，近几年他作为天津市长征医院皮肤科的学术带头人，带领其学术团队，无论在科研还是临床上都取得了不少好成绩，本书的出版便是其集体智慧的结晶之一，我感到由衷的欣慰。希望他们能为我国的皮肤科事业奉献更多的力量，做出更多的成绩。

鉴于编者水平有限，书中难免不足之处。希望广大读者多加批评指正。希望本书为广大工作在临床一线的皮肤科医师在临床诊疗上提供帮助，对提高他们的专业水平起到重要作用。

乐之喜之为序，以飨读者。

中国工程院院士
中国医科大学皮肤性病学教授
中华医学会皮肤性病学分会名誉主任委员
2017 年 5 月

历经一年多的时间，由我院皮肤科主任医师张理涛博士等主编的《皮肤科疑难病例解析》终于和广大读者见面了，可喜可贺，令人振奋。

皮肤科学是临床科学的重要组成部分，临床病种繁多，皮疹表现千变万化，如何剥茧抽丝，辨明真相，是一项值得细致研究的科学工作。本书精选了近年来我院皮肤科临床会诊中心等所见的120余例皮肤科或经典、或疑难少见的临床病例，加以病理图片及临床分析，并兼顾介绍了近年来国内外相关方面的诊疗进展，范围具一定广度，内容富一定深度，希望能对广大中青年皮肤科医生起到开拓视野、提高水平、扩展思路的作用。

天津市长征医院是全国为数不多的皮肤病专科医院之一，自1984年边天羽老院长建院以来，至今已历经了30余年的风雨。三十余载漫漫长征路，长征人经历了数次搬迁，重组及改革。在各级领导的关心之下，2009年正式与天津市中医药研究院、天津市中医药研究院附属医院、天津市中医院合并，成为今天的天津市中医药研究院及天津市中医药研究院附属医院。如今皮肤科在新一代学科带头人张理涛博士、张峻岭博士的带领下，皮肤科的科研及临床诊疗工作已逐渐步入正轨，并渐入佳境。机遇与挑战并存，压力与梦想同在，相信未来的长征之路，新一代的长征人一定会越行越宽，越行越远。

令人欣慰的是，参与本书编写的作者中，绝大部分都是高学历年轻的皮肤科医生，他们充满朝气，勇于进取，积极探索，思维敏捷，这些也正是反映在本书中的一大特点。我相信，正如编者和广大读者所希望的，本书的出版只是长征之路的开端，未来一定会有更多、更好的书陆续问世，把皮肤科的科研和诊疗水平推向一个新的高峰。

天津市中医药研究院附属医院 范玉强

前 言

历时一年，经各位编委共同努力，天津市中医药研究院附属医院（天津市长征医院）首部临床病例专著《皮肤科疑难病例解析》面世了。编著者虽有欣喜，亦有忐忑，更多的是感激。

天津市中医药研究院附属医院皮肤科前身为天津市长征医院，年门诊量75万人次，是华北地区最大的中西医结合皮肤病专科医院，服务患者遍及全国和东南亚。2007年天津市医疗资源重组，与天津市中医院、天津市中医药研究院附属医院合并成为目前的天津市中医药研究院附属医院，之后皮肤科作为医院的重点科室，持续平稳发展。2012年成为国家卫生与计划生育委员会重点发展专科，学术水平和影响力有了长足的进步与提高。皮肤科坚持每周疑难病例讨论和学科讲座，使"医、教、研"活动步入正轨，过程中积累了大量临床疑难病例，本书选择了部分有代表性的病例荟萃于此。从某种意义上讲，是天津市医疗资源重组和国家重点专科建设的产物，饮水思源，编者们感恩的心，昭显于此。

本书成稿之后，得到北京大学第三医院皮肤科张春雷教授、谢志强教授，天津医科大学总医院皮肤科方洪元教授，北京大学塘沽医院皮肤科邢卫斌主任医师的指正。无论从任何意义上讲，编辑与专家老师的无私奉献，为此书增加成色，点睛之笔，难言忘记。

书中部分病例已经发表于国内著名期刊《中国中西医结合皮肤性病学杂志》《中华皮肤科杂志》《临床皮肤病杂志》《中国皮肤性病学杂志》，图片与文字的应用，得到以上杂志或出版社的恩允，在此表示衷心的感谢。

本书作者皆为临床医生，他们在繁忙的临床工作中按照出版社和编委会的要求保质保量的完成了文稿，难能可贵。病例成稿之后得到我院资深专家乔树芳主任医师、李维云主任医师的点评，不胜感激。

客观上，本书编纂严谨，病例翔实，每一个病例都经过专家的详尽论证，是一本十分实用的皮肤科参考书目。但是，皮肤科是一个不断发展的学科，知识在不断更新；还有，我们水平有限，时间仓促，错误和不妥之处在所难免，恳请全国同道批评指正，您宝贵的建议是编者之师，读者之福。

天津市中医药研究院附属医院　张理涛
2017年5月

目 录

第一章

病毒性皮肤病
Virus Infectious Diseases of the Skin

病例1　双侧带状疱疹
（Bilateral Herpes Zoster）

【病例简介】患者,男性,23岁。左侧腰背部、右侧胸背部红斑、水疱伴疼痛3天。患者为男男同性恋者,2个月前确诊为HIV感染者。查体见左侧腰背部、右侧胸背部片状红斑基础上见米粒至绿豆大小簇集性水疱、丘疱疹、血疱,疱液清,疱壁紧张,部分破溃结痂。皮疹呈带状沿神经走行分布。血WBC 3.2×10⁹/L,其他辅助检查均未见异常。诊断:双侧带状疱疹并HIV感染。

1. 临床资料

患者,男性,23岁,主因左侧腰背部、右侧胸背部红斑、水疱伴疼痛3天于2011年2月来我院就诊。患者3天前无明显诱因左侧腰背部,右侧胸背部同时出现红斑,继而在红斑基础上出现簇集性水疱、丘疱疹,且患处伴有明显的针刺样疼痛,自行口服阿昔洛韦及外用百多邦治疗无明显好转,遂来我院就诊。追问病史,患者为男男同性恋者,2个多月前确诊HIV抗体阳性,并开始高效抗反转录病毒药物治疗（Highly Active Anti-Retroviral Therapy,HAART）,为HIV感染者。

体格检查:一般情况良好,系统检查未见明显异常。皮肤科检查:左侧腰背部、右侧胸背部片状红斑基础上见米粒至绿豆大小簇集性水疱、丘疱疹、血疱,疱液清,疱壁紧张,部分破溃结痂。皮疹呈带状沿神经走行分布(图1-1)。

实验室及辅助检查:血常规:3.2×10⁹/L,尿常规,肝肾功能及心电图未见异常。

诊断:双侧带状疱疹并HIV感染。

治疗:单磷酸阿糖腺苷100mg,每日1次肌内注射;伐昔洛韦0.3g,每日2次口服;胸腺肽肠溶片30mg,每日2次口服;疏肝冲剂3g,每日2次口服;胆草冲剂3g,每日2次口服;氦氖激光照射患处,每日1次;连续治疗10天。10天后皮疹全部干涸结痂,疼痛明显减轻。患者拒绝其他相关治疗,继续自行口服胸腺肽肠溶片治疗。2周后随诊,患处仍有轻度疼痛,仍自行口服胸腺肽肠溶片治疗。3年后随访,患者一般情况良好,患处无明显痛痒感,带状疱疹没有出现复发迹象,未发生其他机会性感染和其他慢性疾病,半年前自行停止HAART。

2. 讨论

带状疱疹是由水痘—带状疱疹病毒（varicella zoster virus,VZV）所引起的一种常见病,一般只侵犯单侧感觉神经节,累及双侧者很少见。解剖学的研究发现,在三叉神经、颈、胸、腰、

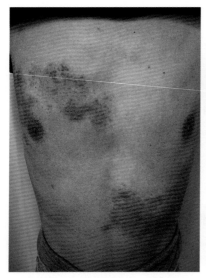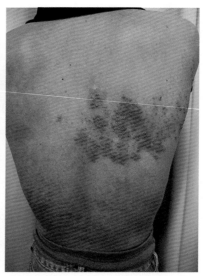

图 1-1　患者左侧腰背部、右侧胸背部红斑上见米粒至绿豆大小簇集性水疱、丘疱疹、血疱

骶感觉神经节中都可以检测到 VZV 病毒的 DNA，这提示病毒潜伏在大多数的感觉神经节中。临床常见的仅单侧发病的机制可能与病毒基因组在不同神经根的负载分布有关，病毒基因组负载量最高的神经根处出现临床症状，而疱疹的出现引发的 VZV 特异性免疫强化可能避免了后续其他部位病毒的再活化。当细胞免疫低下或受到抑制时，病毒可在多个感觉神经节中再活化从而导致双侧或播散性发病。

双侧带状疱疹多见于免疫功能低下的人群，如合并多种慢性疾病者、肿瘤术后放化疗患者、HIV 感染者、使用免疫抑制剂者及老年人等，也有报道发生于健康人。其发病机制与特异性细胞免疫功能抑制，尤其是中央型和效应型记忆性 CD4$^+$ T 细胞数量减少有关。

Jansen 等报道 HIV 感染者带状疱疹的发病率显著升高，为 2.9%～5.1%，是正常人群的 4～11 倍。临床表现多为双侧或播散型发病，病程延长甚至呈慢性过程，皮损多为大疱、血疱、坏死等严重皮损，易形成瘢痕；疼痛症状明显且易遗留后遗神经痛；脑膜炎、脑炎、角膜损伤等并发症增多；且复发率升高。近年来的研究表明，部分接受 HAART 的 HIV 感染者发生重症带状疱疹的几率更高，尤其是在开始治疗的 8～12 周内，是免疫重建炎症综合征（Immune Reconstitution inflammatory syndrome，IRIS）的一种表现。本例患者发病前 2 月余开始接受 HAART，继而无明显诱因出现重症带状疱疹，临床过程与此相符。

Das 等报道 HIV 感染者不同年龄组中 20～40 岁年龄组的带状疱疹的患病率最高，为 89%。随着我国 HIV 感染者和男男同性恋者逐年增多，对于年龄在 20～40 岁区间的高危人群，临床上若出现双侧或播散型等重症带状疱疹，应详细询问病史，并尽早及时地进行 HIV 筛查，以排除 AIDS 的可能。

（李珺莹）

▶ **点评**

1. 带状疱疹常见，双侧带状疱疹少见，有一定临床价值。
2. 本文对双侧带状疱疹的发病机制、好发人群、HIV 感染者患带状疱疹的特点进行了总结。

3. 提示大家年轻患者临床上若出现双侧或播散型等重症带状疱疹，应详细询问病史，并尽早及时地进行 HIV 筛查，以排除 AIDS 的可能。

病例2 复发性 Ramsay-Hunt 综合征
（Recurrent Ramsay-Hunt Syndrome）

【病例简介】患者，女性，62 岁，右耳水疱伴瘙痒 1 周，口角歪斜 3 天。右侧耳廓外耳道处出现簇集分布的针尖大小水疱，右耳部剧烈疼痛，呈烧灼感。3 天前疼痛向右侧口角及眼部辐射，且有耳鸣，伴有头晕、恶心和呕吐。右眼睑闭合不全、口角向左侧歪斜，口角流涎。诊断：Ramsay-Hunt 综合征。

1. 临床资料

患者，女性，62 岁，右耳水疱伴瘙痒 1 周，口角歪斜 3 天，于 2014 年 3 月 4 日于我院就诊。1 周前曾患上呼吸道感染，发热伴周身不适，右侧耳廓外耳道处出现簇集分布的针尖大小水疱，右耳部剧烈疼痛，呈烧灼感，伴有轻微头晕、恶心，无呕吐。未出现右眼睑闭合不全、口角无歪斜、流涎。3 天前疼痛向右侧口角及眼部辐射，且有耳鸣，伴有头晕、恶心和呕吐。右眼睑闭合不全、口角向左侧歪斜，口角流涎。本例患者于 2011 年右侧耳部曾出现相同皮损，于我院诊断为 Ramsay-Hunt 综合征，给予抗炎、抗病毒、糖皮质激素、镇痛等药物治疗。治愈，未遗留后遗症。

体格检查：体温 36.5℃，脉搏 78 次/分，呼吸 20 次/分，血压 140/80mmHg。全身无浅表淋巴结肿大，心肺腹均未见异常。皮肤科检查：右耳红肿，边缘不清，局部皮肤触痛明显，右耳廓及外耳道见密集小水疱，少数破溃渗出，结黄蜜性痂皮，鼓膜充血，基底周边暗红色，右额纹变浅、闭眼无力，鼓腮漏气，伸舌右偏，角膜无异常，左耳无异常（图 2-1，图 2-2）。

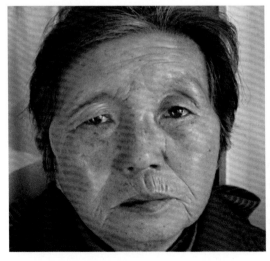

图 2-1　右眼睑闭合不全、口角向左侧歪斜，口角流涎

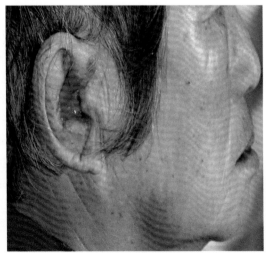

图 2-2　右耳廓及外耳道见密集小水疱，少数破溃渗出，结黄蜜性痂，鼓膜充血，基底周边暗红色

初步诊断:复发性右侧 Ramsay-Hunt 综合征。

治疗:门诊用药阿昔洛韦、甲钴胺、泼尼松(40mg/d,连服 5 日后减量至 20mg/d,连服 5 日后减量至 10mg/d)。同时局部配合红光照射每天 1 次。于两周后自感疼痛减轻,头晕恶心症状消失,右耳廓疱疹消退,红肿消退,结痂脱落,触痛消失。耳部右侧面瘫症状减轻,右眼睑可闭合,口角歪斜减轻,但仍有耳鸣,请耳鼻喉科会诊,检查结果示右耳听力下降 30dB,诊断为 Ramsay-Hunt 综合征导致听力下降,因患者经济原因未进行进一步耳鼻喉科检查及治疗。1 周后随访脱落。

2. 讨论

带状疱疹是皮肤科常见的疾病,其中耳带状疱疹是较特殊的类型。是病毒侵犯面神经及听神经所致。当膝状神经节受累,影响面神经的运动和感觉纤维,产生面瘫、耳痛及外耳道疱疹三联症,称为 Ramsay-Hunt 综合征。此病系 1907 年由美国学者 Hunt 最先报道。Hunt 综合征根据病情分为三型:Ⅰ型:耳廓带状疱疹;Ⅱ型:耳廓带状疱疹伴面瘫;Ⅲ型:耳廓带状疱疹伴面瘫及内耳功能障碍。本例患者发疹后三天出现面瘫症状,请耳鼻喉科会诊,检查结果示右耳听力下降 30dB,诊断为带状疱疹导致听力下降,应为Ⅲ型:耳廓带状疱疹伴面瘫及内耳功能障碍,且该例患者于 2011 年右侧耳部曾患耳带状疱疹,本次为复发,病情颇重,病例属较罕见,值得大家共享和探讨。

在人群中初次感染水痘-带状疱疹病毒(VZV)后,发生水痘或隐性感染,以后持久地潜伏于脊髓后根或脑神经节的神经元中。在原发性 VZV 感染后,机体初次免疫应答,产生的抗体是低亲和力 IgG3,可阻止再接触 VZV 后的有症状的反复感染,阻止有症状的内源性病毒的激活。但在某种诱发刺激的作用下,如发热、恶性肿瘤、使用免疫抑制剂、外伤、过劳等,神经节内病毒被激活,生长繁殖,引起带状疱疹。带状疱疹激发出现再次免疫应答产生的抗体是可持续终生的高亲和力 IgG1。所以,带状疱疹是不易复发的疾病。而近些年来资料显示,带状疱疹复发的病例有增多的趋势,但未见耳带状疱疹面瘫综合征复发病例的报道。目前对带状疱疹的复发的机制尚未明确,有研究表明,感染 VZV 后体内抗体不足以消除潜伏在神经节内的 VZV,当机体免疫状态发生变化时,该病毒再度活跃而引起。亦有学者认为,随着年龄的增长,人体带状疱疹病毒的抗体无明显变化,带状疱疹与特异性 T 细胞免疫水平下降有关。而 VZV 的抗原性和稳定性的改变,是会影响到人类对其的免疫力,是否有可能该病毒产生变异,而导致了带状疱疹的复发有待进一步探讨。

目前带状疱疹治疗国内外倾向于止痛、抗病毒及三环抗抑郁药早期联合应用。皮质类固醇治疗是本病的最重要的治疗方法,但是要注意高血压、糖尿病、结核患者使用要谨慎。在药物治疗同时可以辅助以针灸、理疗,以缩短病程,加快痊愈。单纯的耳部带状疱疹易恢复,而出现面瘫及内耳功能障碍者恢复较慢预后较差。本例患者为 Ramsay-Hunt 综合征Ⅲ型,早期治疗很重要,及早使用糖皮质激素和抗病毒药物,以减轻面神经膝状神经节的反应及水肿,干扰疱疹病毒的侵袭,降低带状疱疹后面瘫及后遗神经痛的发生的可能性。国外学者认为,对带状疱疹后遗神经痛及脑神经功能障碍的预防主要在于出现皮疹 72 小时内及时联合使用抗病毒药、止痛药和糖皮质激素,甚至应用神经阻滞剂。而目前老年患者大多错过这段时间,较容易遗留后遗神经痛及脑神经功能障碍,严重影响患者之后的生活质量,应引起足够的重视,科学普及及早就诊的知识。

近些年来,带状疱疹复发呈增多的趋势,Ramsay-Hunt 综合征复发为罕见报道,值得大家共享和探讨。导致带状疱疹的复发原因尚无定论,除 T 细胞免疫力水平下降,是否与当代社会生存环境引起病毒变异相关也有待研究。

（张理涛）

▶ **点评**

1. 带状疱疹复发的病例近年有增多的趋势,但复发性 Ramsay-Hunt 综合征(面瘫、耳痛、外耳道疱疹三联症)相对少见。

2. Ramsay-Hunt 综合征根据病情分为三型:Ⅰ型:耳廓带状疱疹;Ⅱ型:耳廓带状疱疹伴面瘫;Ⅲ型:耳廓带状疱疹伴面瘫及内耳功能障碍。

3. Ramsay-Hunt 综合征,早期治疗很重要,及早使用糖皮质激素和抗病毒药物,以减轻面神经水肿,可降低带状疱疹后面瘫及后遗神经痛发生的可能性。

病例3 播散性带状疱疹伴急性尿潴留及运动性麻痹
(Disseminated Herpes Zoster With Acute urine retention and Motor Paralysis)

【病例简介】患者,女性,65 岁。左上肢红斑、水疱伴疼痛 4 天,颜面、躯干泛发丘疱疹、水疱 2 天入院治疗。皮肤科情况:左上肢红斑基础上节段分布簇集性水疱、大疱,部分呈出血性大疱,疱壁大面积剥脱,颜面、躯干散在分布密集的粟粒至绿豆大小丘疱疹、水疱,水疱中央有脐凹。皮肤组织病理符合带状疱疹表现。体格检查:左上肢肌力Ⅲ级,周身其他主要肌群肌力正常。入院后第三天起无自主排尿,B 超示膀胱极度充盈。诊断:播散性带状疱疹伴急性尿潴留、运动性麻痹。经治疗病情好转出院,随访半年,无后遗神经痛、左上肢肌力及自主排尿功能渐恢复正常。

1. 临床资料

患者,女性,65 岁。左上肢红斑、水疱、血疱伴疼痛 4 天,颜面、躯干泛发丘疱疹、水疱 2 天,于 2013 年 9 月 16 日入我院住院治疗。患者入院前 4 天,劳累后,于左腕内侧出现片状红斑,自觉局部灼痛,继而在红斑基础上出现簇集性水疱。入院前 2 天,颜面、躯干出现散在丘疱疹、水疱,自觉微痒,左上肢抬举困难,伴发热。既往高血压病史 10 年,糖尿病病史 5 年,规律服药,控制良好。否认自身免疫病史,青年时期曾患水痘。

体格检查:体温 38.7℃,呼吸 19 次/分,脉搏 85 次/分,血压 150/95mmHg,神清,精神萎靡,痛苦病容。左腋下扪及一个肿大淋巴结,蚕豆大小,质稍硬,活动度良好,无压痛。心肺未见异常。腹平软,无压痛反跳痛,腹部叩诊鼓音,移动性浊音阴性,肠鸣音 3 次/分。左上肢肌力Ⅲ级,其他主要肌群肌力正常,生理反射存在,病理反射未引出。皮肤科检查:左上肢可见红斑基础上呈节段分布的簇集性水疱,左掌部水疱融合形成大疱,疱液混浊,部分呈出血性大疱,疱壁部分剥脱,形成鲜红色糜烂面,颜面、躯干密集分布米粒至黄豆大小丘疹、丘疱疹,周围绕以红晕,水疱中央有脐凹,互不融合(图 3-1～图 3-4)。

实验室检查:血常规 WBC 11.5×10^9/L[正常值$(4～10) \times 10^9$/L,以下同],CRP17.4mg/L$(0～10mg/L)$。电解质、肝肾功能、尿常规及粪常规无异常。TPPA(-),RPR(-),HIV 抗体(-),乙肝五项(-)。肿瘤五项(-),外周血 $CD4^+$ 0.39×10^9/L$[(0.5～1.6) \times 10^9$/L]$CD4^+$/$CD8^+$=1.3$(1.4～2.0)$。空腹血糖 7.6mmol/L$(3.9～6.1mmol/L)$。

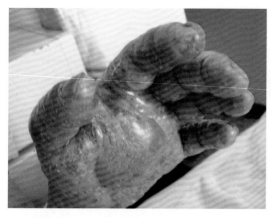

图3-1 入院当日左手掌大疱,疱壁紧张,疱液混浊,可见散在小血疱,左腕部节段分布的簇集性水疱

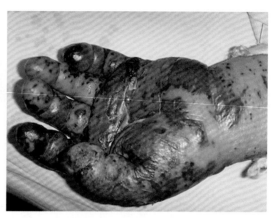

图3-2 入院第3日左手掌大疱、血疱破溃,形成糜烂面

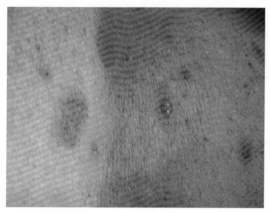

图3-3 入院第3日腹部密集分布的丘疹、丘疱疹,色鲜红,中央有脐凹,周围绕以红晕

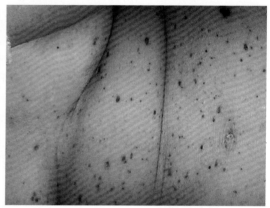

图3-4 入院第3日躯干部粟粒至绿豆大小丘疱疹、水疱,中央有脐凹,互不融合

X线胸片、腹B超及心电图未见异常。

皮肤组织病理示:于左腕部取新发水疱做组织病理活检,示表皮内水疱,可见细胞间及细胞内水肿,疱内及疱周细胞气球样变性,水疱上皮细胞核内可见嗜酸性包涵体,多核巨细胞及核质外周浓集(图3-6,图3-7)。

诊断:①播散性带状疱疹伴运动性麻痹;②高血压Ⅰ级;③Ⅱ型糖尿病。左手掌糜烂面行分泌物培养及药敏试验示生长华纳氏葡萄球菌(β内酰胺酶阳性)。

治疗:入院后给予静脉滴注膦甲酸钠注射液每天每次3g抗病毒,肌内注射鼠神经生长因子每天每次30μg促进神经修复,甲钴胺片500μg,3次/天,营养神经,胸腺肽肠溶片10mg,2次/天,调节免疫,氨酚双氢可待因片10mg,3次/天,对症止痛,根据细菌培养及药敏试验结果,给予静脉滴注盐酸左氧氟沙星注射液0.2g/次,2次/天,血压血糖治疗方案同入院前。局部破溃糜烂处按外科技术清创并采用暴露疗法,用0.1%依沙吖啶溶液湿敷,并照射氦氖激光,颜面、躯干处水痘样疹外用阿昔洛韦软膏。入院第3天无自主排尿,亦无尿意,查体发现患者下腹部饱满,膀胱底达脐下,叩诊浊音,行腹B超示膀胱极度充盈,立即行尿管插管导尿,并留置尿管,并给予静脉滴注注射用人丙种球蛋白15g/d,连用5天。入院第8天体温恢复正常,疼痛减轻,无新发水痘样疹。入院第16天,左上肢肌力恢复至Ⅳ级,渐有尿意,拔除导尿管后能够自主排尿。入院第17天病情好转出院(图3-5)。出院后每半月随访一次,两个月后左上肢肌力及自主排尿功能渐恢复至发病前水平。

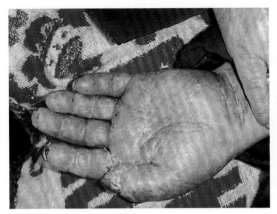

图3-5　治疗17天后,左手掌原有大疱、血疱干涸,糜烂面愈合,痂皮脱落,未留明显瘢痕

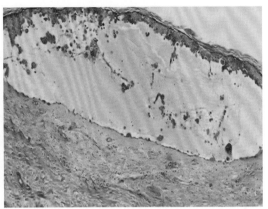

图3-6　表皮内水疱,棘细胞间水肿,疱内及疱边缘可见气球样细胞,真皮浅层以中性粒细胞为主的浸润(HE染色×40)

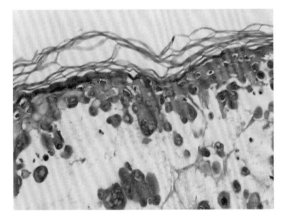

图3-7　疱内表皮细胞核可见嗜酸性包涵体,疱内及周边可见多核角质形成细胞、核变性及核质外周浓集(HE染色×400)

2. 讨论

带状疱疹(herpes zoster,HZ)是由水痘-带状疱疹病毒(varicella-zoster virus,VZV)引起,以沿单侧周围神经分布的簇集性小水疱为特征,常伴有明显的神经痛,通常只同时侵犯1~2个同侧神经节分布区。若在受累皮节外陆续出现20个以上的水痘样皮损,可定义为播散性带状疱疹(disseminated herpes zoster,DHZ)。DHZ为带状疱疹的最危重类型,可累及中枢神经系统,造成疱疹性脑炎,少数可发生内脏带状疱疹(visceral zoster)及运动性麻痹(motor paralysis),严重者可造成死亡。DHZ多见于年老体弱、恶性肿瘤、AIDS、自身免疫性疾病、器官移植术后及长期使用免疫抑制剂或糖皮质激素的人群,提示其病因与发展同细胞免疫功能受抑制有关,但也有报道发生于免疫功能正常人群。Quinlivana等持续随访带状疱疹患者,

发现在带状疱疹急性期后的第 6 个月,仍能在绝大多数患者的全血中检测出 VZV DNA,且含量高低与神经症状恢复的时间长短有一定的相关性。播散性带状疱疹国外报道发生率为 8%,而我国则相对少见。本例患者为老年女性,长期患有高血压、糖尿病等基础疾病,加之体型偏胖,体质弱,发病前有过劳情况,实验室检查示 CD4$^+$ 细胞数下降,CD4$^+$/CD8$^+$<1.4,提示细胞免疫功能降低,这些可能是本例患者发生播散性、大疱性、出血性带状疱疹伴尿潴留和运动性麻痹的主要诱因。本例患者在入院时左上肢肌力降为Ⅲ级,与其受累臂丛神经分布区域一致,而全身其他主要肌群肌力正常,提示脊髓前角细胞及运动神经根亦受累,出现运动性麻痹。大约3%的带状疱疹患者会出现运动神经病变。患者入院第三天出现急性尿潴留,既往无泌尿系统感染、结石、肿瘤病史,亦无中枢神经系统和内分泌系统病史,提示尿潴留的发生与本病相关,为内脏带状疱疹的类型之一,王宇敏等认为这是由于病毒由脊髓后根神经节侵及交感和副交感神经的内脏神经纤维,引起单侧性膀胱黏膜溃疡及膀胱括约肌痉挛所致。本例患者年老体弱,病情重,且有多种基础疾病,故我们采用丙种球蛋白联合膦甲酸钠氯化钠的抗病毒治疗方案。有研究认为膦甲酸钠与更昔洛韦及阿昔洛韦相比,在平均止痛、止疱、结痂、皮损痊愈时间等方面均具有优势。丙种球蛋白具有广谱抗菌抗病毒抗过敏、调节免疫的作用,可迅速提高机体抗体水平,在体内可潴留 2～3 周,不良反应少,在本例患者的治疗中亦得到了印证。本例患者的诊疗过程提示在重症带状疱疹治疗中,应特别警惕中枢神经系统、主要脏器、运动功能等方面的症状和体征变化,及时有效的采取相应的治疗措施,减少后遗症的发生及死亡率。目前本例患者已随访半年,自主排尿功能和左上肢肌力于出院后 2 个月内恢复正常,无后遗神经痛,无瘢痕形成。

（吉彬　张理涛）

 点评

1. 播散性带状疱疹临床较为少见,多见于免疫功能低下的老年患者,通常表现为受累部位感觉神经疼痛、烧灼、瘙痒,罕有报道出现肢体运动神经麻痹并导致暂时性运动障碍。

2. 丙种球蛋白具有广谱抗菌抗病毒抗过敏、调节免疫的作用,可迅速提高机体抗体水平,对于免疫功能低下的病毒感染患者,尤为适用,既能快速抗病毒中和抗体,又可以调节机体免疫,有效缓解炎症反应,比系统性使用激素更加安全可靠。

3. 本例患者出院后两个月,左上肢肌力及自主排尿功能渐恢复至发病前水平。提示带状疱疹病毒主要累计感觉神经,运动神经障碍在经过及时有效治疗,后期加强功能锻炼,运动功能障碍可以复原。

4. 对于免疫功能低下、老年人、恶性肿瘤患者,治疗病毒感染时,要密切监测生命体征、水电解质平衡及二便情况。

病例4　挤奶人结节
（Milkers' Nodules）

【病例简介】病例 4-1,患者,女性,36 岁,右手示指一黄豆大结节伴瘙痒 3 天;病例 4-2,

女,42岁,左手小指外侧及右手掌心结节5天,左手肿胀2天,伴痒痛。两例患者均在牛奶厂工作,且均有外伤史。诊断:挤奶人结节。

1. 临床资料

病例4-1:患者,女性,36岁。因右手示指出现一黄豆大结节伴瘙痒3天,于2005年4月8日来我院就诊。患者在奶牛场工作,1个月前发现奶牛乳房、腹部有豌豆大暗红色结节,3天前发现自己右手示指出现暗红色丘疹,逐渐增大,伴瘙痒,无发热。既往身体健康,有病牛接触史,否认药物过敏史。

皮肤科检查:右手示指伸侧可见一黄豆大暗红色半球形结节,表面紧张发亮,光滑,中央有脐凹,质地较硬,无触痛。右手示指远端缺如(外伤后)。

诊断:挤奶人结节。

病例4-2,患者,女性,42岁。因左手小指外侧及右手掌心出现结节5天,左手肿胀2天,伴痒痛,于2005年4月8日来我院就诊。患者与例1在同一牛奶场工作,系挤奶工,5天前发现左手小指外侧及右手掌同时起一丘疹,逐渐增大形成结节,遂用剪刀修剪左手小指结节增生部分,后左手小指外侧结节化脓,左手肿胀,伴痒痛,无发热。既往身体健康,有病牛接触史,无药物过敏史。

皮肤科检查:右手掌心有一1cm×1cm大的暗红色半球形结节,中央亦有脐凹,周围绕以红晕,质地较硬,无触痛;左手小指外侧有一同样大小的暗红色半球形结节,中央略凹,表面破溃、结痂,周围绕以红晕及脓肿(图4-1),质地较硬,有触痛;左手略肿胀。

诊断:挤奶人结节。

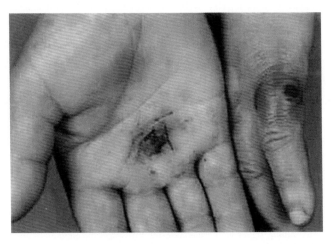

图4-1 病例4-2患者手部皮损:右手掌见一暗红色半球形结节,中央有脐凹,周围绕以红晕;左手小指外侧一暗红色半球形结节,中央略凹,表面破溃、结痂,周围绕以红晕及脓肿

2. 讨论

挤奶人结节是患者接触副牛痘病毒感染的牛乳房后在接触部位发生的一种病变,受累者多为奶牛场或屠宰场的工人。副牛痘病毒是痘病毒科假牛痘病毒属的一种,属DNA病毒。因牛的乳房被副牛痘病毒感染,挤奶工接触病牛乳房后,受感染而致病,潜伏期一般为5~14天。临床自然经过约为6周,依次表现为斑丘疹期、靶环期、急性渗出期、结节期、乳头瘤期和消退期。组织病理学上表现为棘细胞层上1/3部分细胞空泡化,某些部位出现多房

性水疱,在空泡化的表皮细胞质及核中有嗜酸性包涵体,电镜下可发现细胞内有病毒包涵体。本文 2 例患者均有接触病牛史及典型的临床表现,所以诊断成立。临床上该病需与羊痘、牛痘、化脓性肉芽肿、原发性皮肤结核等疾病相鉴别。

（张峻岭）

▶ **点评**

1. 报道挤奶人结节病例 2 例。皮疹为手部暗红色半球形结节,中央常有脐凹,周围绕以红晕,质地较硬,无触痛。

2. 组织病理学上特征性的改变为棘层上方可见空泡细胞,细胞内有嗜酸性包涵体。

3. 根据患者有接触病牛史及典型的临床表现及病理可以诊断。临床上需与羊痘、牛痘、化脓性肉芽肿、原发性皮肤结核等疾病相鉴别。

参 考 文 献

[1] Takaoka Y,Miyachi Y,Yoshikawa Y,et al. Bilateral disseminated herpes zoster in an immunocompetent host [J]. Dermatol Online J. 2013,19(2):13.

[2] De Castro N,Carmagnat M,Kernéis S,et al. Varicella-zoster virus-specific cell-mediated immune responses in HIV-infected adults [J]. AIDS Res Hum Retroviruses. 2011,27(10):1089-1097.

[3] Jansen K,Haastert B,Michalik C,et al. Incidence and risk factors of herpes zoster among hiv-positive patients in the german competence network for HIV/AIDS (KompNet):a cohort study analysis [J]. BMC Infect Dis. 2013,13(8):372.

[4] Feller L,Wood NH,Lemmer J. Herpes zoster infection as an immune reconstitution inflammatory syndrome in HIV-seropositive subjects:a review [J]. Oral Surg Oral Med Oral Pathol Oral Radiol Endod. 2007,104(4): 455-460.

[5] Das AL,Sayal SK,Gupta CM,et al. Herpes zoster in patients with HIV infection [J]. Indian J Dermatol Venereol Leprol. 1997,63(2):101-104.

[6] 赵辨. 临床皮肤病学[M]. 南京:江苏科学技术出版社,2001:300-301.

[7] 王忠植,张小伯. 耳鼻咽喉科治疗学[M]. 第 1 版. 北京:北京医科大学、中国协和医科大学联合出版社, 1997:252.

[8] Gunnar Wanger,Harald Klinge,Michael Max Sachse. Ramsay Hunt Syndrome[J]. JDDG,2012,10:238-243.

[9] 李志瑜. 22 例复发性带状疱疹临床分析[J]. 中华皮肤科杂志,2010,43(3):207-208.

[10] Levin MJ,Oxman MN,Zhang JH,et al. Varicella-zoster Virus-specific immune responses in elderly recipients of a herpes zoster vaccine[J]. J Infect Dis,2008,197:825-835.

[11] De Ru Ja,van Benthem PP. Combination therapy is preferable for patients with Ramsay Hunt Syndrome[J]. Otol Neurotol. 2011,32:852-855.

[12] James WD,Berger TG,Elston DM. Andrews' Diseases of the skin clinical dermatology[M]. 10 th ed. Philadelphia:Elsevier inc,2006:491-492.

[13] Quinlivan ML,Ayres KL,Kelly PL,et al. Persistence of varicella-zoster viraemia in patients with herpes zoster[J]. Clinvirol,2011,50(2):130-135.

第二章

杆菌感染性皮肤病
Bacillus Infectious Diseases of the Skin

病例 5　耳垂部寻常狼疮
(Earlobe Lupus Vulgaris)

【病例简介】 患者,女性,65 岁,左耳垂部结节斑块 8 年余。皮损组织病理检查示:表皮不规则变薄,基底细胞灶状液化,真皮内大量淋巴细胞,上皮样细胞、多核巨细胞形成巨大肉芽肿样结构,局部可见不典型干酪样坏死。抗酸染色(-),银染色示网状纤维断裂。诊断:寻常狼疮。建议结核病院继续治疗。

1. 临床资料

患者女,65 岁,左耳部斑块结节 8 年,加重半年就诊。患者于入院前 8 年于左耳垂部出现结节,黄褐色,无痛痒等主观感觉。后皮疹逐渐增多,部分相互融合成斑块状,质软。曾于诊所就诊,给予"抗生素",具体成分不明,症状未明显好转。入院前 1 年,于外院普通外科行局部肿物切除术,术后原位置又有新发皮疹出现。入院前半年,患者自觉皮损明显增大,遂于 2015 年 2 月来我院就诊。患者家族中无类似疾病患者,其弟肺结核病史。

体检: 老年女性,一般状况好,全身淋巴结未扪及肿大,系统检查无异常发现。皮肤科检查:左侧耳垂可见 4cm×2cm 斑块,黄褐色,表面可见黏着鳞屑,周边可见类似结节(图 5-1)。使用玻片压迫皮损呈苹果酱色。皮损病理活检,表皮不规则变薄,基底细胞灶状液化变性,真皮内大量上皮样细胞,淋巴细胞,多核巨细胞形成结构样肉芽肿结构,局部可见灶性干酪样坏死。抗酸染色阴性,银染色示网状纤维断裂(图 5-2,图 5-3)。传染病医院结核菌素试验阳性。诊断:寻常狼疮。治疗:嘱患者传染病医院行规范抗结核治疗。

2. 讨论

寻常狼疮是皮肤结核的一种,发生于对于结核菌具有较强细胞免疫的个体,其形成与迟发性超敏反应相关。其在西方人种好发于面颈部,而在东方人种则多见于肢端与臀部,其典型皮疹为红棕色斑块、丘疹、结节,无主观感觉,皮损被玻片压迫后可出现特征性的"苹果酱色",易于被探针穿破,可以作为具备诊断价值的特征。如不经有效治疗,皮疹可逐渐发展增大,中央区域可出现消退。部分病例可出现溃疡,瘢痕形成,造成组

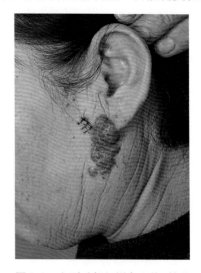

图 5-1　左耳垂部红褐色斑块、结节

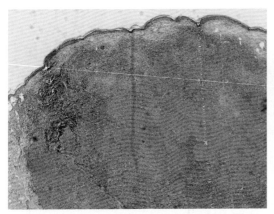

图5-2　表皮变薄,真皮内可见致密淋巴细胞及上皮样细胞浸润团块(HE 染色×40)

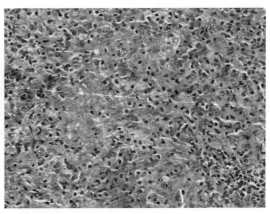

图5-3　上皮样细胞团块中央可见灶性干酪样坏死区域(HE 染色×100)

织破坏,故其依据形态学特征又可分为扁平寻常狼疮、增殖性寻常狼疮、溃疡性寻常狼疮、播散性狼疮等。长期不愈的患者则在病灶基础上存在继发鳞状细胞癌、基底细胞癌、淋巴瘤与黑素瘤的可能。患者结核菌素试验多显示强阳性。

寻常狼疮多由结核血行播散至皮肤导致,而皮肤外伤破损也是重要的致病原因。俞芬娟等分析了 12 例寻常狼疮患者,发现其中 10 例存在患处局部外伤史,具体包括昆虫叮咬,剃须,卡介苗接种等。本例患者自述发病原因不详,但其发生于耳垂部,是否与耳垂打孔相关有待进一步分析,而其密切接触者中存在活动性结合病例,患者本人结核试验阳性表现,则更支持原发内脏结合的血行播散。

上皮细胞样肉芽肿为寻常狼疮的最常见病理特征,而多数缺乏典型的干酪样坏死表现。故在此类情况下,如缺少针对结核感染的特异性实验室检查及病史支持,则与结节病鉴别困难。而发生在肢端的病例也存在与非典型分枝杆菌鉴别的必要。结核分枝杆菌培养以及DNA 测序手段为难以诊断的病例提供了可靠的诊断及鉴别方法,可以推荐在有条件的医疗机构施行。同时,针对内脏器官结核病的筛查也至关重要。

寻常狼疮的治疗应遵循"早期、规则、全程、适量、联合"的原则。通常推荐方案包括异烟肼,利福平,乙胺丁醇,吡嗪酰胺等药物,而喹诺酮类药物也可作为部分耐药病例的辅助替代用药。治疗过程中需定期监测血常规、肝肾功能、视力等各项指标。对于有溃疡、坏死皮损,局部清创非常重要,但单纯外科手术不能成为最终的治愈手段。

(孔祥君)

▶ 点评

1. 寻常狼疮是较常见的一种继发性皮肤结核,临床上表现为具有一定特征的黄褐色丘疹斑块,缺乏明显自觉症状,早期不易引起重视。典型寻常狼疮常具有明显的干酪样坏死的病理改变,而本例的特点为缺乏这种典型的结核结节,而表现为结核样结构。

2. 提示临床医生,不要简单地将面部的丘疹斑块样结构理解为玫瑰痤疮类的炎性皮肤病,事实上分枝杆菌,真菌,原虫都可能造成面部感染,感染性疾病必须要在鉴别诊断之列。

3. 在治疗上,寻常狼疮并非像颜面播散性粟粒性狼疮等为有争议的感染,而是明确的结核感染,故治疗一定要进行正规系统的抗结核治疗。

4. 鉴别诊断包括颜面播散性粟粒性狼疮,面部孢子丝菌病,红斑狼疮,利什曼病,部分皮肤肿瘤等。

病例6　面部寻常狼疮并发鳞癌
(Facial Lupus Vulgaris and Secondary Squamous Cell Carcinoma)

【病例简介】患者女,79 岁,左侧面部、下颌部紫红色结节、溃疡50 年,加重 2 年。病理结果示:表皮棘细胞间水肿,细胞有异型性,可见病理性核分裂象。真皮内大量淋巴细胞,浆细胞,上皮样细胞,多核巨细胞浸润。诊断:寻常狼疮继发低分化鳞状细胞癌。

1. 临床资料

患者女性,79 岁,因左侧面部、下颌部紫红色结节、溃疡50 年,加重 2 年就诊。患者50 年前无明显诱因左侧面部、下颌部出现淡红斑,无自觉症状,病理化验,考虑"寻常狼疮"。未治疗。后结节面积逐渐增大,3 月前出现溃疡、溢脓伴疼痛,就诊于当地医院,予外用激素药物治疗,未见明显好转。1 周前,就诊于本院皮肤科,取皮肤组织活检。既往高血压病史10 年,关节炎病史10 年,脑出血病史10 年,控制尚可。无肿瘤、结核家族史,无过敏史。

体检:皮肤科情况:左侧面部、下颌部紫红色结节,部分结节融为紫红色斑块,局部溃疡形成,有脓性分泌物,边缘外翻,呈"菜花"样,触诊有浸润感。耳后及下颌未触及肿大淋巴结(图6-1)。病理结果示:表皮棘细胞间水肿,细胞有异型性,可见病理性核分裂象。真皮内大量淋巴细胞,浆细胞,上皮样细胞,多核巨细胞浸润。结合临床与组织病理改变,诊断为寻常狼疮继发低分化鳞状细胞癌(图6-2,图6-3)。

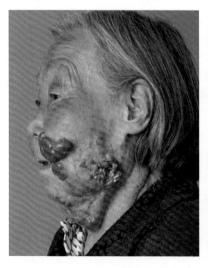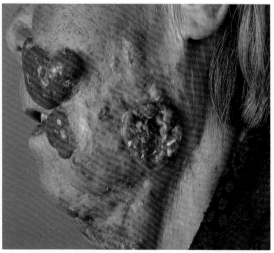

图 6-1　左侧面部、下颌部紫红色结节,部分结节融为紫红色斑块,局部溃疡形成,有脓性分泌物,边缘外翻,呈"菜花"样

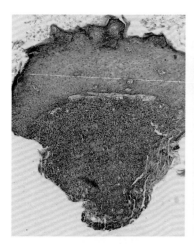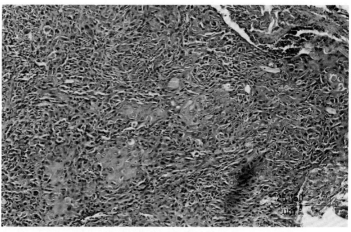

图6-2 表皮棘细胞间水肿,细胞有异型性,可见病理性核分裂象(HE 染色×40)

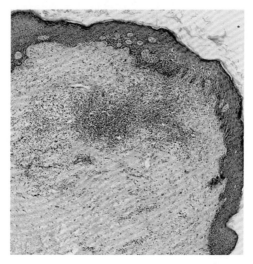

图6-3 真皮内大量淋巴细胞,浆细胞,上皮样
细胞,多核巨细胞浸润(HE 染色×40)

2. 讨论

寻常狼疮(lupus vulgaris,LV)是最常见的皮肤结核,继发鳞状细胞癌(squamous cell carcinoma,SCC)临床较少见。

皮肤结核病是由结核分枝杆菌侵犯皮肤所致的慢性皮肤病。寻常狼疮是皮肤结核中最常见的一种,约占所有皮肤结核病患者的50%~75%,多系结核分枝杆菌由外界侵入皮肤而发病。其特点是发生狼疮结节,常形成溃疡,皮肤愈合后,形成瘢痕,皮肤毁坏性大,临床易误诊。皮肤结核可造成皮肤反复溃疡,溃疡长期不愈合而容易导致恶变。合并或继发鳞状细胞癌的病例亦有报道。

皮肤鳞状细胞癌是起源于表皮或附属器角质形成细胞的一种恶性肿瘤。主要发生于老年人,好发于头皮、面部、手背等光暴露部位,具有病因复杂,临床误诊率和恶性高等特点。其发病与紫外线、砷接触、皮肤病变等因素有关。本例患者病史长,最终演变成鳞癌,究其原因,不外乎①本病自觉症状轻微或无,不影响患者的正常生活,而忽视了及早就诊与治疗的必要性;②50年前基层皮肤科医生,对本病的诊断与治疗经验严重不足,未及时建议患者到上一级医院会诊。从而贻误病情,加之常年局部搔抓、外用激素及日光等刺激而发病。

（蔚志仁　张理涛）

▶ 点评

1. 报道了老年患者面部寻常狼疮继发低分化鳞状细胞癌1例,皮疹损害为左侧面颈部紫红色结节状增生,深在性溃疡。

2. 结节处病理为真皮内由上皮样细胞,Langhans巨细胞组成的肉芽肿结构,PAS染色(-)。溃疡处病理学为表皮细胞突破基底膜在真皮内浸润性生长,并形成巢团状结构,巢团内细胞有异型性,可见病理性核分裂象。

3. 提示:临床寻常狼疮起病隐匿,自觉症状轻,一旦病情迁延,发生恶变风险极大。

4. 本病应引起临床医生足够的重视,遇到可疑病例应及时通过组织病理及相关检查明确诊断,一旦确诊,应及时足量,足疗程,规律,联合抗结核药物治疗。

病例7　阴茎结核疹
（Penis Tuberculid）

【病例简介】患者,男,33岁,阴茎龟头反复溃疡8年,伴下肢痛性丘疹。病理表现:表皮棘层增厚,较多炎细胞移入,真皮内弥漫性中性粒细胞、淋巴细胞浸润,局灶可见灶性坏死及周围上皮样细胞、多核巨细胞浸润。结核菌素试验阳性。诊断:阴茎结核疹。治疗:抗结核治疗后痊愈。

1. 临床资料

患者,男性,33岁,阴茎龟头反复溃疡8年,无自觉症状。患者8年前无明显诱因出现生殖器(龟头)溃疡,伴下肢痛性丘疹,后未经治疗自愈。4年前生殖器及下肢出现相同皮损,下肢散在丘疹,之后破溃,伴疼痛,愈后留有色素沉着,但生殖器部位破溃无自觉症状。患者就诊于北京协和医院,考虑风湿病,未治疗,患者至私立医院输液(用药不详)后好转。1个月前,患者再次出现上述症状,就诊于本院皮肤科。患者无食物药物过敏史,无家族遗传史,无其他内科疾病史。

体检:中年男性,一般情况好。系统检查无异常发现。皮肤科检查:龟头不规则溃疡,溃疡边缘有轻微穿凿,基底被以灰色的坏死苔,有脓样分泌物,周围有浸润性红晕(图7-1),下肢丘疹破溃,色素沉着(图7-2)。

实验室检查:血TPPA(-),RPR(-);结核菌素试验阳性。

病理表现:表皮棘层增厚,较多炎细胞移入(图7-3),真皮内弥漫性中性粒细胞、淋巴细胞浸润,局灶可见灶性坏死及周围上皮样细胞、多核巨细胞浸润(图7-4)。结核菌素试验阳性。

诊断:阴茎结核疹。治疗:抗结核治疗后痊愈。

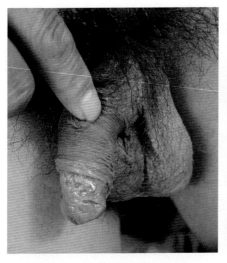

图 7-1　龟头溃疡,少量分泌物

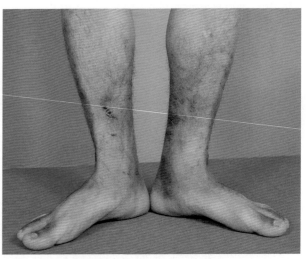

图 7-2　下肢丘疹破溃,色素沉着

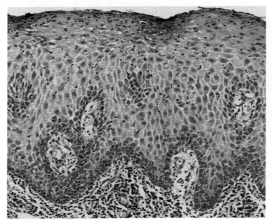

图 7-3　表皮棘层增厚,较多炎细胞移入(HE染色×100)

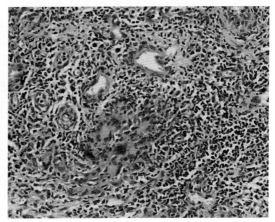

图 7-4　真皮内弥漫性中性粒细胞、淋巴细胞浸润,局灶可见灶性坏死及周围上皮样细胞、多核巨细胞浸润(HE 染色×200)

2. 讨论

皮肤结核是结核分枝杆菌侵犯皮肤或其他脏器的结核病灶继发的皮肤损害。根据感染途径及发病机制的不同,皮肤结核分为外源性原发结核、内源性继发结核、血源性结核病及发疹性结核(结核疹)。阴茎结核疹是发生于阴茎的一种血行播散性皮肤结核,可形成丘疹、结节及破溃等,皮疹可自然吸收,病程反复,迁延数年。该皮疹一般考虑身体其他部位的结核分枝杆菌经血行播散至阴茎,且在阴茎迅速被消灭而引起的迟发型变态反应疹。阴茎结核疹多发生在青年人,常伴发其他结核病,如肺结核、骨结核、肾结核等,有时可以有四肢皮肤皮疹,结核菌素试验阳性。但患者皮疹处并查不到结核分枝杆菌。

本文患者为男性,33 岁,病程 8 年,反复发作,龟头不规则溃疡,下肢丘疹破溃,色素沉着。血 TPPA(-),RPR(-);结核菌素试验强阳性;病理表现:表皮棘层增厚,较多炎细胞移入,真皮内弥漫性中性粒细胞、淋巴细胞浸润,局灶可见灶性坏死及周围上皮样细胞、多核巨细胞浸润。结合病史、皮疹、结核菌素试验及组织病理诊断为阴茎结核疹。同时,患者经过抗结核治疗后痊愈,也说明了患者诊断为阴茎结核疹的可信性。

（谷永革）

点评

1. 报道了阴茎结核疹病例,皮疹为龟头不规则溃疡,溃疡边缘有轻微穿凿。
2. 病理可见灶性坏死及周围上皮样细胞、多核巨细胞浸润。
3. 结核菌素试验阳性。
4. 抗结核治疗有效。
5. 临床工作中注意结核疹的鉴别。

病例8　外伤后细菌性致死性肉芽肿
（Fatal Bacteria Granuloma after Trauma）

【病例简介】患者,女性,52 岁,鼻部外伤后出现进行性暗红色斑块半年。鼻部组织病理检查示:真皮网状层密集炎性浸润,略显结节性浸润特点,未见坏死组织。真皮深部及皮下组织上部为弥漫性的组织细胞浸润。诊断:外伤后细菌性致死性肉芽肿。治疗予米诺环素 100mg/d,症状改善,半月后病情加重,患者死亡。

1. 临床资料

患者,女性,52 岁,农民,河北省人,鼻部外伤后出现进行性暗红色斑块 5 个月就诊。患者 5 个月前鼻根部被铁器碰伤后未予处理,伤口愈合后局部出现一暗红色豆大硬结,外用村医自制药水后局部肿胀并破溃渗出。后皮损增长较快,逐渐累及整个鼻部,前额和眉间,自觉鼻塞鼻堵,不能用鼻呼吸。于县医院耳鼻喉科行颅脑 CT 检查未发现异常,应用林可霉素、第 3 代头孢菌素病情无好转,注射地塞米松后皮损颜色变淡、缩小变平,停药即见皮损扩大。为求明确诊治就诊我院。

体检:一般情况可,系统检查无异常。皮肤科检查:鼻部见 9cm×7cm×0.5cm 暗红色浸润性斑块,鼻明显肿大,触之软骨样硬度,有压痛,表面可见扩张的网状毛细血管,皮损触之坚韧,大斑块边缘有孤立的丘疹及小斑块,中央略萎缩(图 8-1)。

实验室检查:血沉、血常规、尿常规、血糖、肝肾功能均正常,胸部 X 线片正常,颌面 X 线片骨质无破坏。

皮损组织病理示:表皮及真皮乳头层大致正常,真皮网状层密集炎性浸润,浸润细胞主要为组织细胞、浆细胞,并见少数中性粒细胞、淋巴细胞及多核巨细胞,略显结节性浸润特点,未见坏死组织(图 8-2,图 8-3),PAS 染色及革兰染色和抗酸染色均阴性。

病原学检查:组织块真菌培养阴性,抗酸杆菌培养阴性。

诊断:外伤后细菌性致死性肉芽肿。治疗:应用伊曲康唑、免疫调节剂、活血化瘀之中药等皮损均加重并出现明显疼痛。应用伊曲康唑 400mg/d 两周后皮损肿胀和鼻塞加重,结节增大增多,应用米诺环素 100mg/d 两周后皮损变平软、肿胀减轻、颜色变淡、前额眉间及鼻翼两侧的结节明显缩小,主观症状也明显改善,应用抗结核治疗病情无明显变化。半月后皮损又加重,并出现持续性头痛、恶心、呕吐,表情淡漠,反应迟钝,逐渐进入嗜睡状态,就诊于县

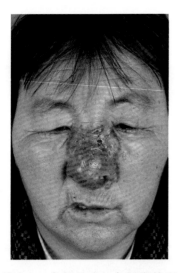

图 8-1　鼻部见暗红色浸润性斑块，表面可见扩张的网状毛细血管，大斑块边缘有孤立的丘疹及小斑块

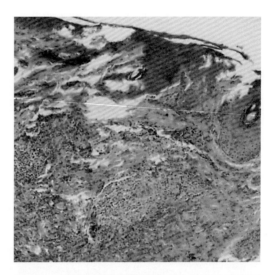

图 8-2　鼻部皮损组织病理示表皮及真皮乳头层大致正常，真皮网状层密集炎性浸润（HE 染色×40）

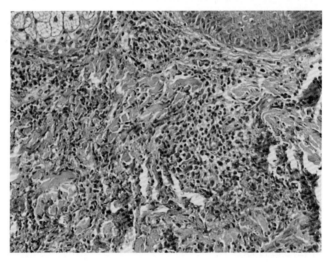

图 8-3　真皮中、上部为小片状以组织细胞为主的炎性浸润（HE 染色×100）

医院神经外科，急查颅脑 CT，结合病史考虑双侧额叶炎症性改变，2 天后患者死亡。

2. 讨论

　　外伤后细菌性致死性肉芽肿是高天文教授等根据国内多位学者的临床观察，于 1996 年结合电镜发现细菌为该病的病原菌后命名的一种新疾病。临床上少见，但死亡率极高，颅内感染为致死原因。外伤后细菌性致死性肉芽肿的临床特征为外伤后面额部进行性暗红色斑块，绝大部分患者在皮损出现后 1~4 年内突发头痛、意识障碍等颅内症状，然后迅速死亡。皮损组织病理示：真皮内以组织细胞为主的炎性浸润，有多核巨细胞、淋巴细胞等。透射电镜可发现皮损内有典型的细胞内杆菌。

　　高天文教授等研究发现该病患者全部死于颅内感染，所有病例死亡前均有头痛、意识障碍而无脑膜刺激征，无骨质及脑膜损害，而且一旦出现颅脑症状，病情即急剧恶化而死亡。

推测致病菌在皮损原发部位的吞噬细胞内缓慢繁殖,随血运播散透过血-脑屏障在脑内形成肉芽肿性炎症。李春英等报告的病例是迄今为止是获得资料最完整的 1 例,认为致病病原体可能经血行播散至第四脑室及其周围脑组织及脉络丛,形成肉芽肿性炎症,引起急性炎症而致死。唐桦报告 1 例 FBGT 患儿,初诊被误诊为面部肉芽肿,口服糖皮质激素治疗 1 个月后皮损明显改善,局部注射糖皮质激素 1 周后出现了颅内症状,推测糖皮质激素促进了吞噬细菌的组织细胞进入颅内,而不是细菌直接入颅。吞噬了细菌的组织细胞进入颅内后不仅引起局部炎症反应,而且参与了变态反应。

该例患者自外伤后出现肉芽肿性损害直至死亡的整个过程与以往报告的该病患者非常相似,患者最终死于颅内感染。该病例从发病到死亡总病程 7 个月,在县医院先后多次应用大量广谱抗生素和糖皮质激素,应用第三代头孢菌素病情无明显变化,但患者诉每次应用地塞米松后皮损和主观症状像鼻塞和头痛都有好转,但停药一段时间病情又会加重。我们推测这可能与糖皮质激素能够抑制炎症反应以及细菌引起的变态反应有关。该患者未行电镜及厌氧培养检查,但从其典型的临床表现可以诊断为 FBGT。

通过该病例,提示今后对外伤尤其是头面部外伤以后引起的肉芽肿损害的病例,要留意是否有该病的可能,应及早进行厌氧培养,提高病原菌的分离和鉴定是早期诊断本病的重要条件。

该患在病情严重出现意识障碍后复查脑 CT,随即病情迅速恶化死亡。尽管脑 CT 有了阳性结果,却未来及做脑组织病理检查,患者家属也不同意进行尸体解剖。所以仅从影像学改变我们无法确切知道脑内是否形成肉芽肿性炎症,是否与皮损中的肉芽肿性损害类似。文献报道,从 FBGT 患者的皮损组织内可培养出致病菌———痤疮丙酸杆菌。既往的尸检发现颅内的病变为肉芽肿性炎症。

鉴于该患皮损的部位,还应与鼻脑毛霉病鉴别:该病系因毛霉菌侵入鼻腔黏膜后,在黏膜动脉内膜下层繁殖,引起动脉血栓和梗死,组织发生干性坏死。临床上表现为面部疼痛、头痛、发热、嗜睡。面部肿胀多在内眦部或颊部,有时发生干性坏死,呈黑色。患者常由昏睡发展为昏迷,在 7~10 天内死亡。CT 检查对筛窦蝶窦早期病变及窦壁黏膜是否增厚有较大诊断价值。组织病理可以见到粗大无隔或稀疏分隔状菌丝,壁较厚,常呈直角分枝。

本病治疗上主要以抗生素为主,严禁使用糖皮质激素,尚未发生颅内感染时,林可霉素与多西环素联合应用可作为首选。

也有专家学者对 FBGT 这种疾病的诊断提出质疑,认为可能是头面部放线菌性肉芽肿局部血行和淋巴向颅内扩散引起的脑型放线菌病。FBGT 的病原菌是否是目前已知的人型放线菌、牛型放线菌、赖氏放线菌等以外的一种新型放线菌,仍需进一步研究探讨及更确凿的科学依据。

总之,目前有关该病的致病机制和该病可能的致病菌的研究有了很大进展,但仍有很多无法解释的现象还在进一步的研究中,期待有更好的早期诊断和治疗的方法,从而降低该病的死亡率,挽救患者的生命。

(张宇 李红)

▶ 点评

1. 报道了一例鼻部外伤后细菌性致死性肉芽肿,临床特征为外伤后鼻部暗红色浸润性斑块。

2. 病理为真皮内以组织细胞为主的炎性浸润,包括多核巨细胞、淋巴细胞、浆细胞和少数中性粒细胞。

3. 本病临床少见,死亡率极高,易误诊耽误病情,提示对外伤尤其是头面部外伤后引起的肉芽肿损害的病例,要留意是否有该病的可能。

4. 一旦怀疑本病应及早进行厌氧菌培养,加快病原菌的分离和鉴定是早期诊断本病的重要条件。

5. 治疗以抗生素为主,严禁使用糖皮质激素,未发生颅内感染时,林可霉素与多西环素联合应用可作为首选。

参 考 文 献

[1] Mckee PH. 皮肤病理学-与临床的联系[M].北京:北京大学医学出版社,2007:895.

[2] Bolognia JL;Jorizzo JL;Rapini RP. 皮肤病学[J].北京:北京大学医学出版社,2011:1385.

[3] 俞芬娟,王光平,吉娟等.12例寻常狼疮临床分析[J].中华皮肤科杂志,2014,47(5):353-355.

[4] Betti R,Tolomio E,Vergani R,et ai.Squamous epithelial carcinoma as a complication of lupus vulgaris [J]. Hautarzt,2002,53:118-120.

[5] 赵辨.中国临床皮肤病学.南京:江苏科学技术出版社,2010:485-495.

[6] 陈诗平,周国茂,李真,等.阴茎结核疹致龟头残毁一例.中华皮肤科杂志.2011.4.44(4):289-290.

[7] 高天文,李春英,刘仲荣,等.外伤后细菌性致死性肉芽肿4例再探讨[J].临床皮肤科杂志,2005,34(8):513-516.

[8] Gao TW,Li CY,Zhao XD,et al. Fatal bacteria granuloma after trauma:a new entity [J]. Br JDermatol,2002,147(5):985-993.

[9] 徐修礼,高天文,孙怡群,等.外伤后细菌性致死性肉芽肿的病原菌临床实验诊断研究[J].中华检验医学杂志,2005,28(6):619-621.

[10] 秦启贤.临床真菌学.上海:复旦大学出版社,上海医科大学出版,2001,6,377-379.

第三章

真菌感染性皮肤病
Fungus Infectious Diseases of the Skin

病例 9　皮肤淋巴管型孢子丝菌病
（Lymphocutaneous Sporotrichosis）

【病例简介】患者,男性,59 岁,右上肢结节,斑块 3 个月。组织病理示:真皮内感染性肉芽肿,PAS 染色阳性。真菌培养:球形孢子丝菌。诊断:皮肤淋巴管型孢子丝菌病。予伊曲康唑胶囊 0.1mg,1 天 2 次,口服,10 个月后结节明显萎缩变小,可见瘢痕形成,仍在随访中。

1. 临床资料

患者,男性,59 岁,园林工人,右上肢结节斑块 3 个月,加重 1 个月。3 个月前,患者右侧前臂伸侧处出现一个红色,绿豆大小的无痛结节,于当地医院按"纤维瘤"行手术切除,术后无明显好转,1 个月前皮损逐渐扩大形成结节(图 9-1),就诊于我院皮肤科。既往糖尿病病史 10 年,否认外伤史,家族中亦无类似疾病患者。

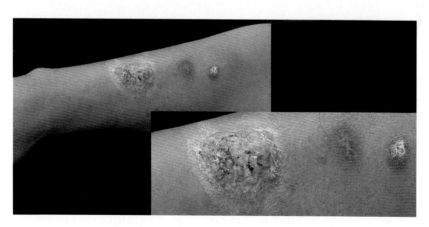

图 9-1　右侧前臂肉芽肿性结节和斑块

体检:一般情况良好,浅表淋巴结未触及肿大,心、肺、腹及系统检查未见明显异常。皮肤科情况:右侧前臂伸侧3cm×1.5cm 大小暗红色疣状增生性斑块,并沿附近淋巴管向近端发展,表面附有结痂,未见脓液渗出。

实验室检查:空腹血糖9.43mmol/L,胸部 X 线片、心电图和腹部超声检查均未见异常,细菌及分枝杆菌培养阴性。

组织病理检查：表皮角化不全，棘层肥厚，假上皮瘤样增生，真皮内大量淋巴细胞、中性粒细胞及浆细胞浸润（图9-2）。PAS染色可见真皮内红色圆形孢子（图9-3）。

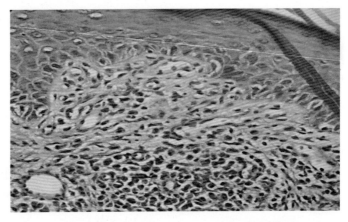

图9-2　真皮内大量淋巴细胞、中性粒细胞及组织细胞浸润，形成肉芽肿结构（PAS染色×40）

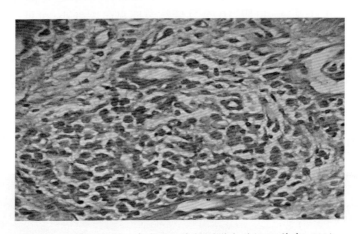

图9-3　PAS染色可见真皮内红染的圆形孢子（PAS染色×100）

真菌学检查：直接镜检阴性，真菌培养可见黑色有皱褶绒毛样菌落。形态学鉴定为申科孢子丝菌病。分子生物学鉴定为球形孢子丝菌病。

诊断：皮肤淋巴管型孢子丝菌病。予伊曲康唑胶囊0.1mg，1天2次，口服，10个月后结节明显萎缩变小，可见瘢痕形成，仍在随访中。

2. 讨论

自1898年美国Shenck首次报道孢子丝菌病以来，全球的医学专家和真菌学家一直认为孢子丝菌病是由单一的菌种即申克孢子丝菌引起。近年来分子生物学研究已证实过去所称的申克孢子丝菌是由多个隐藏菌种构成的复合体，除了狭义的申克孢子丝菌病，还包括巴西孢子丝菌、球形孢子丝菌、卢艾里孢子丝菌和墨西哥孢子丝菌。球形孢子丝菌呈全球性分布，为植物传播菌种，传播的植物材料多为腐烂的玉米秸秆、芦苇或土壤。

球形孢子丝菌也是我国孢子丝菌病的主要流行菌种，近十年来孢子丝菌病的发病率在我国（尤其是北方地区）逐渐增高，目前各省市自治区均有报道，东北地区是我国孢子丝菌病的主要流行区域，其中吉林省为高发区，农民为易感人群，与当地居民经常接触孢子丝菌污染的芦苇和玉米秸秆有关,我国学者已经从芦苇和土壤中分离出孢子丝菌的环境株。

　　该患为北方园林工人,经常接触土壤、农作物,增加了感染的风险,冬季起病,皮损最初局限于一处,后沿淋巴管向近心端播散,真菌培养为孢子丝菌生长,形态学和分子生物学鉴定为球形孢子丝菌,因此皮肤淋巴管型孢子丝菌病诊断成立。

（张　宇）

▶ **点评**

　　1. 报道了皮肤淋巴管型孢子丝菌病一例,皮损为右侧前臂暗红色增生性斑块,表面附有结痂。

　　2. 病理表现为弥漫性肉芽肿,真皮内大量炎性细胞浸润,PAS 染色可见真皮内红色圆形孢子。

　　3. 临床遇到无痛、痒的皮肤结节,溃破流脓或形成脓肿,尤其来自农村的患者,应考虑此病的可能,对皮损及时做真菌培养,避免漏诊。

病例10　皮肤混合型孢子丝菌病
（Mixed Cutaneous Sporotrichosis）

　　【病例简介】患者,女性,42 岁,左侧面部多发性红斑结节、斑块、溃破流脓 8 个月,左前臂、左臀部孤立性红斑结节 10 个月,左前臂皮损取材组织病理:表皮角化不全,棘层不规则增厚,真皮血管扩张充血,红细胞外渗,胶原纤维水肿,中部可见炎性肉芽肿浸润灶,其中心有大量中性粒细胞,周围有皮样细胞,外周较多浆细胞及淋巴细胞浸润,偶见多核巨细胞。PAS 染色可见少数红染圆形游离孢子,周围有少许中性粒细胞聚集,符合孢子丝菌病变化。诊断:皮肤混合型孢子丝菌病。经治疗好转,正在随访中。

　　1. 临床资料

　　患者,女性,42 岁,农民。因左面部红斑、结节伴破溃 10 个月,左前臂、左臀部结节 8 个月于 2003 年 8 月就诊。10 个月前,不明原因左额部出现球形无痛性活动结节,周围红斑,边界清晰。逐渐增大。中央溃疡有溢脓,随后结痂。未经治疗,皮损渐向左面颊部发展,并出现浸润性斑块、肉芽肿样损害、皮损散在、孤立、界线清楚,时有溃疡及溢脓,迁延不愈。当地医院诊为"感染、脓皮病、肉芽肿、皮肤结核、肿瘤"予多种抗生素及外用药间断治疗(未予抗结核和抗肿瘤药物治疗),能减少脓性分泌物,但皮疹仍有发展。2 个月前于左前臂和左臀部相继各出现一处无痛性红斑结节,渐增大至 2cm 左右,中心破溃结痂。当地治疗无效,遂来就诊。患者否认外伤史,家族及居住地无类似患者。

　　体检:一般情况良好,心、肺、腹及系统检查未见明显异常。

　　皮肤科情况:左侧额、颊部多发大小不一红斑、结节、浸润性斑块,部分破溃有脓性渗出和结痂。左前臂和左臀部各有一处约 2cm 大小圆形红色隆起结节,中央附黄黑色薄痂(图10-1,图 10-2)。

　　实验室检查:血尿常规正常,胸透未见异常,结核菌素试验阴性。

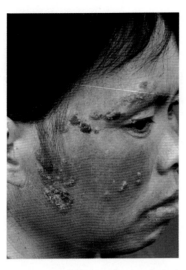

图 10-1　皮肤混合型孢子丝菌病患者面部皮损　左侧额、颊部散在大小不一的红斑结节或浸润性斑块

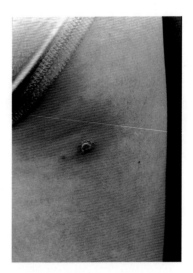

图 10-2　皮肤混合型孢子丝菌病患者臀部皮疹　左侧臀部一圆形红色结节，表面附黄黑色薄痂

真菌学检查：刮取溃疡边缘组织及分泌物涂片，直接镜检阳性，真菌培养生长孢子丝菌（图 10-3）。

组织病理检查（左前臂皮损）：表皮角化不全，棘层不规则增厚，真皮血管扩张充血，红细胞外渗，胶原纤维水肿，中部可见炎性肉芽肿团块，其中心有大量中性粒细胞，周围有上皮样细胞，较多浆细胞及淋巴细胞浸润，偶见多核巨细胞（图 10-4）。PAS 染色可见少数红染圆形游离孢子，周围有少许中性粒细胞聚集，符合孢子丝菌病变化。本例面、前臂皮损属淋巴管型，而臀部损害为固定型，因此诊断为皮肤混合型。

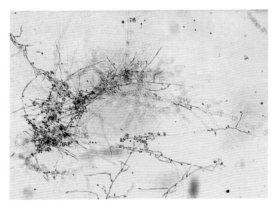

图 10-3　培养可见菌丝、孢子形成梅花样成套袖样生长形态（蓝棉染色×100）

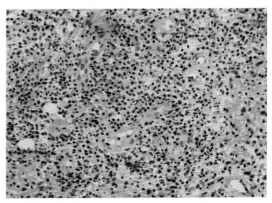

图 10-4　皮肤混合型孢子丝菌病患者皮损组织病理像（HE 染色×200）　肉芽肿浸润内可见中性粒细胞、上皮样细胞、浆细胞及淋巴细胞

治疗：口服伊曲康唑每次 0.2g，每天 2 次；3 周后面部、左前臂、左臀部溃疡消失，结节、斑块明显缩小，红斑变浅。6 周后浸润性皮损明显消退，9 周后皮疹趋于平滑，但仍留有红斑，连续治疗 12 周时浸润性皮疹平滑，局部留有浅红斑及散在色素沉着、减退斑。随后，伊曲康唑减至 0.2g/d，目前仍在治疗和随访。

2. 讨论

孢子丝菌病是由孢子丝菌(Sporothrix Schenckii)复合体所引起的皮肤、皮下组织及附近淋巴管的亚急性或慢性真菌感染,偶可播散至各脏器,病程缓慢、大多预后良好。

孢子丝菌是一种在室温下菌丝腐生相和在宿主中酵母寄生相的双向真菌。其生长的适宜温度为 26～27℃,湿度为 92%～100%。温热带地区较高发病率明显与气候有关。本病主要通过损伤的皮肤或黏膜、上呼吸道或消化道而传染,由于申克菌广泛存在于柴草、芦苇、粮秸、花卉、苔藓、草灰、朽木、土壤、沼泽、泥水等,经常暴露于这种环境的人员属高危人群。此外,另一种传播方式是带菌动物抓咬,最常见的有犰狳、猫,也有狗、鸡、猴、老鼠、蛇及鸟类,罕见的有火蚁、鱼翅刺伤。近来宠物感染有增加趋势。

孢子丝菌病的临床分型尚不完整,将其综合概述分为如下几型:①皮肤固定型,一般占患者总数 20%～25%。②皮肤淋巴管型,占 75%。③皮肤混合型,兼有固定型和淋巴管型损害,少见报道。④皮肤播散型,少见,容易误诊。由淋巴管或血液循环播散,皮损周身散发,伴有全身症状,可致真菌败血症。⑤单病灶系统型,单一侵犯肺、关节、对称关节、眼、口腔、咽部、生殖、泌尿系统,很少波及脑。⑥多病灶系统型,大部分有广泛、散在皮损。常侵犯双肺,多处末端关节、多脏器及黏膜等。

本病的诊断以培养出孢子丝菌菌落为金标准,皮损的基本组织反应为炎性肉芽肿,孢子丝菌在组织内的寄生形态有星状体(39%～65%)雪茄形孢子。罕见游离、吞噬孢子及菌丝。

美国感染性疾病协会、真菌研究组建议孢子丝菌病治疗指南为:伊曲康唑用于皮肤固定型、淋巴管型 100～200mg/d 3～6 个月,治愈率 90%～100%。关节型至少 12 个月。轻至中度肺感染型 300～400mg/d。两性霉素 B 用于严重型肺感染、脑膜侵犯、播散型、艾滋病合并播散型的初期治疗,不能耐受者仍可用伊曲康唑持续治疗。有资料表明:应用伊曲康唑治疗糖尿病(400mg/d,5 个月)、艾滋病(300mg/d,6 个月)、继发的皮肤播散型孢子丝菌病,可达到临床和真菌学治愈。因此指南推荐伊曲康唑为皮肤型首选药物,目前已被发达国家公认,有可能取代碘化钾饱和溶液的应用。

本病例为皮肤混合型(面部:皮肤淋巴管型;左前臂、左臀部:皮肤固定型)孢子丝菌病,误诊误治 10 月之久。鉴别诊断应首先考虑:皮肤结核、硬红斑、脓皮病、皮肤肿瘤、梅毒疹、树胶肿、游泳池肉芽肿。伊曲康唑治疗效果良好。

(潘小钢　聂振华)

▶ 点评

1. 报道了 1 例皮肤混合型孢子丝菌病,面部皮损属淋巴管型,而前臂、臀部损害为固定型。此类混合型孢子丝菌病临床相对罕见。

2. 孢子丝菌病的诊断以培养出孢子丝菌菌落为金标准,皮损的基本组织反应为炎性肉芽肿。

3. 鉴别诊断应考虑:皮肤结核、脓皮病、皮肤肿瘤、皮肤血管炎、游泳池肉芽肿等。

4. 伊曲康唑治疗效果良好。

病例 11　疣状瓶霉致皮肤暗色丝孢霉病
（Phaeohyphomycosis by Phialophorae verrucosa）

【病例简介】 患者,女性,43 岁,农民,右面颊环形红斑,渐扩展 19 年。皮屑镜检可见棕色的圆形硬壳孢子及菌丝。28℃葡萄糖蛋白胨琼脂培养基(SDA)、马铃薯葡萄糖琼脂培养基(PDA)及玉米吐温 80 培养基(CMA)均培养出黑色绒毛状菌落,镜下见分生孢子梗为瓶梗,瓶梗柱状或亚球形,其顶端为领状结构,分生孢子从瓶口部芽生,聚集于瓶口。组织病理检查,PAS 染色可见真皮内大量红色球形孢子及棕色分枝分隔的菌丝。诊断:疣状瓶霉所致的皮肤暗色丝孢霉病。治疗:手术切除鼻翼旁肉芽组织,予伊曲康唑胶囊 200mg,每天 2 次,盐酸特比萘芬乳膏外用和局部热疗,皮损基本痊愈,停药后目前无复发现象。

1. 临床资料

患者,女性,43 岁,农民,右面颊环形红斑,渐扩展 19 年。19 年前无明显诱因患者于右面颊出现绿豆大红色丘疹,未正规治疗,后逐渐向外扩展。13 年前曾被诊断为"寻常性狼疮",抗结核治疗半年余(具体用药不详),效果不明显,遂停药。皮疹渐扩展,4 年前行病理检查,诊断为"感染性肉芽肿",PAS 染色发现孢子,真菌培养为"瓶霉"。予伊曲康唑 0.2g,每天 2 次,治疗半个月,疗效不佳,停药。近期皮疹加重,遂来本院就诊。发病以来无低热、咳嗽,否认外伤史、皮肤破溃史。无家族史和其他遗传病史。

体检: 一般情况好,浅表淋巴结未触及肿大,各系统检查无异常。皮肤科情况:右面颊见 8cm×12cm 大小,形状不规则的暗红斑和斑块,界清,边缘轻度疣状增生,表面附有鳞屑(图 11-1)。

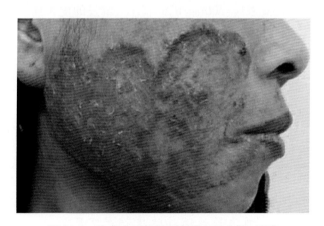

图 11-1　患者右面颊部可见隆起性斑块,界清

实验室检查: 血、尿常规、生化全项无异常。胸部 X 线、心电图检查未见异常。真菌直接镜检可见棕色的圆形硬壳孢子及菌丝。

真菌培养: 取活体组织分别接种于葡萄糖蛋白胨琼脂培养基(SDA)、马铃薯葡萄糖琼脂(PDA)培养基及玉米吐温 80(CMA)培养基上。观察真菌形态特征:SDA 28℃培养至第 8 天可见灰黑色针尖大菌落生长,菌落缓慢生长并向周围呈放射状培养至第 14 天见直径约 1.4cm 黑色堆状菌落,表面有致密的灰黑色气生菌丝,有营养菌丝深入到琼脂培养基中(图 11-2);PDA 28℃培养至 14 天菌落直径达 2.5cm,气生菌丝呈絮状,背面黑色(图 11-3);CMA

28℃培养,菌落生长良好(图11-4)。该菌在 SDA 和 PDA 上产孢丰富,显微镜 400 倍放大见分生孢子梗为瓶梗,瓶梗柱状或亚球形,其顶端为领状结构,分生孢子从瓶口部芽生,呈椭圆形,聚集于瓶口(图11-5)。

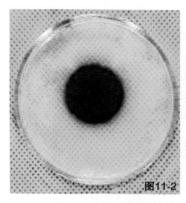
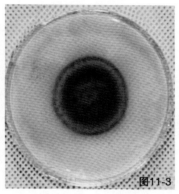
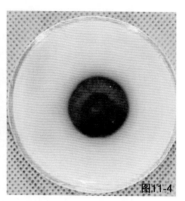

图 11-2 ~ 图 11-4　观察真菌形态特征:(图 11-2)SDA 28℃培养至第 8 天可见灰黑色针尖大菌落生长,菌落缓慢生长并向周围呈放射状,培养至第 14 天见直径约 1.4cm 黑色堆状菌落,表面有致密的灰黑色气生菌丝,有营养菌丝深入到琼脂培养基中;(图 11-3)PDA 28℃培养至 14 天菌落直径达2.5cm,气生菌丝呈絮状,背面黑色;(图 11-4)CMA 28℃培养,菌落生长良好

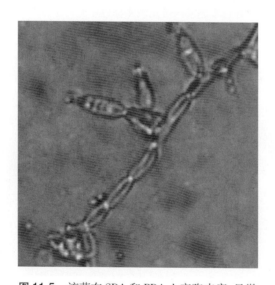

图 11-5　该菌在 SDA 和 PDA 上产孢丰富,显微镜 400 倍放大见分生孢子梗为瓶梗,瓶梗柱状或亚球形,其顶端为领状结构,分生孢子从瓶口部芽生,呈椭圆形,聚集于瓶口

组织病理检查示:表皮角化不全,棘层肥厚,假上皮瘤样增生,较多中性粒细胞聚集,真皮内大量浆细胞、淋巴细胞、组织细胞及较多的多核巨细胞浸润。多核巨细胞浆内可见较多棕色厚壁孢子,PAS 染色可见真皮内大量红色球形孢子及棕色分枝分隔的菌丝(图 11-6A,B)。

诊断:由疣状瓶霉引起的皮肤暗色丝孢霉病。

治疗:手术切除肉芽肿性肿块,术后 4 天复诊,伤口愈合良好,予伊曲康唑胶囊 200mg,每天 2 次,口服,配合特比萘芬乳膏外用、局部热疗。一个月后复诊,伤口愈合,皮疹较前明显变平、暗红色变淡(图 11-7),继续口服伊曲康唑胶囊 200mg,每天 2 次,后续根据病情具体情况,嘱患者减量及停药,总用药疗程 1 年,皮损基本痊愈,且停药后无复发现象。

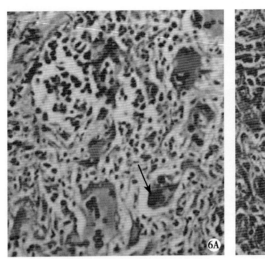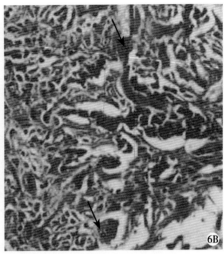

图 11-6　组织病理检查示:(图 11-6A)表皮角化不全,棘层肥厚,假上皮瘤样增生,较多中性粒细胞聚集,真皮内大量浆细胞、淋巴细胞、组织细胞及较多的多核巨细胞浸润(HE 染色×400);(图 11-6B)多核巨细胞浆内可见较多棕色厚壁孢子,PAS 染色可见真皮内大量红色球形孢子及棕色分枝分隔的菌丝(PAS 染色×400)

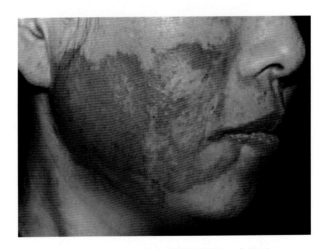

图 11-7　手术切除肉芽肿性肿块 1 个月后

2. 讨论

暗色丝孢霉病是由一组暗色真菌引起的浅表组织、皮肤、角膜、皮下组织甚至系统性感染。暗色真菌种类繁多,在自然界分布极为广泛,主要寄生于烂木、枯草等腐败植物及土壤中,其病原菌在寄生组织内主要以暗色分隔菌丝为特征,还可见有发芽或不发芽的酵母样细胞。该病多见于成人,大多数病例见于免疫正常的个体,以农业、林业劳动者为主,致病菌感染途径多为外伤植入性。本例女性患者,为面部皮损,否认外伤史,但因考虑其病程较长,职业为农民,且发病部位为暴露部位,仍不能排除皮肤破损后接触自然界的腐木、土壤等引起。本例根据病史、临床表现、真菌学检查及组织病理改变,诊断为疣状瓶霉致皮肤暗色丝孢霉病成立。由于疣状瓶霉有明显口状结构,较厚而色深,所以易与其他瓶霉相鉴别,且由于本菌只有瓶梗一种产孢方式,故也易与裴氏着色真菌、紧密着色真菌相鉴别。

伊曲康唑被认为是治疗皮下组织暗色丝孢霉病最有效的抗真菌药,对某些暗色丝孢霉病患者有较高疗效,其中包括一些对其他抗真菌治疗抵抗的患者。应用伊曲康唑治疗应足剂量足疗程,否则易致病情反复,并有诱发耐药的可能。本例口服伊曲康唑胶囊 200mg,2 次/天,连续治疗 10 个月,后继续口服伊曲康唑胶囊,2 次/天,治疗 2 个月后,皮损基本痊愈,且停药后无复发。

(张宇　刘亚红　张峻岭)

▶ **点评**

1. 报道了疣状瓶霉引起的面部皮肤暗色丝孢霉病一例,皮疹表现为右面颊不规则浸润性暗红的斑块。

2. 病理为多种炎性细胞浸润构成的感染性肉芽肿,PAS 染色可见大量酵母样细胞、串珠样假菌丝和菌丝。

3. 本病容易误诊,对可疑皮损应及时进行真菌培养和菌种鉴定。

4. 伊曲康唑是治疗暗色丝孢霉病最有效的抗真菌药,治疗应足剂量足疗程,否则易致病情反复,并有诱发耐药的可能。

参 考 文 献

[1] Zhang Y, Hagen F, Stielow B, et al. Phylogeography and evolutionary patterns in *Sporothrix* spanning more than 14,000 human and animal case reports. Persoonia: Molecular Phylogeny and Evolution of Fungi [J]. 2015, 35: 1-20.

[2] 李珊山,刘鹤松,郑华,等. 皮肤型孢子丝菌病 585 例临床分析 [J]. 中华皮肤科杂志, 2011, 44(3): 161-164.

[3] De Araujo T, Marques AC, Kendel F. Sporotrichosis [J]. Int J Dermatol, 2001, 40(12): 737-742.

[4] Elder D, Elenitsas R, Jaworsky C, et al. Lever, s histopathology of the skin [M]. 8th ed. Philadelphia, New York: Lippincott-Raven Publishers. 1997, 541-543.

[5] Odom RB, James WD, Berger TG, et al. Andrews, disease of the skin clinical dermatology [M]. 9th ed. Philadelphia, New York: W. B. Saunders Company. 2001, 402-404.

[6] 秦启贤. 临床真菌学 [M]. 上海:复旦大学、上海医科大学出版社, 2001, 277-279.

[7] Sterling TB, Heymann WR. Potassium iodide in dermatology: a 19th century drug for 21st century-uses, pharmacology, adverse effects, and contraindications [J]. J Am Acad Dermatol, 2000, 43(4): 691-697.

[8] Brandt ME, Warnock DW. Epidemiology, clinical manifestations and therapy of infections caused by dematiaceous fungi [J]. J Chemother, 2003, 15(Suppl 2): 36-47.

[9] 胡素泉,李筱芳,吕桂霞,等. 疣状瓶霉引起皮肤暗色丝孢霉病一例 [J]. 中华皮肤科杂志, 2011, 44(8): 564-566.

[10] 桑红,邓德权,谢其美,等. 暗色丝孢霉病的治疗进展 [J]. 国际皮肤性病学杂志, 2009, 35(2): 130-132.

第四章

性传播性疾病
Sexually Transmitted Infections

病例 12　多形性日光疹表现的人免疫缺陷病毒感染
（Polymorphous Light Eruption as the manifestation in HIV Infection）

【病例简介】患者,男性,36 岁,阴茎、包皮反复发作小水疱半年,尿痛、尿道排稀薄分泌物 3 周,皮疹复发、伴轻度瘙痒和疼痛 1 周。水疱液单纯疱疹病毒（HSV）-1 和 HSV-2 均阳性,尿道分泌物培养淋病奈瑟菌、衣原体均阴性,解脲脲原体阳性。快速血浆反应素试验（RPR）、梅毒螺旋体颗粒凝集试验（TPPA）梅毒螺旋体抗体酶联免疫吸附试验（TP-E）均阴性。明胶颗粒凝集法（PA）及酶联免疫吸附试验（ELISA）初筛 HIV-1 抗体阳性,蛋白印迹示 gp160、gp120、p66、p51、gp41、p31、p24 呈阳性带。组织病理检查（耳后皮疹）:表皮轻度角化不全,部分棘层肥厚,表皮突增宽,棘细胞间水肿,炎性细胞侵入,真皮浅层血管内皮肿胀,周围有较多淋巴细胞、中性粒细胞、织细胞及嗜酸性粒细胞浸润。诊断:多形性日光疹表现的 HIV 感染;生殖器疱疹;非淋菌性尿道炎。

1. 临床资料

患者,男性,36 岁,阴茎、包皮反复发作小水疱半年,尿痛、尿道排稀薄分泌物 3 周,皮疹复发、伴轻度瘙痒和疼痛 1 周。于 2003 年 3 月就诊于我科。患者 2 年前头面、颈部日晒后起红斑,伴瘙痒,时轻时重,曾就诊于多家医院,诊断为"日光性皮炎","接触性皮炎","湿疹"等。给予对症治疗后症状略有缓解,但皮疹一直不消退,也不因季节变化呈进行性发展。患者长年在外地打工,有过多次非婚性生活史,否认吸毒史。

体检:发育正常,营养中等,双侧腹股沟可触及 2 ~ 3 枚黄豆大淋巴结,质软、活动,不与表皮粘连。系统检查未见异常。

皮肤科检查:头面、颈部散在浸润性红斑、结节,部分融合成片,表面肥厚,周边散在红色丘疹,多数皮疹因搔抓表皮剥脱（图 12-1）。阴茎、包皮可见陈旧性小水疱、糜烂面及色素减退斑。尿道口红,有白色稀薄黏液。

实验室检查:水疱液单纯疱疹病毒 HSV-1 和 HSV-2 均阳性,尿道分泌物培养淋病奈瑟菌、衣原体均阴性,解脲脲原体阳性。快速血浆反应素试验（RPR）、梅毒螺旋体颗粒凝集试验（TPPA）梅毒螺旋体抗体酶联免疫吸附试验（TP-E）均阴性。明胶颗粒凝集法（PA）及酶联免疫吸附试验（ELISA）初筛 HIV-1 抗体阳性,蛋白印迹示 gp160、gp120、p66、p51、gp41、p31、p24 呈阳性带。

组织病理检查（耳后皮疹）:表皮灶性角化不全,部分棘层肥厚,表皮突增宽,棘细胞间水肿,炎性细胞侵入,真皮浅层血管内皮肿胀,周围有较多淋巴细胞、中性粒细胞、织细胞及嗜酸性粒细胞浸润（图 12-2，图 12-3）。

　　诊断：多形性日光疹表现的 HIV 感染；生殖器疱疹；非淋菌性尿道炎。

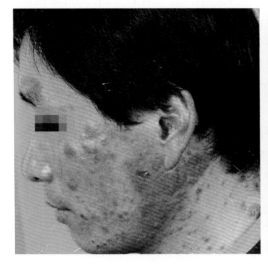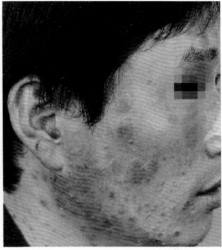

图 12-1　面颈部皮损：面部浸润性红斑、丘疹、结节，表皮剥脱

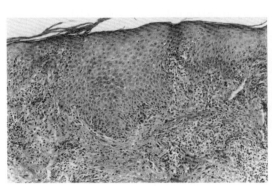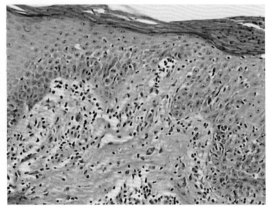

图 12-2　患者皮损组织病理像：表皮轻度角化不全，棘层肥厚，真皮血管周围较多炎性细胞浸润（HE 染色×40）

图 12-3　表皮灶性角化不全，部分棘层肥厚，表皮突增宽，棘细胞间水肿，炎性细胞侵入，真皮浅层血管内皮肿胀，周围有较多淋巴细胞、中性粒细胞、组织细胞及嗜酸性粒细胞浸润（HE 染色×100）

　　2. 讨论

　　人体感染 HIV 后导致免疫功能缺陷，临床上可出现相关的皮肤黏膜病变。早期 HIV 感染出现的皮肤黏膜症状往往被忽略。HIV 感染患者伴随的皮肤损害多种多样，有的以全身皮肤瘙痒、皮疹为主，有的以带状疱疹为首发症状，有的为银屑病样表现，还有的表现为光线性皮炎。HIV 感染并多形性日光疹表现的报道少见。本例患者为男性，2 年前因日晒后出现皮疹，虽发生于暴露部位，但手、足背无皮疹，损害为多形性、伴瘙痒。皮疹的轻重与季节变化无关，随病程延长呈进行性加重。该例的临床表现与一般多形性日光疹不同之处为：后者多发于女性的暴露部位，如面部、手、足背等处，皮疹表现虽呈多形性，但常以某一类型为主，

自觉灼热、瘙痒。皮肤损害与季节有明显关系,随季节变化有自然痊愈倾向。因此我们认为该例患者的皮肤损害与 HIV 感染有关。

(李维云)

▶ 点评

1. 报道了多形性日光疹表现的人类免疫缺陷病毒感染病例,国内外相关报道少见。皮疹损害为面颈部散在浸润性红斑、丘疹、结节,部分融合成片。多数皮疹因搔抓表皮剥脱。

2. 患者有多次不安全性生活史,同时有生殖器疱疹和非淋菌性尿道炎。

3. 提示临床医生对于迁延不愈,不独具特征的皮疹,要警惕感染 HIV 的可能。本例患者于日晒后出现皮疹,发于暴露部位(面、颈部),但手、足背无皮疹。皮疹呈多形性,不因季节变化而呈进行性发展。结合病史和实验室检查确立诊断。

4. 本例患者是 HIV 的免疫功能缺陷诱发皮肤损害,还是皮肤病变某一免疫环节有促发 HIV 进一步发展的危险因子,则有待进一步研究。

参 考 文 献

[1] 李森真,丁让览. 以皮疹为主诉的 HIV 感染一例报道[J]. 中国皮肤性病学杂志,1998,12(4):233.

[2] 纳猛,杨曹明,李学英. 以带状疱疹为首发体征的艾滋病三例报道[J]. 中国性病艾滋病防治,2000,6(1):32.

[3] 何玉清,张锡宝. 有银屑病表现的艾滋病 1 例[J]. 临床皮肤科杂志,2002,31(9):594-595.

[4] Pappert A,Grossman M,Deleo V. Photosensitivity as the presenting illness in four patients with human immunodeficiency viral infection [J]. Arch Dermatol,1994,130(5):618-623.

第五章

物理性皮肤病
Dermatoses due to Physical Factors

病例13　成人型胶样粟丘疹
(Adult Colloid Milium)

【病例简介】患者,女性,48岁。病理检查显示:表皮萎缩变薄,真皮浅层团块状嗜伊红胶样物质沉积,其间可见裂隙,周边可见胶原嗜碱性变,灶状淋巴细胞浸润。诊断:成人型胶样粟丘疹。嘱避光,密切随访,必要时外科手术治疗。

1. 临床资料

患者,女性,48岁,双侧颧部淡黄色丘疹斑块3年,无痛痒等主观感觉。患者3年前于双侧颧骨部近外眦处出现淡黄色丘疹,部分半透明状,未予针对治疗,后皮疹缓慢增多,部分融合成斑块。自行外用药物,成分不明,症状未明显好转。今为求进一步治疗来我院就诊。患者10年前因子宫肌瘤曾行单侧附件及部分子宫切除术。家族成员中无类似疾病患者。余无特殊。

体检:中年女性,一般情况好。系统检查无异常发现。

皮肤科检查:双侧颧部近外眦处斑块丘疹,呈肤色及淡黄色,部分半透明状,质地较韧,无溃疡出血(图13-1)。

颧部皮损病理检查:表皮萎缩变薄,真皮浅层团块状胶样物质,可见裂隙。其与表皮之间可见无浸润带,周边胶原纤维嗜碱性变。可见灶状淋巴细胞浸润(图13-2,图13-3)。

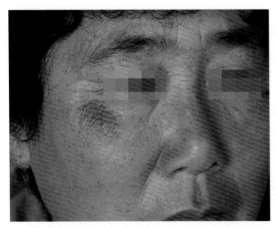

图13-1　双侧颧部淡黄色半透明斑块丘疹

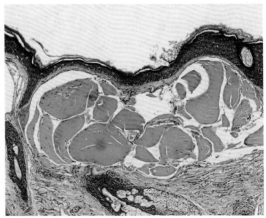

图13-2　表皮萎缩变薄,真皮浅层团块状胶样物质,可见裂隙。周边胶原纤维嗜碱性变(HE染色×40)

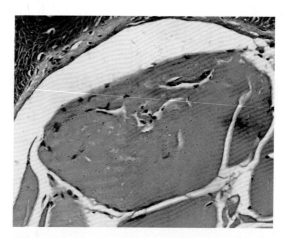

图13-3 胶样均质样物质,可见裂隙形成(HE 染色×100)

诊断:成人型胶样粟丘疹。嘱避光,密切随访,必要时外科手术治疗。

2. 讨论

胶样粟丘疹是一种以临床曝光部位淡黄色似胶样质地丘疹斑块,真皮浅层出现胶样物质为特点的皮肤病变。其具体可分为儿童及成人两种临床亚型。成人型胶样粟丘疹的形成被认为与暴露于光线密切相关,其可能是一种光线造成的退行性病变。其较儿童型更为常见。成人型胶样粟丘疹的特点为发生于面、额、耳及手背等处的淡黄色、半透明丘疹斑块,可彼此融合,可有痂皮、血管扩张,偶有轻度瘙痒,罕见有浅蓝色皮疹的报道。

成人型胶样粟丘疹的病理改变具有特点,其表现在真皮浅层明显的胶样团块状嗜伊红物质沉积,其与正常真皮组织之间及物质内部,可见分布裂隙,其上表皮可呈光老化萎缩变薄,与病变之间存在无浸润带。周边胶原纤维可表现出嗜碱性改变。并有以淋巴细胞为主的炎症细胞浸润。皮肤光老化常可于真皮出现明显的胶原纤维嗜碱性改变,其存在发生于真皮中部而与表皮隔离的特点,故也强烈支持胶样粟丘疹属于光老化皮肤病范畴。但由于成人胶样粟丘疹中的胶样物质结晶紫、刚果红、PAS 染色均呈阳性,故病理上难以与非典型皮肤淀粉样变相鉴别。故临床表现在鉴别诊断中至关重要,同时肖尹等指出,成人型胶样粟丘疹中的胶样物质是中电子密度的无定形物质,含有直径 1.5～2.0nm 的短细丝,比淀粉样蛋白更小,故对于少数难以鉴别的病例,电镜检查可以作为甄别手段。

罕见病例曾有伴多发骨髓瘤的报道,但由于本病病理易与不典型淀粉样变相混淆,故是否与多发骨髓瘤之间存在确定的联系,尚需更多研究印证。

本病无特殊治疗手段,避光可能作为防止病情进展的手段。对于已形成的病灶,外科治疗可以作为解决方案。

（孔祥君）

▶ **点评**

1. 成人胶样粟丘疹为一种明确与光老化相关的皮肤病变,其病理改变为出现均质化的无定形物质,并可伴随其他光老化改变。本病例属于典型病例。

2. 作为临床医师,应知晓光照相关皮肤病变包含多种类型病变,包括光毒性,光敏性,光老化改变等,前二者多易因病史引起重视,而光老化疾病以及部分慢性光敏性皮肤改变往往被误认为普通炎性皮肤病而被忽视。

3. 由于已经发生不可逆转的组织改变,故该病首先应当致力于预防,对于业已形成的皮损有碍美观或功能时,可通过外科手段去除。

4. 鉴别诊断应当包括粟丘疹,日光性粉刺,面部微生物感染以及部分面部肿瘤等,鉴别困难时,应求助病理活检。

参 考 文 献

[1] 姜祎群,孙建方.胶样粟丘疹[J].临床皮肤科杂志,2012,41(2):67-68.DOI:10.3969/j.issn.1000-4963.2012.02.001.

[2] Mckee PH.皮肤病理学与临床的联系[M].北京:北京大学医学出版社,2007:895.

[3] Bolognia JL;Jorizzo JL;Rapini RP.皮肤病学[J].北京:北京大学医学出版社,2011:1385.

第六章

变态反应性皮肤病
Dermatoses due to Allergic Reaction

病例14　中药三伏贴所致痒疹样接触性皮炎
（Pruriginosa Contact Dermatitis Caused by Traditional Chinese
Medicine Therapy Dog-days Paste）

【病例简介】报道了1例中医传统疗法三伏贴所致接触性皮炎、并继发有痒疹样损害的病例。依据病史,患者外用中药三伏贴后,背部及双膝下伸侧皮肤出现红肿、水疱、糜烂、渗出、色素沉着11个月余;全身出现结节型丘疹8个月余,瘙痒剧烈。对两处皮损进行组织病理检查,并进行了斑贴试验。组织病理结果均显示表皮角化不全,浅表结痂,棘层增厚,真皮浅层血管周围较多淋巴细胞、组织细胞浸润。斑贴实验结果显示三伏贴配方中白芥子、甘遂阳性。结果:接触性皮炎诊断成立。结论:中药白芥子、甘遂可导致痒疹样接触性皮炎。

1. 临床资料

患者,男性,59岁,农民。由于四肢出现结节样皮损8个月余,自觉瘙痒,于3个月前来我院就诊。患者有哮喘史,自述12个月前出于治未病目的,在当地乡镇医院使用中药三伏贴。该医院三伏贴药物组成为麝香（Moschus）、甘遂（Euphorbia kansui）、细辛（Asarum heterotropoides）、延胡索（Corydalis yanhusuo）、白芥子（White mustard seed）、生姜汁（Zingiber officinale Rosc juice）。贴敷的穴位为足三里（外膝下四横指,胫骨边缘）（图14-2）、心腧（第五胸椎棘突下旁开1.5寸）、肝腧（第九胸椎棘突下旁开1.5寸）、脾腧（第十一胸椎棘突下旁开1.5寸）各2个（图14-1）,共8个穴位。在初伏和中伏时各贴敷药物6个小时,均无任何不良反应。而在三伏时贴敷4小时后局部出现灼热、疼痛及瘙痒感,移除药物后发现局部红肿、水疱,部分水疱破溃后出现渗出、糜烂,并在半年内反复出现。5个月前,患者首先于中腹部出现散在红斑,自觉瘙痒,搔抓后逐渐扩大变黑,并形成结节样皮损,继而四肢出现散在结节样皮损。患者曾于当地医院就诊,未明确诊断,考虑"过敏"、"继发感染",给予口服氯雷他定片,外用创灼膏、复方倍他米松乳膏,用药期间皮损消退,自觉症状减轻,但停药反复。患者有哮喘病史,否认食物、药物过敏史,无家族史。

体检:一般情况良好,系统检查无异常。皮肤科情况:三伏贴药物接触穴位为2cm×2cm大小局限性黑褐色扁平丘疹,全身散在坚实性结节,色黑,表面粗糙,以上肢分布较密集（图14-3,图14-4）。

左前臂结节样皮损组织病理检查显示:表皮角化不全,浅表结痂,棘层增厚,真皮浅层血管周围较多淋巴细胞、组织细胞浸润（图14-6）;取背部接触药物处皮损组织病理检查显示:表皮角化过度伴角化不全,棘层增厚,真皮内血管附属器周围较多淋巴细胞、组织细胞浸润（图14-7）。

应用三伏贴组方成分麝香、甘遂、细辛、延胡索、白芥子、生姜汁进行斑贴实验。斑贴结果显示:三伏贴配方中白芥子、甘遂显示阳性(图 14-5)。

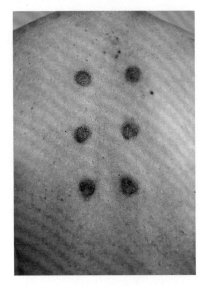

图 14-1　三伏贴药物接触穴位处硬币大小局限性黑褐色扁平丘疹

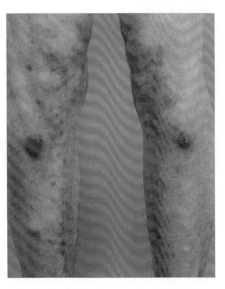

图 14-2　双下肢足三里三伏贴药物接触穴位处,硬币大小黑褐色扁平丘疹

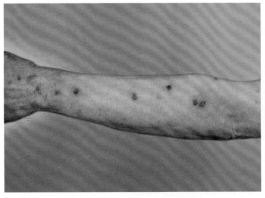

图 14-3　上肢散在坚实性结节

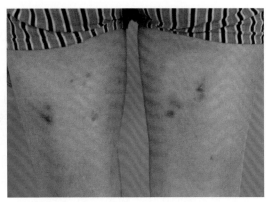

图 14-4　双下肢散在坚实性结节

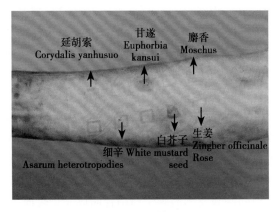

图 14-5　手臂斑贴试验白芥子、甘遂显示阳性

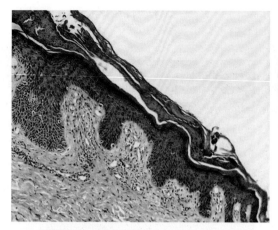

图 14-6　手臂处组织病理显示表皮角化不全,浅表结痂,棘层增厚,真皮浅层血管周围较多淋巴细胞、组织细胞浸润

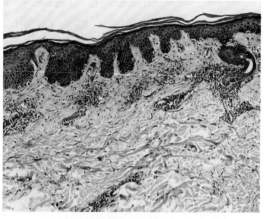

图 14-7　背部组织病理显示表皮角化不全,棘层增厚,真皮内血管附属器周围淋巴细胞、组织细胞浸润

诊断: 接触性皮炎。

治疗: 复方倍他米松注射液 1mL 肌内注射,每天 1 次,雷公藤多苷片,20mg 口服,每天 3 次,枸地氯雷他定,8.8mg,口服,每天 1 次,糠酸莫米松乳膏,尿囊素乳膏外用。治疗 3 周后结节样损害减退,留局限性色素沉着斑,瘙痒基本消退。现在继续治疗和随访中。

2. 讨论

三伏贴是传统的中医疗法,源自清朝《张氏医通》,结合了针灸、经络与中药学理论,以中药直接贴敷于穴位(通常选取背腧穴),经由中药对穴位产生微面积化学性、热性刺激,以提升阳气,达到治病、防病的效果,在中医理论中属于“冬病夏治”,对于肺系疾病如哮喘、过敏性鼻炎、反复感冒等慢性呼吸道疾病可以起到一定的治病防病的效果。

三伏贴配方通常以白芥子、甘遂、细辛等辛温散寒的中药为主,大部分具有一定的刺激性,以达到刺激穴位的目的。在贴敷过程中,如有痛、痒和不适感可随时取下。其中白芥子属于十字花科白芥的种子,辛温入肺经,有温化寒痰的功效。白芥子的主要化学成分有白芥子苷、芥子碱、芥子酶及脂肪油等。白芥子中的主要成分白芥子苷本身无刺激作用,但它遇水后经芥子酶的作用生成挥发油,其主要成分为硫代异氰酸对羟苄酯,为黄色油状物,挥发性较小,具有辣味,是强力的皮肤发红剂,并具起泡作用。甘遂为大戟属植物甘遂的干燥块根。性寒,味苦,有毒,入肺、肾、大肠经。具有泻水饮、破积聚、通二便等功效。甘遂的主要化学成分是巨大戟二萜醇型化合物和三萜类化合物,其中,巨大戟二萜醇型化合物具有很强的毒性和皮肤刺激作用。这两味药均可导致皮肤接触过敏,已有文献报道三伏贴中白芥子所致接触性皮炎,但是均以接触药物的局部反应为主,未见如本文讨论病例中有多处继发结节样损害的报道。

外用中药致敏可诊断为接触性皮炎,为第Ⅳ型变态反应,亦称迟发型超敏反应,由 Th1 细胞诱导,Th1 细胞被抗原呈递细胞激活后,通过产生 IL-2、IFN-γ、TNF-α、LT 等细胞因子和效应分子,激活细胞毒性细胞、自然杀伤细胞、巨噬细胞,以介导迟发型超敏反应。其中,巨噬细胞等抗原呈递细胞与 CD4+T 细胞之间相互促进,加剧了迟发型超敏反应。当小分子药物以半抗原形式接触皮肤后,与表皮细胞膜蛋白结合而成完全抗原,经皮肤内巨噬细胞和表皮朗格汉斯细胞的吞噬、传递、处理后使机体处于致敏状态。当所用药物持续作用,再与皮肤接触时,致敏淋巴细胞释放多种淋巴因子,如细胞毒因子、趋化因子、游走抑制因子、促核丝分裂因子等介质,释放溶酶体酶而引起组织损伤,临床上表现为接触性皮炎。本例患者出现原接触部位以外的皮疹,应排除原发刺激性接触性皮炎,为变态反应性接触性皮炎,其泛发性损害应为自敏性皮炎的范畴。为何演变为结节样皮疹,有待进一步研究。

三伏贴药物致敏时,首先应当及时移除药物,有轻度红肿、丘疹、水疱而无渗出时可外用炉甘石洗剂;有明显渗出时可用3%的硼酸溶液或1:5000的高锰酸钾溶液作冷湿敷;伴感染时可外用0.5%的新霉素乳膏或1%甲紫溶液;皮炎至亚急性阶段时可应用各种皮质类固醇霜剂;皮炎期间可内服抗组胺药止痒。考虑该患者由于接触致敏药物并治疗不当,出现自体敏感性皮炎,予以具有免疫抑制作用的雷公藤多苷片口服治疗,效果良好。

(张理涛)

> **点评**

1. 报道了中医传统疗法三伏贴所致的痒疹样接触性皮炎的病例,原药物接触部位曾出现红肿、水疱、糜烂、渗出,之后全身出现结节型丘疹,痒疹样皮损。

2. 斑贴结果显示:三伏贴配方中白芥子、甘遂显示阳性,支持接触性皮炎的诊断。

3. 以往文献多报道三伏贴中白芥子等药物所致的原发部位接触性皮炎,未见周身出现继发性痒疹样皮损的报道,其发病是与药物性状有关,还是个人体质所致,以及具体的发病机制还有待于进一步研究。

病例15 狒狒综合征
(Baboon Syndrome)

【病例简介】 患者,女性,18岁,接触破碎体温计的汞后,颈部、腋下、腹股沟及腘窝出现红斑,丘疹,脓疱伴发热,肿胀3天。诊断为狒狒综合征。经静脉注射甲泼尼龙及抗过敏治疗1周后,病情逐渐好转出院。

1. 临床资料

患者,女性,18岁,主因"颈部、腋下、腹股沟及腘窝红斑,丘疹,脓疱伴发热,肿胀3天"入院治疗。患者于入院前3天因打碎温度计,液态汞流出,经简单清扫后仍居住于污染房间,12小时后自下肢屈侧出现水肿性红斑,境界较清楚,后皮疹逐渐增多,陆续出现于颈部、躯干及下肢褶皱处,以颈部、腹股沟及腘窝处为重,右下肢腘窝处肿胀明显,其上可见密集针尖大小脓疱,就诊于外院,予西替利嗪等口服治疗,效果不显著。患者自发病以来,神清,伴发热,体温最高38.2℃,饮食可,睡眠、二便正常。

体检: 心肺未见异常,周身淋巴结未扪及肿大。

皮肤科检查: 颈部、双腋下、腹股沟及双侧腘窝处片状红斑,丘疹,右侧腘窝及大腿外侧红斑,境界较清楚,肿胀明显,其上可见密集针尖大小脓疱,皮温明显升高,无明显破溃(图15-1)。结膜及口唇黏膜无糜烂及溃疡。

实验室检查: 胸片、心电图、腹部B超正常,血常规:WBC $9.51×10^9$/L,NEUT% 90.9%,

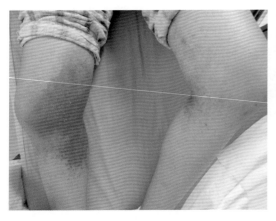

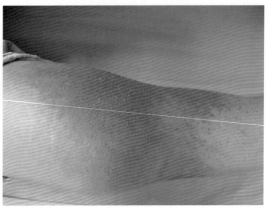

图 15-1　右膝红斑,境界较清楚,肿胀明显,其上可见密集针尖大小脓疱

图 15-2　右侧膝红斑,境界较清楚,肿胀明显,其上可见密集针尖大小脓疱

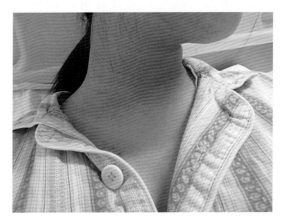

图 15-3　颈部片状红斑,丘疹

LYM% 8.5% ;CRP 29.8mg/L,尿常规潜血(+++)(月经期),肝肾功能正常。患者拒绝血、尿汞含量检测。

诊断:狒狒综合征(Baboon syndrome)。

治疗:入院后予甲泼尼龙琥珀酸钠 40mg/d 静点及盐酸左西替利嗪 5mg/d、盐酸曲普利啶 2.5mg,每天 2 次等抗过敏治疗。治疗 1 周后病情逐渐好转,脓疱干涸脱屑,红肿消退,局部留有色素沉着,后激素逐渐减量,病情好转出院。

2. **讨论**

狒狒综合征为系统性接触性皮炎的一种类型,属于Ⅳ型变态反应。Anderen 等 1984 年报道由汞、青霉素、镍等引起的红斑,主要分布于腋窝、腹股沟、腘窝、会阴等皮肤皱褶摩擦部位的水肿性红斑,颜色呈鲜红色,边界清楚,外观似狒狒的红臀,狒狒综合征因此得名。狒狒综合征常有明确的接触史,一般为含汞物质,包括金属汞(汞俗称水银,熔点−38.8℃,常温下呈液态,并可蒸发形成汞蒸气)、有机汞和无机汞。对于已被汞致敏者,在吸入汞蒸气后,可发生狒狒综合征。狒狒综合征至今国内外文献报道有 100 余例,以儿童居多,本例患者为接触破碎的温度计后诱发,国内报道的 4 例狒狒综合征中有 3 例为接触破碎温度计的金属汞所致,1 例为接触氯化汞诱发。引起狒狒综合征的其他诱发因素有镍、静脉注射用人免疫球蛋白、logradin(氯雷他定和麻黄碱混合物)、5-氨基水杨酸、氨苄西林、红霉素、罗红霉素、头孢曲松、克林霉素、别嘌醇、硫酸钡、丝裂霉素、甲氧奈丙酸、制霉菌素、乙二胺、肝素、倍他米松、特比萘芬、羟基脲、氨茶碱、西咪替丁和双水杨酸酯等。本病须与以下疾病鉴别：①多形红斑及剥脱性皮炎型药疹，多具有明确服药史，常有抗生素、解热镇痛药及镇定药物等药物引起。②屈侧红斑类皮肤病如间擦疹，为发生在皱褶部位的红斑、浸渍及糜烂。③急性发疹性脓疱病，常由药物引起，表现为广泛分布屈侧的针头大小脓疱，本病虽也有脓疱出现，但部位局限，很快消退，可以鉴别。本例患者对症治疗后红斑消退，脓疱干涸，脱屑，说明狒狒综合征预后良好。同时，我们在日常生活及工作中应该注意体温计的安全使用，尽量避免狒狒综合征的发生。

(谷永革　张峻岭)

▶ 点评

1. 报道了接触破碎体温计的汞后形成系统性接触性皮炎的一种类型，属于Ⅳ型变态反应。皮疹为红斑，丘疹，脓疱，多位于皮肤皱褶摩擦部位。

2. 对症治疗后，病情好转，说明狒狒综合征预后良好。

参 考 文 献

[1] 国家药典委员会.中国药典(一部)[S].北京:化学工业出版社,2005:60.

[2] 刁义平.生甘遂和醋甘遂提取物急性毒性和刺激性实验研究[J].药物不良反应杂志,2007,04:243-246.

[3] Jun LI, Hong-Zhong JIN. Allergic contact dermatitis caused by Chinese herbal medicine, white mustard seed[J]. The Journal of Dermatology,2012,69-70.

[4] 赵辨.中国临床皮肤病学[M].第3版.南京:江苏科学技术出版社,2001:600-601.

[5] Andersen KE, Hjorth N, Menne T. The baboon syndrome:systemically-induced allergic contact dermatitis[J]. Contact Dermatitis,1984,10(2):97-100.

[6] 文利来,尹佳,马东来.汞过敏所致狒狒综合征一例[J].中华皮肤科杂志,2007,40(10):604-605.

[7] 谭城,朱文元,闵仲生.狒狒综合征[J].临床皮肤科杂志.2007,36(12):765-766.

[8] Sanchez TS, Sanchez-Perez J, Aragues M. et al. Flare-up reaction of pseudoephedrine baboon syndrome after positive patch test[J]. Contact Dermatitis,2000,42(5):312-313.

第七章

结缔组织病
Connective Tissue Diseases

病例 16　红斑狼疮/扁平苔藓重叠综合征
(Lupus Erythematosus-Lichen Planus Overlap Syndrome)

【病例简介】 患者,男性,55 岁,足底部紫红色斑块伴瘙痒、疼痛 20 年。组织病理检查示:表皮角化过度,棘层肥厚,基底细胞液化,真皮浅层偶见小血管纤维蛋白样变性,血管周围大量淋巴细胞、组织细胞及少数浆细胞浸润。直接免疫荧光:真皮血管壁 IgG(−),IgM(−),IgA(−),C3(+)。实验室检查:免疫全项:ANA1:640,抗 U1-SnRNP 抗体(+);白细胞 $2.6 \times 10^{12}/L$。诊断:红斑狼疮/扁平苔藓重叠综合征。给予羟氯喹、系统糖皮质激素等抗炎抗免疫治疗,症状稍好转。

1. 临床资料

患者,男性,55 岁,足底部紫红色斑块伴瘙痒、疼痛 20 年。患者自述 20 年前由于摩擦刺激于双足跟出现椭圆形斑片,伴轻度瘙痒及疼痛,未系统治疗,后疼痛逐渐加重,3 年前就诊于私人诊所,予剥脱性外用药对症治疗,右足跟皮疹好转,左侧无明显好转,于 2014 年 7 月就诊于我院门诊。

体检: 中年男性,一般情况好。系统检查无异常发现。

皮肤科情况: 左足侧缘、足底皮肤可见 3 处紫红色斑片(图 16-1,图 16-2),局部皮肤略肥厚,伴触痛,口腔黏膜有白色网状损害,无甲损害,无光敏感,无脱发、无关节疼及雷诺现象。表皮角化过度,棘层肥厚,基底细胞液化(图 16-3),真皮浅层偶见小血管纤维蛋白样变性,血管周围大量淋巴细胞、组织细胞及少数浆细胞浸润(图 16-4)。

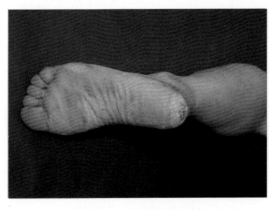

图 16-1　左足紫红色斑块

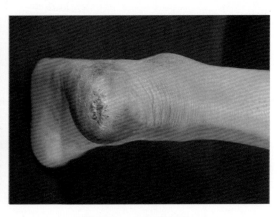

图 16-2　左足跟斑块

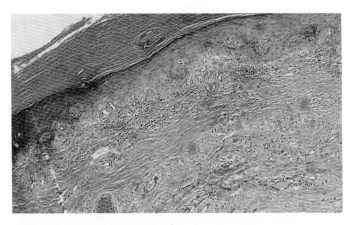

图 16-3 表皮角化过度,棘层肥厚,基底细胞液化(HE 染色×40)

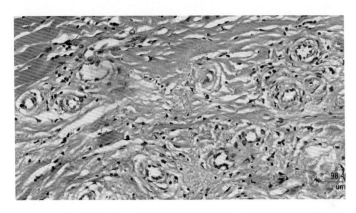

图 16-4 真皮浅层小血管纤维蛋白样变性,血管周围大量淋巴细胞、浆细胞浸润(HE 染色×100)

直接免疫荧光:真皮血管壁 IgG(−),IgM(−),IgA(−),C3(+)。

实验室检查:免疫全项:ANA1:640,抗 U1-SnRNP 抗体(+),抗可溶性核抗原抗体(+),抗线粒体抗体(+),抗核小体抗体(+);血常规:白细胞 $2.6×10^{12}$/L。

尿常规:潜血(+)。

诊断:红斑狼疮/扁平苔藓重叠综合征。

治疗:给予羟氯喹 0.1g,每天 2 次,口服,雷公藤多苷 20mg,每天 3 次,口服,本院中药颗粒剂疏肝活血颗粒剂皮炎颗粒三方。

2. 讨论

红斑狼疮(LE)/扁平苔藓(LP)重叠综合征是指皮损在临床、组织病理和(或)免疫病理方面同时具有两个病的特征,通常不能单独用 LE 或 LP 解释的疾病。本病临床较少见,皮损主要有两种类型:一种是萎缩性斑片,颜色紫或青紫红色,中央有毛细血管扩张,细薄鳞屑;另一类为肥厚性或疣状斑块。皮损主要发生在颜面、手足背、掌跖部,也可发生于躯干。本例患者皮损局限在足部,表现为足底部重色斑片,皮疹肥厚,伴有皲裂,口腔黏膜可见白色网纹(wickham 纹),组织病理表现为表皮角化过度、棘层肥厚,基底细胞液化(图 16-3),真皮浅层偶见小血管纤维蛋白样变性,血管周围大量淋巴细胞、组织细胞及少数浆细胞浸润,直接免疫荧光 C3(+),化验白细胞低,免疫阳性,符合 LE/LP 重叠综合征。

本病慢性病程,对常规治疗反应差,全身应用糖皮质激素、羟氯喹有一定疗效。冯素英、靳培英用异维 A 酸治疗 LE/LP 重叠综合征收到了良好的临床效果。

（王彩霞）

▶ 点评

1. 红斑狼疮(LE)/扁平苔藓(LP)重叠综合征临床较少见,本例患者皮疹局限于足底部,临床易误诊。

2. LE/LP 重叠综合征皮损主要有两种类型:一种是萎缩性斑片,中央有毛细血管扩张,细薄鳞屑;另一类为肥厚性或疣状斑块。皮损主要发生在颜面、手足背、掌跖部。

3. 常规治疗反应差,全身应用糖皮质激素、羟氯喹有一定疗效。

病例 17　伴发水疱的皮肌炎
（Vesiculo-Bullous Dermatomyositis）

【病例简介】患者,女性,64 岁,周身红斑、双上肢水疱并伴吞咽困难 2 个月。右前臂皮损组织病理示:表皮下水疱,直接免疫荧光阴性。胃镜检查及病理:黏膜下层肿瘤团块呈浸润性生长,考虑低分化鳞癌。诊断:①皮肌炎;②食管癌。治疗予糖皮质激素(最大剂量相当于泼尼松 80mg/d)1 周后双上肢水疱减轻,吞咽困难无明显改善。家属在确诊食管癌后自动出院,患者 2 个月后死亡。

1. 临床资料

患者,女性,64 岁,四肢肌肉疼痛无力 4 个月,周身红斑、双上肢水疱 2 个月伴吞咽困难就诊。患者入院前 4 个月,自觉四肢肌肉疼痛无力。2 个月前前额、双睑、面颈出现水肿性紫红斑片(图 17-1),渐增多发展至躯干四肢的大部分,双前臂出现密集的水疱大疱,同时出现吃主食发噎及进行性吞咽困难,否认声嘶、呼吸困难。患病以来,体重减轻 7kg,否认发热、关节痛、雷诺征,精神睡眠尚可。

体检:一般情况可,各系统检查未见异常。

皮肤科检查:醉酒貌,双上睑肿胀呈紫红色(图 17-1),面、颈、胸前 V 形区、双上肢及肩背、躯干部大片紫红色水肿性红斑、斑丘疹,前臂及肘部皮损有皮肤异色症样改变。双上肢伸侧至手背可见大片鲜红色水肿性红斑,其上密集分布有黄豆至蚕豆大小的水疱大疱,疱液呈浆液血性,疱壁紧张,尼氏征阴性(图 17-2)。双手握力轻度减弱,肌力 V⁻级,四肢肌肉轻度压痛,双臂上抬受限。

实验室及辅助检查:肌酸激酶 2222U/L(正常

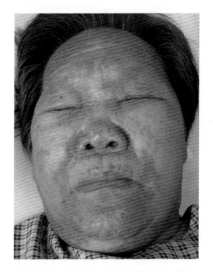

图 17-1　面部弥漫紫红色斑片呈醉酒貌

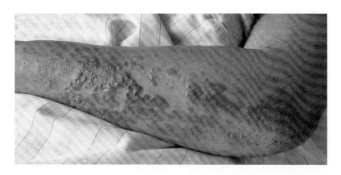

图 17-2 前臂伸侧密集红斑、水疱和大疱,前臂和肘部有皮肤异色症样改变

20~190U/L),乳酸脱氢酶 618U/L(正常 60~240U/L),谷丙转氨酶 55U/L(正常 0~45U/L),谷草转氨酶 99U/L(正常 0~35U/L),总蛋白 57g/L(正常 60~80g/L)、白蛋白 31.8g/L(正常 40~55g/L)均减少。免疫球蛋白及补体 C3 均在正常范围,补体 C4 偏高 0.27g/L,C反应蛋白(-)。抗核抗体(-),抗 Jo-1 抗体(-)。抗 Scl-70 抗体(-)、抗双链-DNA 抗体、抗可溶性核抗原抗体、抗 U_1-RNP 抗体、抗 Sm 抗体、抗 SS-A 抗体、抗 SS-B 抗体、抗组蛋白抗体、抗核糖体 P 蛋白、抗着丝点抗体、抗线粒体抗体、抗增殖性细胞核抗原抗体 I 型、抗心磷脂抗体 IgG、IgA、IgM 全部阴性。

血尿粪常规、心电图、胸片、腹部 B 超均未见异常。

肌电图:肌源性损害。胃镜检查:距门齿 35cm 处可见结节状隆起之肿物,绕食管壁一周,肿物质地脆,触之易出血,管腔狭窄(图 17-3)。

右前臂皮疹组织病理:表皮萎缩,基底细胞液化变性,表皮下水疱形成,疱内少许红细胞,真皮内色素失禁,胶原纤维排列疏松,血管扩张充血,周围少数淋巴细胞浸润(图 17-4)。直接免疫荧光阴性。右三角肌组织病理:肌纤维轻度肿胀,肌细胞核增多,部分横纹模糊,肌

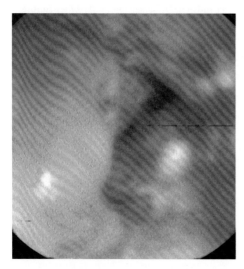

图 17-3 胃镜检查:距门齿 35cm 处可见结节状隆起之肿物

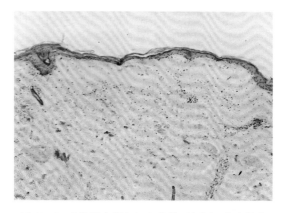

图 17-4 (前臂皮损)表皮萎缩,基底细胞液化变性,表皮下水疱形成,疱内少许红细胞,真皮内色素失禁,胶原纤维排列疏松,血管扩张充血,周围少数淋巴细胞浸润(HE 染色×40)

束间血管周围少数淋巴细胞浸润(图17-5)。

胃镜切片：黏膜上皮受压萎缩，黏膜下层肿瘤团块呈浸润性生长，大部分肿瘤细胞呈未分化状态，瘤细胞呈多角形或圆形，核深染，胞质少，无细胞间桥，并可见较多核分裂象；少部分肿瘤细胞可见细胞间桥。瘤细胞周围炎症细胞浸润较轻，未见角珠(图17-6)。考虑为低分化鳞癌。

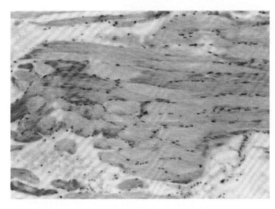

图 17-5　肌纤维轻度肿胀(三角肌)，肌细胞核增多，部分横纹模糊，肌束间血管周围少数淋巴细胞浸润(HE 染色×100)

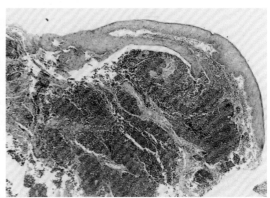

图 17-6　黏膜下层(食管组织)肿瘤团块呈浸润性生长(HE 染色×200)

诊断：皮肌炎合并食管癌。

治疗：入院后予皮质激素最大量相当泼尼松 80mg/d，1 周后双上肢水疱减轻，吞咽困难无明显改善。家属在确诊食管癌后要求自动出院，2 个月后死亡。

2. 讨论

临床较少见到发生水疱的皮肌炎病例，首次报道皮肌炎发生水疱性皮损是 1903 年。其发生水疱的病理生理学机制还不甚清楚，一般认为与高度的皮下水肿、黏蛋白沉积和机械性摩擦有关。此外与表皮细胞的坏死也有关，组织病理可见卫星状细胞坏死。有学者认为细胞介导的上皮细胞损伤也是皮肌炎发生水疱的原因之一。皮肌炎易累及横纹肌出现声带麻痹、声嘶、呛咳及吞咽困难。本例患者有进行性吞咽困难，作为皮肤科医生可能首先想到的是本病累及食管平滑肌，从而容易忽视对食管占位病变的检查。

当皮肌炎出现水疱或大疱性损害时需要确定水疱是皮肌炎本身的皮损还是皮肌炎并发大疱性系统性红斑狼疮、大疱性类天疱疮、线状 IgA 大疱性皮病或疱疹样皮炎等水疱大疱性皮肤病。鉴于皮肌炎的水疱是非特异性表皮下水疱，系真皮高度水肿所致，因此组织病理和直接免疫荧光是非常重要的鉴别点。

本例患者上肢出现密集紧张的水疱和大疱，组织病理为表皮下水疱，疱内可见红细胞，直接免疫荧光未见基膜带免疫球蛋白和补体沉积，故可排除水疱或大疱性皮肤病。黏蛋白阿新蓝染色阴性，排除了皮肤黏蛋白沉积病。患者在应用糖皮质激素(相当于泼尼龙 80mg/d)后，水疱明显减轻，但红斑肌痛缓解不明显，Kubo 等也发现对于发生水疱的皮肌炎患者，给予糖皮质激素(相当于泼尼松 60mg/d)后水疱消退，但水肿型红斑、肌肉疼痛无力仍持续了 2 个月。

总之，水疱及大疱损害并发皮肌炎的特征性皮损，但水疱性皮肌炎并发恶性肿瘤的几率比较高,提示更需要对可能存在的潜在肿瘤进行细致排查。

（张　宇）

▶ **点评**

1. 报道了发生水疱的皮肌炎同时伴发食管癌的病例,皮疹表现为面部恶性红斑和双前臂水疱。鉴于皮肌炎的水疱是非特异性表皮下水疱,病理和直接免疫荧光是非常重要的鉴别点。

2. 病理为表皮下水疱,胶原纤维排列疏松,血管扩张充血,直接免疫荧光阴性,肌纤维轻度着色不良,肌细胞核增多,部分横纹模糊。

3. 临床提示对于发生水疱的皮肌炎伴发恶性肿瘤的几率较高,需要对可能存在的恶性肿瘤进行排查。

病例18　大疱性系统性红斑狼疮
（Bullous Systemic Lupus Erythematosus）

【病例简介】患者,女性,27 岁。面部红斑伴发热、关节疼痛、口腔溃疡反复发作 3 个月余,加重 1 个月,实验室检查符合红斑狼疮诊断。治疗第 10 天患者面部、背部红斑上持续新发水疱,背部水疱取病理示:表皮下水疱形成,疱内及真皮浅层中性粒细胞、淋巴细胞浸润。直接免疫荧光示基底膜带 IgG 及 IgM 线状荧光沉积。治疗以糖皮质激素联合免疫抑制剂为主,治疗有效。

1. 临床资料

患者女性,27 岁,主因"面部红斑伴发热、关节疼痛、口腔溃疡反复发作 3 月余,加重 1 个月"于 2015 年 4 月 11 日入院。患者 3 个月前面部出现红斑、丘疹,于当地医院按"过敏性皮炎"予中药汤剂和抗组胺药物口服,皮疹无明显好转。逐渐出现发热、关节疼痛、乏力、口腔溃疡等不适,近 1 个月症状进行性加重,就诊于我院。患者既往体健,否认有药物、食物过敏史,家族中无类似病史患者。

体检:神清,精神可,心肺腹(−)。

皮肤科检查:面部、后背多发粟粒至蚕豆大小水肿性暗红斑、丘疹,浸润明显,上覆少许鳞屑,部分破溃、结痂;口唇黏膜多处粟粒至黄豆大小浅溃疡;双手指端及部分足趾紫红色瘀斑,中心凹陷,雷诺征(−);外阴未见溃疡。

入院前于我院门诊检查:血常规:WBC $3.91×10^9$/L,RBC $3.17×10^{12}$/L,HGB 103g/L;尿常规+沉渣:潜血 3+,蛋白质 3+,白细胞±,红细胞 7～8 个/HP;血沉 109mm/h;免疫全项:补体 C3↓补体 C4↓,抗核抗体 1:320,抗 ds-DNA 抗体阳性,抗 Sm 抗体阳性。结合组织病理学检查符合红斑狼疮诊断。予泼尼松量70mg/d 抗炎、免疫抑制治疗。

进一步化验检查回示:肝肾功能正常,白蛋白 20.9g/L(正常值:40～55g/L),24 小时尿蛋白 6.59g,胸片、EKG、胸腹部、双肾 B 超等均无异常。激素用量调整为甲泼尼龙 80mg/d静点。入院第 10 天患者口唇、后背红斑上见新发水疱(图 18-1,图 18-2)。

背部水疱取病理示(图 18-2):表皮下水疱形成,疱内及真皮浅层大量中性粒细胞、少量淋巴细胞浸润,直接免疫荧光示基底膜带线状荧光沉积 IgG(+)、IgM(+)、IgA(±)、C3(±)。结合临床及化验检查,诊断为"大疱性系统性红斑狼疮",予硫酸羟氯喹、雷公藤多苷、低分子普通肝素和复方环磷酰胺等治疗,原皮疹明显消退,关节痛、发热等症状改善。

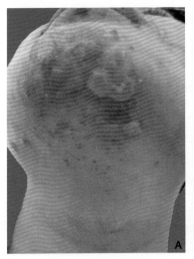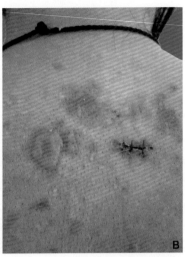

图 18-1 面部、后背多发红斑、水疱,疱液澄清,尼氏征阴性

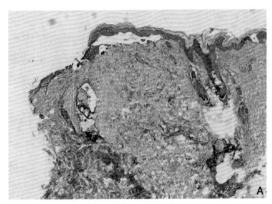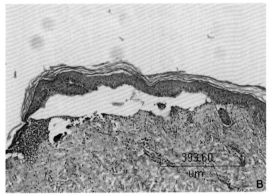

图 18-2 A:表皮下水疱形成(HE 染色×10);B:表皮下水疱形成,疱内及真皮浅层中性粒细胞、淋巴细胞浸润(HE 染色×40)

复查化验:补体 C3、补体 C4 正常,抗核抗体 1∶80,抗 ds-DNA 抗体、抗 Sm 抗体阴性,血沉 82mm/h、WBC 8.72×10^9/L,24 小时尿蛋白 2.34g,至出院时无明显变化。出院时患者激素减量为泼尼松量 60mg/d,雷公藤多苷片 20mg,每天 2 次,复方环磷酰胺 100mg,每天 1 次。目前患者病情稳定,口服激素泼尼松 10mg/d,补体 C3、补体 C4 正常,抗核抗体 1∶80,尿蛋白+++,周身无新发水疱及其他相关症状。现仍在随访中。

2. 讨论

大疱性系统性红斑狼疮(BSLE)为 SLE 疾病谱中极其少见的一个临床亚型,多个案例报道表明 BSLE 可以作为系统性红斑狼疮的最初表现出现,临床极易误诊,应与并发原发性水疱的 SLE 相鉴别。原发性水疱性疾病主要有疱疹样皮炎、大疱性类天疱疮(BP)、获得性大疱性表皮松解症(EBA)和线状 IgA 病(LABD)等。1993 年 Gammon 和 Briggaman 首先提出了 BSLE 诊断要点,Yell 等于 1995 年在其基础上又进一步修改了此诊断标准,建议符合以下 3 项条件即可诊断为 BSLE:①符合 SLE 的诊断标准;②并发表皮下水疱或大疱;③DIF 或 IIF 检查发现 IgG 和(或)IgM,IgA 沉积或结合于基底膜带。BSLE 的特征性皮损为水疱、大疱性损害,好发于曝光部位,也可累及非曝光部位和黏膜,可发生于红斑基础上或外观正常的皮肤上,呈孤立、散在或群集分布。尼氏征一般阴性,个别可阳性。消退后不留瘢痕,且大多伴有明显瘙痒。疱疹样皮炎的皮疹多为成群分布的张力性厚壁水疱,呈环状排列,瘙痒剧烈,一般伴有谷胶过敏。其组织病理主要表现为表皮下水疱形成,有嗜中性粒细胞聚集。BP 多见于老年患者,基底潮红斑上可见厚壁水疱,组织病理主要表现为表皮下水疱形成,可见嗜酸性粒细胞。EBA 主要为受伤部位出现的大疱,愈后可遗留粟丘疹,组织病理见表皮下水疱形成,皮肤盐裂实验示免疫荧光沉积在基底膜带真皮侧。LABD 为外观正常皮肤或红斑上大小不一的水疱,常呈弧形串珠状排列,水疱尼氏征阴性。组织病理为表皮下水疱,疱液和疱下真皮中嗜酸性粒细胞浸润。

本例患者水疱出现于激素治疗后 10 天,发病部位为原皮疹基本消退之后部位,皮损无明显瘙痒。病理示:表皮下水疱,疱内及真皮浅层大量中性粒细胞、少量淋巴细胞浸润,直接免疫荧光示基底膜带线状荧光沉积 IgG(+)、IgM(+)、IgA(±)、C3(±)。本例患者于住院中发生水疱,再次行水疱皮损病理,直接免疫荧光阳性,可以进一步排除药物性皮炎,结合临床及化验室检查,本病诊断明确。关于其发病机制,据报道在 BSLE 患者体内常常可以检测到抗Ⅶ型胶原的自身抗体,其在疾病发生前出现的时间至今没有明确,然而可以通过检测抗Ⅶ型胶原的自身抗体水平的变化,评估病情的变化水平。

目前认为大疱性皮损的出现与病情活动度和严重的内脏损害有关,可合并严重的肾脏损害或神经系统受累。本例患者入院时即有明显肾脏损害。治疗上主要以糖皮质激素与免疫抑制剂联合为主,据临床报道统计,糖皮质激素冲击疗法对本病疗效不确切。有病例报道氨苯砜(DDS)对水疱性皮损疗效显著,也有少数病例应用氨苯砜(DDS)疗效不佳。最近发现,在对氨苯砜、免疫抑制剂、糖皮质激素治疗抵抗的病例中,利妥昔单抗是有效的。

(梁俊梅　张宇)

▶ **点评**

1. 大疱性系统性红斑狼疮(BSLE)为 SLE 疾病谱中极其少见的一个临床亚型,据文献报道 BSLE 常作为系统性红斑狼疮的最初表现出现,临床极易误诊。

2. 本病的诊断标准:①符合 SLE 的诊断标准;②并发表皮下水疱或大疱;③DIF 或 IIF 检查发现 IgG 和(或)IgM、IgA 沉积或结合于基底膜带。

3. BSLE 应与并发原发性水疱性疾病的 SLE 相鉴别。原发性水疱性疾病主要有疱疹样皮炎、大疱性类天疱疮(BP)、获得性大疱性表皮松解症(EBA)和线状 IgA 病(LABD)等。

4. 目前认为大疱性皮损的出现与病情活动度和严重的内脏损害有关,本例患者入院时即有明显肾脏损害。治疗上主要以糖皮质激素与免疫抑制剂联合为主。有病例报道氨苯砜(DDS)对水疱性皮损疗效显著。

病例19 肿胀性红斑狼疮
(Lupus Erythematosus Tumidus)

【病例简介】患者,女性,43岁。面颊部水肿性红斑4年,反复发作,近期加重。组织病理:表皮轻度棘层增厚,可见毛囊角栓形成,毛囊上皮基底细胞空泡变性;真皮内血管、附属器周围大量淋巴细胞、组织细胞(图19-2A,B)。真皮网状层胶原纤维肿胀,间隙增宽,阿新蓝染色见黏蛋白沉积(图19-2C)。直接免疫荧光检查:基膜IgG沉积带(±),IgA沉积带(±),IgM沉积带(+),补体C3沉积带(+)。诊断:肿胀性红斑狼疮(LET)。

1. 临床资料

患者,女性,43岁。因面颊部出现水肿性红斑4年,反复发作,近期红斑水肿加重明显,于2011年3月19日来我院就诊。4年前患者无明显诱因面部出现水肿性红斑,部分皮损表面轻度鳞屑,稍痒,近四年来反复发作,曾外用丁酸氢化可的松乳膏(尤卓尔)有效,但停药后仍复发,近期无明显诱因面部红斑肿胀加重。患者自发病以来,一般情况可,无发热乏力,日晒后皮疹无明显变化,无口腔溃疡,无脱发,无关节疼痛,雷诺征阴性,无外伤史。既往体健,家族中无类似疾病患者。

体检:一般情况可,浅表淋巴结无肿大,关节无肿胀,各系统检查无异常发现。

皮肤科检查:左面颊部散在大小不等的水肿性红斑,有浸润感,表面光滑,边缘清晰(图19-1);右面颊可见一处蚕豆大水肿性红斑,有轻度浸润,表面少许鳞屑,无表皮萎缩,无毛细血管扩张;未见甲周红斑及掌红斑,口腔黏膜未见明显异常。

实验室及辅助检查:血常规、尿常规、血沉、肝肾功能、胸部X线片、心电图检查均正常。IgG为18.60g/L(正常值7.00~16.00g/L,以下同),IgA 5.37g/L(0.70~4.00g/L),IgM 2.62g/L(0.40~2.30g/L),C3,C4,C反应蛋白均在正常范围内,抗核抗体(ANA)、抗双链DNA抗体、抗Sm抗体、抗SS-A抗体、抗SS-B抗体等均为阴性。皮损组织病理检查:表皮轻度棘层增厚,可见毛囊角栓形成,毛囊上皮基底细胞空泡变性;真皮内血管、附属器周围大量淋巴细胞、组织细胞浸润(图19-2A,B)。真皮网状层胶原纤维肿胀,间隙增宽,阿新蓝染色见黏蛋白沉积(图19-2C)。直接免疫荧光检查:基膜IgG沉积带(±),IgA沉积带(±),IgM沉积带(+),补体C3沉积带(+)。

诊断:肿胀性红斑狼疮(LET)。

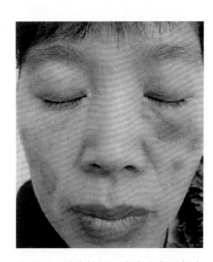

图19-1 肿胀性红斑狼疮患者面部皮损:面部片状水肿性红斑,表面光滑,边缘清晰

治疗:口服羟氯喹0.1g每日2次,1周后查血常规示白细胞3.9×10⁹/L,故停用经氯喹,改为甲泼尼龙口服8mg/d,外用0.1%他克莫司软膏每日2次,1周后血常规恢复正常,皮损红肿明显减轻,2周后再次复查,皮损红肿基本消退,将糖皮质激素逐步减量,维持治疗效果。目前正在随诊观察中。

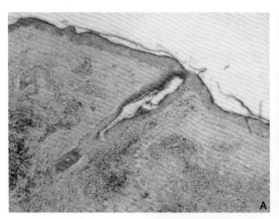
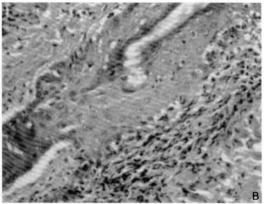
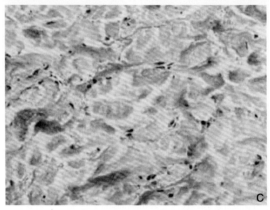

图19-2　组织病理像　A:表皮棘层轻度增厚,可见毛囊角栓形成,真皮内血管、附属器周围大量淋巴细胞、组织细胞浸润(HE 染色×100);B:毛囊上皮基底细胞液化变性(HE 染色×400);C:真皮网状层黏蛋白沉积(阿新蓝染色×400)

2. 讨论

　　肿胀性红斑狼疮(Lupus Erythematosus Tumidus,LET)这一概念由 Hoffmann 于 1909 年首次提出。Gougerol 和 Burnier 于 1930 年首次报道了这种极少见的皮肤型红斑狼疮,在国内于 2003 年由马东来等首次报道。大量文献报道本病好发于青年男性,临床表现多为面部、胸部 V 形区及上肢伸侧等曝光部位的荨麻疹样浸润性红斑,表面光滑,无瘢痕和表皮萎缩,极少数皮损表面可见少量鳞屑或类似 Wickham 纹的表现。本病免疫学指标大多正常(10% ANA 阳性,8% IgM,IgG 升高,10% IgA 升高)。Kuhn 等报道其组织病理表现为真皮内血管及附属器周围大量淋巴细胞浸润,真皮网状层胶原纤维束间黏蛋白沉积,其表皮未见毛囊角栓,真、表皮连接处无空泡化变性和基膜增厚,直接免疫荧光检查多阴性(约 25% 阳性)。本例患者皮损为发生于曝光部位的浸润水肿性红斑,无瘢痕和表皮萎缩,左面颊部皮损表面光滑,右面颊皮损表面可见少量鳞屑。免疫学指标中 IgG,IgA 和 IgM 略增高,余均正常。组织病理检查真皮内血管、附属器周围大量淋巴细胞浸润,阿新蓝染色示真皮网状层胶原纤维束间黏蛋白沉积,符合肿胀性红斑狼疮的诊断。Schmitt 等报道 LET 与盘状红斑狼疮(DLE)和亚急性皮肤型红斑狼疮(SCLE)不同的是毛囊角栓在 LET 中并未发现。但本例组织病理显示少量毛囊角栓以及毛囊上皮基底细胞局灶性液化变性等改变,提示有向其他皮肤型红斑狼疮(CLE)发展的倾向。本病需与皮肌炎、网状红斑黏蛋白沉积症、SCLE、多形日光疹、Jessner

淋巴细胞浸润症和假性淋巴瘤相鉴别。多数报道认为本病有自愈的倾向,但自愈后是否复发观点不一。LET 最有效的治疗方法为应用氯喹或者羟氯喹,但偶可引起白细胞减少等不良反应。Kuhn 等报道 40 例患者中 18 例仅外用糖皮质激素制剂或防晒霜(防晒系数>15)可完全缓解。疗效不佳者可系统应用糖皮质激素和免疫抑制剂。本例患者因口服经氯喹后血白细胞降低,遂更换糖皮质激素,外用 0.1% 他克莫司软膏,1 周后血常规恢复正常,皮损红肿明显减轻,2 周后再次复查,皮损红肿基本消退。关于 LET 的转归目前报道较少,Dekle 等报道 1 例其最初活检结果与 LET 相符,但 9 个月后重新取材出现了 DLE 的组织病理改变。国内陈敏等报道 1 例 LET 可能向其他型 CLE 发展的病例,由此说明 LET 可并发或继发其他类型红斑狼疮,故认识并探讨本病的临床与组织病理特点极为重要,同时对于确诊后的 LET 患者也要密切动态观察其临床表现、免疫学指标和皮损组织病理改变,为治疗提供依据。

(张峻岭)

点评

1. 报道了肿胀性红斑狼疮(LET)病例,皮疹为反复发作的面颊部水肿性浸润性红斑。

2. 组织病理表现为真皮深、浅层血管周围及附属器周围以淋巴细胞为主的炎性细胞浸润,胶原纤维束间可见黏蛋白沉积。

3. 本病需与皮肌炎、网状红斑黏蛋白沉积症、SCLE、多形日光疹、淋巴细胞浸润症和假性淋巴瘤等相鉴别。

4. 治疗以氯喹或羟氯喹常用。

病例20 系统性红斑狼疮合并巨噬细胞活化综合征
(Systemic Lupus Erythematosus Complicated by Macrophage Activation Syndrome)

【病例简介】巨噬细胞活化综合征(MAS)是一种罕见,但可能致命的综合征,常并发于系统性红斑狼疮与儿童全身性特发性关节炎。我们报道 1 例继发于系统性红斑狼疮的 MAS,患者表现出发热,血小板减少以及乳酸脱氢酶与铁蛋白的升高。应用地塞米松治疗后,患者的症状得到了缓解。

1. 临床资料

患者,女性,31 岁,主因躯干、四肢红斑 1 个月加重伴发热 1 周于 2013 年 9 月 16 日入院。患者入院前 1 个月于躯干、四肢出现红斑,形态不规则,伴随发热呈游走性扩展,自觉轻度瘙痒,入院前 1 周无明显诱因出现发热,最高体温约 38.0℃,左膝关节疼痛。查体神清,双肺呼吸音清,腹软无压痛,肝脾肋下未及,双下肢水肿(-),病理征(-),双侧颈部可扪及肿大淋巴结,质软,可推动。胸部 X 线显示左上肺钙化灶;肝胆胰脾双肾彩超无异常,颈部彩超示双侧颈部及颌下多发淋巴结肿大。前胸红斑病理活检显示表皮角化过度,棘层增厚,真皮浅层血管周大量淋巴细胞、组织细胞,少量嗜酸性粒细胞浸润,少量红细胞外溢(图20-2);直接免疫荧光:IgG(-);IgA(-);IgM(+);C3(-)。实验室检查:血常规:WBC 8.49×10⁹/L;PLT

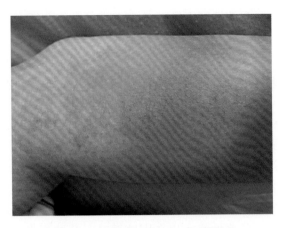

图 20-1 发热时肢体伸侧一过性红斑

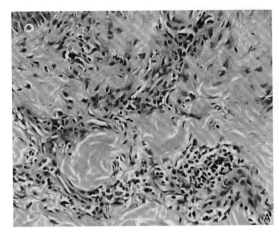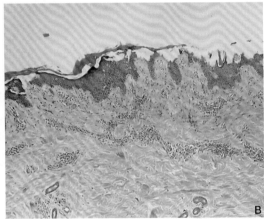

图 20-2 表皮角化过度,棘层增厚,真皮浅层血管周围大量淋巴细胞、组织细胞,少量嗜酸性粒细胞浸润,少量红细胞外溢(HE 染色 图 20-2A×40,图 20-2B×100)

$144×10^9$/L;RBC $4.03×10^{12}$/L;ESR 10mm/h;血生化显示 AST 299U/L↑;ALT 353U/L↑;LDH 1249U/L↑;α-HBDH 746U/L↑,铁蛋白(FER)>2000ng/ml;TG 1.39mmol/L;尿常规(−);24 小时尿蛋白定量 0.41g;尿 α1 微球蛋白 33.29mg/L;β2 微球蛋白 0.74mg/L;免疫检查 ANA(+)1:80;抗 ds-DNA 抗体(+);抗 Sm 抗体(+);肝胆癌筛查(−)。入院诊断:系统性红斑狼疮?予静脉注射并口服甲泼尼龙总剂量为 64mg/d 抑制免疫,并静脉注射还原型谷胱甘肽 1.2g,每天 1 次保肝治疗,患者体温逐渐恢复正常,颈部肿大淋巴结逐渐消退,一般状况稳定。复查血 AST 60U/L↑;ALT 37U/L↑;LDH 390U/L↑;α-HBDH 290U/L↑。

入院 10 天后,患者于午后突发高热,体温最高至 40℃;周身出现红斑、风团样一过性皮疹,以肢体伸侧为著(图 20-1),头痛明显,淋巴结肿大,复查血常规 WBC $5.51×10^9$/L;PLT 81$×10^9$/L↓;RBC $4.31×10^{12}$/L;ESR 9mm/h;AST 62U/L↑;ALT 104U/L↑;LDH 417U/L↑;α-HBDH 334U/L↑;FER>2000ng/ml↑;TG 2.97mmol/L↑;FIB 1.85g/L↓;单纯疱疹病毒、巨细胞病毒、EB 病毒及成人 T 淋巴细胞白血病病毒等筛查均阴性,予对乙酰氨基酚口服退热,冰袋降温,体温下降至 37℃;翌日午后再度升至 39℃以上,两次血细菌培养均阴性,患者拒绝骨髓穿刺检查。间断发热持续 1 周后,改变激素类型为静脉输入地塞米松 12mg,每天 1 次,次日患者体温下降至 36.8℃,后体温平稳维持于 37℃左右,继续治疗 1 周后,患者要求出院返家治疗。最终诊断：系统性红斑狼疮；巨噬细胞活化综合征。

2. 讨论

MAS 于 1993 年由 Stephan 等发现并命名，由于 MAS 患者部分存在的吞噬血细胞骨髓象等证据，目前被认为可归于继发性噬血细胞性淋巴细胞增多症（hemophagocytic lymphohistio-cytosis，HLH）的一种。其病因及发病机制尚不明确，既往观点多认为穿孔素蛋白基因和（或）干扰素调节因子 5 基因的突变所导致的细胞免疫功能紊乱，造成了巨噬细胞及 T 淋巴细胞的异常活化，从而引发 IFN-γ、TNF-α、IL-6、IL-12、IL-18 等细胞因子持续大量释放，形成"细胞因子风暴"，影响凝血机制、脂肪酸代谢、肝脏功能及循环系统功能，进而出现高热、中枢神经症状、出血甚至多脏器功能衰竭。

MAS 常起病于全身型幼年特发性关节炎（systemic juvenile idiopathic arthritis，sJIA）早期或活动期，而对于成人自身免疫性疾病患者则缺乏对其发病规律的认识。本例患者中，MAS 即发生于 SLE 稳定期，且发病突然，缺乏先兆。除此以外，MAS 临床尚缺乏完善统一的诊断标准。迄今确诊病例多参考 HLH 诊断标准及 Ravelli 等所制定 sJIA 合并 MAS 诊断标准。DAVÌ 等通过对 MAS 大样本资料分析，遴选出血小板降低、铁蛋白升高、吞噬血细胞现象、肝酶水平升高、白细胞下降、持续≥38℃发热、血沉下降、血纤维蛋白原降低以及甘油三酯升高等最为常见临床及实验室表现以供诊断参考。

MAS 虽被认为属于继发性 HLH，但既往观点认为吞噬血细胞现象并非诊断必要条件。Parodi 等分别研究了 38 例幼年 SLE 合并 MAS 患者骨髓穿刺中巨噬细胞噬血细胞阳性与阴性患者的典型临床及实验室表现，发现 MAS 往往是在缺乏骨髓噬血细胞象的条件下做出的。且在既往 sJIA 合并 MAS 的病例中，骨髓穿刺检查并非都显示出噬血细胞现象。故骨髓噬血细胞现象的缺失并不能否定 MAS 的存在，但是针对骨髓象的检查可以排除一些本身可引发 MAS 的疾病如利什曼原虫感染。在本病例中，虽然患者拒绝骨髓穿刺检查，但是其临床及实验室表现符合常见表现 9 项中的 7 项，故诊断成立。

在上述一系列表现中，血小板减少，血 LDH 及铁蛋白水平的异常升高尤为重要，具有高度的敏感性及特异性。但临床应排除 SLE 本身造成的血小板下降，药物性肝损伤以及成人 still 病伴随的铁蛋白水平升高。此外维生素 B_{12} 水平、可溶性 CD25、CD163 的检查有助于诊断疑似 MAS，Kim 等对一例 SLE 合并 MAS 患者进行正电子断层扫描（PET/CT）检查，发现患者脾脏部位氟脱氧葡萄糖摄取显著增加，经脾切除后病情缓解，提示影像学检查亦可有助于对 MAS 的诊断。

MAS 的治疗仍首先推荐糖皮质激素，同时，大剂量静脉注射人免疫球蛋白、依托泊苷、英利昔单抗、利妥昔单抗也被部分研究者用于临床治疗。值得提出的是，本例患者静脉使用甲泼尼龙并未有效控制 MAS 临床症状，但经改用约等效剂量地塞米松后，临床症状得到有效控制。故糖皮质激素对于 MAS 的治疗是否存在剂型之间的差异，尚需要更多的病例验证。

（谢艳秋）

▶ **点评**

1. 报道 1 例系统性红斑狼疮合并巨噬细胞活化综合征，表现为继发于系统性红斑狼疮的 MAS，患者发热，血小板减少以及乳酸脱氢酶与铁蛋白的升高。

2. 血小板降低、铁蛋白升高、吞噬血细胞现象、肝酶水平升高、白细胞下降、持续≥38℃发热、血沉下降、血纤维蛋白原降低以及甘油三酯升高等作为诊断参考。

3. 本病需综合临床及实验室检查,特别是出现血小板减少,血乳酸脱氢酶及铁蛋白水平异常升高应提示注意本病可能性。

4. 治疗仍首选糖皮质激素。

参 考 文 献

[1] 黄东辉,靳培英.LE/LP 重叠综合征分析.中国麻风皮肤病杂志,2002,18:250.

[2] 冯素英,靳培英.异维 A 酸治疗 LE/LP 重叠综合征 1 例.中国麻风皮肤病杂志,2009,25:133-134.

[3] Katsuyuki Nishigori,Toshiyuki Yamamoto,Hiroo Yokozeki. Vesiculo-bullous dermatomyositis:Report of three cases[J]. Dermatology Online Journal,2009,15(4):6.

[4] Barbosa WS,Rodarte CM,Guerra JG,Maciel VG,Fleury Junior LF,Costa MB. Bullous systemic lupus erythematosus:differential diagnosis with dermatitis herpetiformis. Anais brasileiros dermatologia. 2011;86(4 Suppl 1):S92-5.

[5] Burke KR,Green BP,Meyerle J. Bullous lupus in an 18-year-old. Pediatr Dermatol. 2011;28(4):483.

[6] Tincopa M,Puttgen KB,Sule S,Cohen BA,Gerstenblith MR. Bullous lupus:an unusual initial presentation of systemic lupus erythematosus in an adolescent girl. Pediatr Dermatol. 2010;27(4):373-6.

[7] Mekouar F,Hammi S,Elomri N,Ghafir D. Bullous systemic lupus erythematosus. Intern Med. 2011;50 (13):1445.

[8] Daniel A. Grabell,MBA;Loderick A. Matthews,MS;K et al. Detection of Type Ⅶ Collagen Autoantibodies Before the Onset of Bullous Systemic Lupus Erythematosus [J]. JAMA Dermatology May 2015 Volume 151,Number 5.

[9] 顾有守,陆春,刘毅,大疱性系统性红斑狼疮[J].临床皮肤科杂志,2003,(3):177-178.

[10] Anyanwu CO,Ang CC,Werth VP. Oral mucosal involvement in bullous lupus. Arthritis Rheum. 2013;65 (10):2622.

[11] Alsanafi S,Kovarik C,Mermelstein AL,Werth VP. Rituximab in the treatment of bullous systemic lupus erythematosus. J Clin Rheumatol Pract Rep Rheum Musculoskelet Dis. 2011;17(3):142-4.

[12] 马东来,方凯,王定邦.肿胀性红斑狼疮 1 例[J].临床皮肤科杂志,2003,32(3):124-126.

[13] Kuhn A,Sonntag M,Ruzicka T,et al. Histopathologic findings in lupus erythematosus tumidus:review of 80 patients[J]. J Am Acad Dermatol,2003,48(6):901-908.

[14] Schmitt V,Meuth AM,Amle S,et al. Lupus erythematosus tumidus is a separate subtype of cutaneous lupus erythematosus[J]. British Journal of Dermatology,2010,162:64-73.

[15] 成银萍,唐雪梅.巨噬细胞活化综合征的研究进展.临床儿科杂志[J],2012,30(5):496-498.

[16] 赵东宝.挑战成人巨噬细胞活化综合征.中华风湿学杂志[J],2012,16(7):433-435.

[17] Kim JM,Kwok SK,Ju JH,et al. Macrophage activation syndrome resistant to medical therapy in a patient with systemic lupus erythematosus and its remission with splenectomy. Rheumatol Int[J],2013,33(3):767-71.

第八章

角化性皮肤病
Keratoses

病例21　毛囊角化病
（Keratosis Follicularis）

【病例简介】患者,女性,64岁,主因双乳下丘疹伴痒3年余,播散至头皮、腋下及腹股沟2个月就诊于我院。组织病理活检:表皮角化过度伴角化不全,棘层肥厚,局灶性疣状增生,基底细胞上方局灶性棘层松解,形成裂隙,可见谷粒和圆体细胞,皮浅层血管周围可见淋巴细胞浸润(图21-3,图21-4)。诊断:毛囊角化病。治疗:口服阿维A 30mg/d,外用糠酸莫米松软膏联合维A酸乳膏,用于皮疹处后局部封包治疗。一个月后部分皮疹消退,原有斑块变薄,后期阿维A逐渐减量,随访观察。

1. 临床资料

患者,女性,64岁,主因双乳下丘疹伴痒3年余,播散至头皮、腋下及腹股沟2个月,于2015年8月26日就诊于我院门诊。患者自述,3年前无明显诱因与左侧乳房下出现粟粒大小坚实丘疹,伴瘙痒,未予诊治,后皮疹见发展到右侧乳下及前胸,正常肤色至浅褐色,

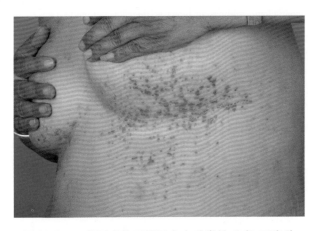

图21-1　双乳下米粒至绿豆大小毛囊性丘疹,正常肤色至红褐色,质地坚硬,上附油腻性鳞屑

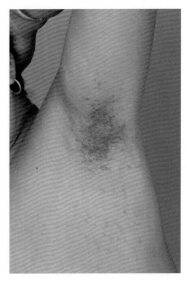

图21-2　左腋下散在针尖至米粒大小毛囊性丘疹,上附油腻性鳞屑,互不融合

56

轻微瘙痒。皮疹夏重冬轻，出汗及受热后易加重。2个月前皮疹发展至头皮、颈部双腋下及腹股发沟处，密集分布的针尖至绿豆大小丘疹，紫红色至褐色，上附淡黄色油腻鳞屑，部分皮疹有渗出，就诊于当地医院，未明确诊断，给予醋酸曲安奈德益康唑乳膏外用，有暂效，停药后病情反复，遂就诊于我院门诊。父母非近亲结婚，家族成员中无类似症状，余无特殊。

体检：一般情况好，系统检查未见明显异常。

皮肤科检查：双乳下、头皮、颈部、双腋下及腹股沟可见针尖至绿豆大小毛囊性丘疹，淡红色至紫红色，质地坚硬，上附淡黄色油腻鳞屑，刮除鳞屑可见与毛囊口相一致的漏斗样凹陷，头皮部分皮疹融合成板块，未见疣状增生（图21-1，图21-2）口腔、外阴、肛周、掌跖及指趾甲均未见皮损。

实验室检查：血尿常规正常，肝、肾功能和血糖、血脂未见异常。右侧乳房下皮疹行组织病理检查：角化过度伴角化不全，棘层肥厚，局灶性疣状增生。基底细胞上方局灶性棘层松解，形成裂隙，可见谷粒和圆体细胞。皮浅层血管周围可见淋巴细胞浸润（图21-3，图21-4）。

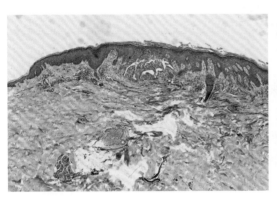

图21-3　角化过度伴角化不全，棘层肥厚，基底层上方棘层松解，可见裂隙，真皮浅层毛细血管扩张。（HE染色×40）

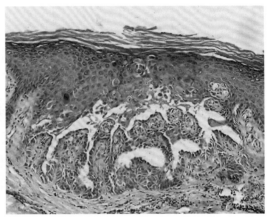

图21-4　角化过度伴角化不全，基底层上方棘层松解形成裂隙，可见圆体和谷粒（HE染色×400）

诊断：毛囊角化病。

治疗：口服阿维A 30mg/d，外用糠酸莫米松软膏联合维A酸乳膏，用于皮疹处后局部封包治疗，用药一个月后乳房下、腋下、腹股沟处皮疹基本消退，仅遗留色素沉着，颈部及头皮皮损较前明显变平。目前阿维A减量至20mg/d，外用药物继续使用，后期随访观察。

2. 讨论

毛囊角化病，又名假性毛囊角化不良病，系1889年首先由Darier命名，故又称Darier病。本病为一种少见的常染色体不规则显性遗传性皮肤病，又称Darier病。人群患病率约为数万分之一，多于20岁前发病。临床表现为脂溢性部位胸腹部、腋窝、头面部等的角化性丘疹，有时伴掌跖、口腔黏膜及指趾甲损害。日晒、受热、出汗可加重病情。组织学特征其特征性病理改变为：①特殊形态的角化不良，形成圆体和谷粒；②棘层松解，形成基底层上裂隙和隐窝；③被覆有单层基底细胞的乳头，即"绒毛"向上不规则增生，进入隐窝和裂隙内；④可有乳头瘤样增生，角化过度，棘层肥厚和角化过度，真皮呈慢性炎症性浸润。

目前研究发现,毛囊角化病由位于 12q 23-24 的 ATP2A2 基因突变所致。ATP2A2 编码 SERCA2 蛋白,此蛋白为一种钙泵,在调节细胞内钙离子的浓度方面起着重要作用。在毛囊角化病患者中,ATP2A2 的基因突变将影响 SERCA2 的结构与功能,使细胞出现钙离子的转运异常,从而影响到细胞的分化与连接,产生角化不良及细胞间裂隙,临床上出现角化性丘疹、痂屑等症状,迄今为止,国内外报道的 ATP2A2 基因突变约 150 余种,这些突变位点分散在整个 ATP2A2 基因中,尚未发现所谓的突变热区。本病棘层松解是桥粒和张力微丝断裂的结果,圆体是大而致密的透明角蛋白团块、大量的膜被颗粒和张力丝团块。

本病在临床上应注意与脂溢性皮炎、扁平疣、毛发红糠疹、融合性网状乳头瘤病、黑棘皮病等相鉴别,在组织病理上应与慢性家族性良性天疱疮(Hailey-Hailey 病)、日光性角化病相鉴别。目前多采用口服阿维 A 治疗,其作用机制主要为促进 DNA 合成,加速生发层的有丝分裂速度,使上皮细胞正常化,颗粒层增厚,角化不全减少,使角化不良恢复正常。局部用药主要以糖皮质激素软膏联合维酸乳膏,也可外用水杨酸软膏、尿素霜、维生素 E 软膏等。

(吉彬　张理涛)

 点评

1. 毛囊角化病好发于青少年,多于 20 岁前发病,本例患者发病年龄 61 岁,中老年人罹患毛囊角化病较为少见,临床上不应遗漏。

2. 毛囊角化病为 ATP2A2 基因突变所致,具有常染色体显性遗传性,71% 的家族中有类似病症出现,本例患者没有家族史。

3. 外用维 A 酸制剂可有效缓解症状,使用中注意防晒措施,特别是头面部使用,要避免光敏发生。

病例22　点状掌跖角化病
(Punctate Palmoplantar Keratoderma)

【病例简介】患者,男性,52 岁。双手掌、足跖角化性丘疹 30 余年,无明显自觉症状。祖母和女儿有相同疾病史。组织病理:表皮显著角化过度,棘层不规则增厚,真皮浅层血管周围少数淋巴细胞浸润。诊断:点状掌跖角化病。治疗:阿维 A 20mg,每天 1 次口服,外用水杨酸软膏,每天 2 次,获得明显疗效。

1. 临床资料

患者,男性,52 岁,双手掌、足跖角化性丘疹 30 余年,无明显自觉症状。30 多年前无明显诱因地于双手掌出现米粒大小圆形角质丘疹,继之双足底出现同样皮疹,无明显自觉症状,偶尔外用市售的皲裂膏,无明显疗效,皮疹日益增多。为求诊治于 2014 年 7 月 2 日来我院。既往身体健康,否认其他疾病史;家族无近亲结婚史;奶奶和其女有相同病史;否认食物、药物过敏史。

体检： 一般情况好，系统检查未见明显异常。

皮肤科情况： 双侧手掌、手指屈侧、足底皮肤可见散在、高于皮肤平面的暗黄色圆形角化丘疹。直径约 0.1～1cm，质硬，中央呈火山口样凹陷，疹间皮肤正常，呈对称分布，指（趾）甲无异常改变（图 22-1）。

实验室检查： 血尿常规正常，肝、肾功能和血糖、血脂正常。

皮损组织病理示： 表皮显著角化过度，棘层不规则增厚，真皮浅层血管周围少数淋巴细胞浸润（图 22-2，图 22-3）。诊断：点状掌跖角化病。

治疗： 阿维 A 20mg，每天 1 次，口服，外用水杨酸软膏，每天 2 次，获得明显疗效。

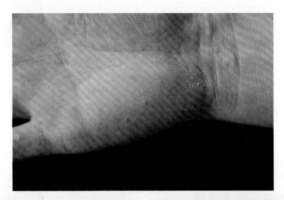

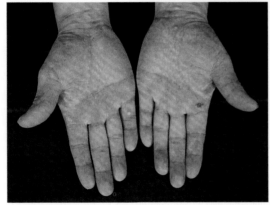
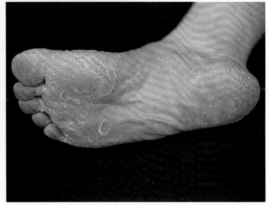

图 22-1　掌跖散在、高于皮肤平面的暗黄色圆形角化丘疹，直径约 0.1～1cm，质硬，中央呈火山口样凹陷，疹间皮肤正常，呈对称分布

2. 讨论

点状掌跖角化病是掌跖角化病的亚型，由 Brauer 一家证实，又称 Buschke-Fischer-Brauer 型，于 1910 年 Buschke 与 Fischer 首先报道。该病为常染色体显性遗传，常有家族史，多数家系有遗传早现现象。男女发病无明显差异，发病年龄跨度较大，可从十几岁至五十岁不等。本病的临床特点为掌跖的点状角化性丘疹，一般在受压较重的部位首先发病，直径一般 0.2～0.3cm，跖部的丘疹可达 1cm，质硬；皮损中央呈火山口样凹陷。发病隐匿，一般无自觉症状。组织病理表现为显著角化过度，无角化不全，皮损中央形成宽幅的杯状大角质栓，颗粒层和棘层显著肥厚，表皮突向下延伸，部分显著向下增生的表皮突相互联成网状。真皮乳头向上延伸呈乳头瘤样增生。该病在临床上同一些其他的掌跖部角化的皮肤疾病很相似，如砷角化病、掌跖汗孔角化病、肢端角化性类弹力纤维病等，在诊

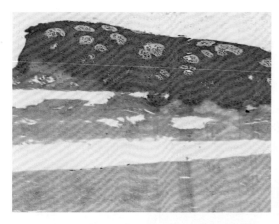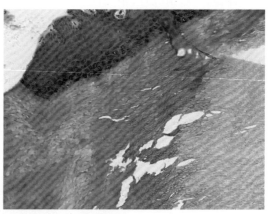

图22-2　表皮显著角化过度,颗粒层、棘层肥厚(HE 染色×40)

图22-3　表皮显著角化过度,颗粒层、棘层肥厚(HE 染色×100)

断时要与这些病进行鉴别。

掌跖角化病是一种具有高度外显率的常染色体显性遗传性的皮肤病,目前还无有效的根治方法,只是对症治疗,目的在于减轻患者的痛苦。其致病基因的定位已成为研究的热点,相信随着分子生物学实验的发展,扩大点状掌跖角化病家系的采集,克隆出该病的致病基因并最终实现基因治疗将成为可能。

(徐海燕)

▶ 点评

1. 报道了掌跖部位发病的点状掌跖角化病病例,皮疹损害掌跖的点状角化性丘疹,直径一般0.2～1cm,一般在受压较重的部位首先发病,皮损中央呈火山口样凹陷。

2. 病理为表皮显著角化过度,无角化不全,真皮乳头向上延伸呈乳头瘤样增生。

3. 提示临床对于掌跖部位角化性疾病,要详细询问家族史,既往史及用药史,再结合病理特点进行诊断。

4. 本病为遗传性疾病,治疗以外用对症治疗为主,特别严重者,予以口服药物缓解症状。

病例23　表皮松解性掌跖角化病
(Epidermolytic Palmoplantar Keratoderma)

【病例简介】患者,男性,20 岁,双侧掌跖角化过度20 年。皮损组织病理检查示:表皮显著角化过度,颗粒层和棘层增厚,颗粒层及棘层上部颗粒变性,棘层及颗粒层可见细胞间裂隙,真皮浅层血管周围散在稀疏淋巴细胞浸润。诊断:表皮松解性掌跖角化病。服用阿维A 治疗,皮损得到不同程度缓解,现随访中。

1. 临床资料

患者,男性,20 岁,双侧掌跖角化过度 20 年。患者出生后 10 余天无明显诱因双侧掌跖部位出现对称性角质增厚,面积逐渐扩大,无瘙痒疼痛,手部多汗,未予诊治。现患者掌跖部位,手指掌侧弥漫性板状增厚,色黄,干燥,皲裂。足底部皮损更加明显,双手指指间关节轻微变形,影响精细活动,未见明显甲板增厚,混浊。智力发育正常,家族中祖父、父亲和女儿同患此病。

体检:一般情况可,系统检查未见明显异常。

皮肤科检查:双侧掌跖弥漫对称性角化过度,呈黄色蜡样外观,表面粗糙,手足皮损区与正常皮肤交界处边界清楚,指趾间浸渍发白,双手指指间关节轻微变形,影响精细活动,毛发、牙齿和趾指甲未见明显异常(图 23-1,图 23-2)。

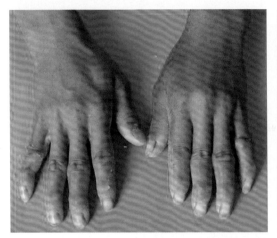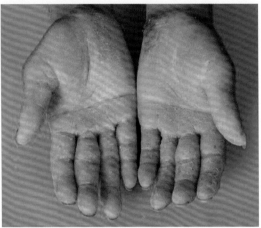

图 23-1　双侧掌指弥漫板状角质增厚伴干燥皲裂

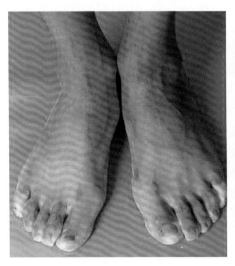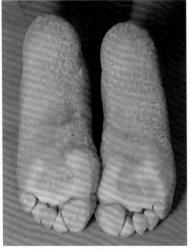

图 23-2　双足底弥漫性角质增厚,呈黄色蜡样外观,边界清楚,表面粗糙,指趾间均可见浸渍发白

　　实验室检查:血尿常规正常,肝、肾功能和血糖、血脂正常。

　　组织病理检查:表皮显著角化过度,颗粒层和棘层明显增厚,颗粒层及棘层上部颗粒变性,棘层及颗粒层可见细胞间裂隙,真皮浅层血管周围散在稀疏淋巴细胞浸润(图23-3,图23-4)。

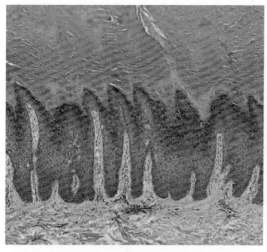

图23-3　表皮角化过度,颗粒层增厚,基底层上棘层松解(HE 染色×40)

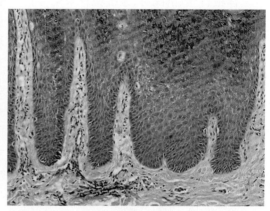

图23-4　颗粒层及棘层上部颗粒变性,可见细胞间裂隙,真皮浅层血管周围散在稀疏淋巴细胞浸润(HE 染色×100)

　　诊断:表皮松解性掌跖角化病。

　　治疗:给予阿维 A 30mg,每日 1 次口服治疗,2 月后掌跖部角化皮损减轻,在随访中。

　　2. 讨论

　　表皮松解性掌跖角化病(epidermolytic palmoplantar keratoderma,EPPK)是一种常染色体显性遗传性皮肤病,多从婴儿期发病,往往伴多汗、臭汗症,甲可增厚、混浊,受累区和正常皮肤隔以狭窄的红斑,边界非常清楚。本例患者为祖父,父亲,女儿同时患病,有学者调查显示第一代患者皮疹严重程度较第二代重且泛发,提示病情呈逐代减轻趋势可能。目前已明确角蛋白9 基因突变是发生 EPPK 的遗传基础。另有研究表明 EPPK 与角蛋白 1 基因突变有关,该基因被定位于染色体 12q13 上,此类 EPPK 患者临床表现较轻,从而推测 EPPK 的严重程度可能会与该突变位点有关。

　　EPPK 患者幼年发病,常有家族史,以及掌跖皮肤呈胼胝症等特点往往可以诊断。临床上需要与角化型手足癣,掌跖部慢性湿疹以及大疱性鱼鳞病样红皮病和弥漫性掌跖角化病相鉴别。关于本病的治疗,目前尚无有效根治疗法,局限病变通常用 5% 水杨酸软膏、20% 尿素霜或维 A 酸等药物对症治疗,亦有学者指出对于病情严重而影响劳动者,可施行成形手术,以减轻患者痛苦,恢复劳动力。

（张　宇）

▶ **点评**

　　1. 报道了表皮松解性掌跖角化病一例,患者幼年发病,有家族史,以掌跖皮肤呈胼胝症为特点。

2. 病理为表皮显著角化过度,颗粒层和棘层明显增厚。

3. 临床上需要与角化型手足癣,掌跖部慢性湿疹以及大疱性鱼鳞病样红皮病和弥漫性掌跖角化病相鉴别。

病例24 弥漫性非表皮松解性掌跖角化病
(Diffuse Nonepidermolytic Palmoplantar Keratoderma)

【病例简介】患者,女性,42 岁。双侧掌跖角化 40 余年,伴双足和甲板,指(趾)甲增厚、混浊,呈灰黄色。组织病理:表皮显著角化过度,棘层增厚,棘层及颗粒层未见裂隙及颗粒变性,未见表皮松解,真皮浅层毛细血管周围较多淋巴细胞和组织细胞浸润;PAS 染色阴性。诊断:弥漫性非表皮松解性掌跖角化病。

1. 临床资料

患者,女性,42 岁。因双侧掌跖角化 40 余年,于 2006 年 9 月来我院就诊。患者自婴儿期起无明显诱因双手掌出现对称性片状红斑,角化,形状不规则,受累皮肤粗糙增厚,同时累及双足和甲板,指(趾)甲增厚、混浊,呈灰黄色。皮损逐渐向周围扩展,至青春期时已经累及双手整个掌侧、腕部及手背的大部分,双足跖和足背亦呈弥漫性角化过度,跖部较重,皮损呈对称性,青春期以后皮损不再扩展。手足部皮损反复发作,呈角化过度、皲裂、脱落、再角化,皮损微痒。患者父母非近亲结婚,无此病史,其兄弟姐妹 5 人中妹妹有类似病史,其妹今年36 岁,也是自幼发病。患者已婚,两个子女体健,无此疾病。

体格检查: 一般情况好,各系统检查未发现明显异常。

皮肤科检查: 双手掌弥漫角化增厚,呈蜡黄色,半透明,胼胝样。指端有斑片状皲裂、脱屑,其下皮肤呈鲜红色。腕部、双手背及手掌均受累,角化过度,呈淡白色,边界清楚。指甲增厚、混浊,呈灰褐色。患者双手指端变细,手指不能伸直,呈半弯曲状(图 24-1A)。双跖部见弥漫性角化过度斑块,呈黄色,较厚,有皲裂、脱屑(图 24-1B)。足背角化过度较跖部轻,呈淡白色。趾甲亦受累,改变与指甲相同。身体其他部位未见类似皮损。

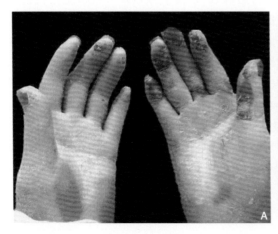
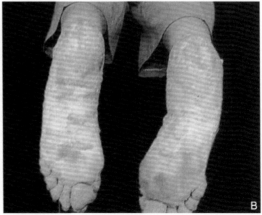

图 24-1 弥漫性非表皮松解性掌跖角化病患者掌跖部皮损 A:为双手掌弥漫性角化增厚,呈蜡黄色胼胝样,半透明,指端有部分角质层剥落,其下皮肤呈鲜红色;B:为双足跖弥漫性角化过度,呈黄色,较厚,角质层有部分剥落,其下皮肤呈鲜红色

皮损组织病理检查:表皮显著角化过度,棘层增厚,棘层及颗粒层未见裂隙及颗粒变性,未见表皮松解,真皮浅层毛细血管周围较多淋巴细胞和组织细胞浸润(图24-2)。PAS染色阴性。根据病史、临床表现及组织病理学改变诊断为弥漫性非表皮松解性掌跖角化病。

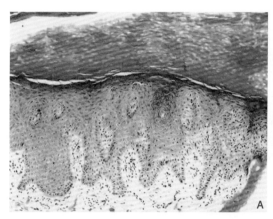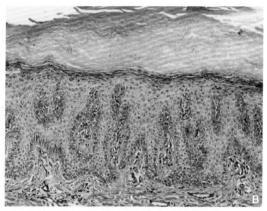

图24-2 弥漫性非表皮松解性掌跖角化病患者皮损组织病理像:表皮显著角化过度,棘层增厚,真皮浅层血管周围有较多淋巴细胞和组织细胞浸润(A:HE染色×10;B:PAS染色×40)

2. 讨论

弥漫性非表皮松解性掌跖角化病(diffuse nonepidermolytic palmoplantar keratoderma,DNEPPK)是一种常染色体显性遗传性皮肤病,其特征为手掌和足跖的角质层增厚。患者常于婴儿期发病,轻者仅有掌跖部的皮肤粗糙增厚,严重时掌跖部出现弥漫性斑块状边缘清晰的角层增厚,呈黄色,边界清楚,一般对称分布。损害大多局限在掌跖,但也有的患者皮损可蔓延至手、足背等处,可有甲板增厚、混浊等。本病需与弥漫性表皮松解掌跖角化病(diffuse epidermolytic palmoplantar keratoderma,DEPPK)相鉴别。李景卫等认为根据临床表现两者通常很难区分,均在婴儿期发病,表现为整个掌跖角化过度。但两者角化过度性损害有很大的差异,DEPPK角化性皮损的表面常有深在的皲裂,边缘红斑,而DNEPPK外观多呈蜡黄色。DNEPPK易继发浅表真菌感染和多汗,皮损可扩展到手腕及手背,边界清楚,膝肘部很少受累,而DEPPK有指节垫。两者均有甲改变。孙霞等认为DEPPK主要表现为掌跖弥漫性的角质层增厚,而DNEPPK除了掌跖部角质层增厚外,在患者的口腔、乳晕、脐周、外生殖器、膝关节和肘关节等处也可出现角质层增厚。组织病理上比较容易区分这两种疾病,DEPPK组织病理改变为表皮颗粒层和棘层上部出现颗粒变性,DNEPPK则无此现象,仅为正常的角化过度和表皮过度增生。本例患者从临床表现及组织病理检查来看符合DNEPPK。目前研究表明,上述两种疾病均与含角蛋白基因簇区域连锁有关。DEPPK与Ⅰ型角蛋白基因簇17q12-21连锁,DNEPPK主要与Ⅱ型角蛋白基因簇12q11-13连锁。目前已明确角蛋白9基因突变是诱发DEPPK的遗传基础。

(张峻岭)

▶ 点评

1. 报道了弥漫性非表皮松解性掌跖角化病病例,皮疹特点双侧掌跖角化,伴双足和甲板,指(趾)甲增厚、混浊,是一种常染色体显性遗传性皮肤病。

2. 组织病理表现为表皮显著角化过度,棘层增厚。而弥漫性表皮松解性掌跖角化病病理改变为表皮颗粒层和棘层上部出现颗粒变性,据此可鉴别。

3. 目前研究表明,上述两种疾病均与含角蛋白基因簇区域连锁有关。

病例25　播散性浅表性光线性汗孔角化病
(Disseminated Superficial Actinic Porokeratosis)

【病例简介】患者,女性,39岁。面部褐色斑丘疹进行性加重8年,颈胸部、前臂远端伸侧、双手足背散在褐色斑丘疹1年。日晒后或心情抑郁时皮疹加重,且伴有轻度痒感。患者有24小时日光灯照射史和面部长期外含糖皮质激素的护肤品史。组织病理检查:表皮角化过度,棘层增厚,表皮凹陷处内有角栓形成,可见柱状角化不全,真皮浅层血管周围较多淋巴细胞及少量噬色素细胞浸润。诊断:汗孔角化病。

1. 临床资料

患者,女性,39岁。面部褐色斑丘疹进行性加重8年,颈胸部、前臂远端伸侧、双手足背散在褐色斑丘疹1年。于2010年9月2日就诊。8年前患者孕期时无明显诱因面部出现数个形态不规则的淡红色斑疹,无自觉症状,皮疹呈离心性扩大,颜色逐渐加深,最终呈黑褐色,数目逐渐增多,密集分布于整个面部;日晒后或心情抑郁时皮疹加重,且伴有轻度痒感。工作环境为24小时日光灯照射,患者面部曾长期使用含糖皮质激素的护肤品。家族成员中无类似疾病患者。

体检:一般情况好,系统检查未见异常。

皮肤科检查:面部密集粟粒至黄豆大褐色角化性斑疹,中央略萎缩凹陷,边缘堤状隆起呈圆形、花环状或不规则状,境界清楚,部分融合成片(图25-1A、B);颈部及上胸部、前臂远端伸侧、双手足背散在类似皮疹。

皮损组织病理检查:表皮角化过度,棘层增厚,表皮凹陷处内有角栓形成,可见柱状角化不全,真皮浅层血管周围较多淋巴细胞及少量噬色素细胞浸润(图25-1C、D)。

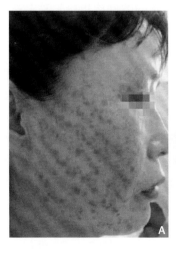
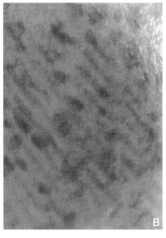

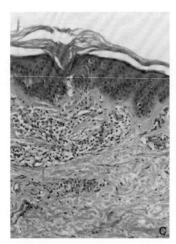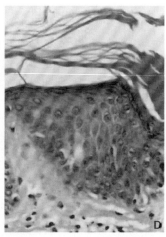

图25-1　A、B:面部密集褐色角化性斑疹,中央略萎缩凹陷,边缘
　　　　堤状隆起呈圆形、花环状或不规则状,境界清楚,部分融合成片;
　　　　C、D:表皮角化过度,棘层增厚,表皮凹陷处有角栓形成,可见柱状
　　　　角化不全,真皮浅层血管周围较多淋巴细胞及少量噬色素细胞浸
　　　　润(HE染色 C:×100;D:×400)

诊断:汗孔角化病。给予口服阿维 A 20mg/d,外用维 A 酸乳膏每晚 1 次,配合口服院内中药制剂疏肝活血颗粒 6g/d,主要成分:柴胡、陈皮、当归、赤芍、红花、莪术、黄芩等,1 周后复查,效果不明显;调整阿维 A 剂量为 30mg/d,余药物用量及用法不变。治疗 1 个月后,皮疹中央萎缩凹陷减轻,边缘隆起已不明显,无新发皮损,目前正在治疗随访中。

2. 讨论

汗孔角化病属一种少见的遗传性慢性进行性角化性皮肤病。本病的发病诱因有遗传、免疫抑制、紫外线、感染及外伤等。汗孔角化症病除如 Mibelli 所述的经典斑块型汗孔角化病外,还有一些异型,主要是:浅表播散型,单侧线状型,播散性浅表性光线性汗孔角化病(DSAP),显著角化过度型,炎症角化型,掌跖泛发型,点状汗孔角化病。虽然各型的皮损初发部位及临床特点有一定差异,但都具有共同的组织病理改变:表皮凹陷处内有角栓形成,可见柱状角化不全,这一特征是汗孔角化病的确诊指标。符合典型的汗孔角化病的皮损。

DSAP 好发部位主要是经常暴露于日光的部位,以下肢、前臂、上臂为主,其次为胸背部,罕见发生于面部。Schwary 等曾提出本病皮损罕见于面部或耳部。而本例患者于 30 岁孕期时首先面部出现形态不规则的淡红色斑疹,于 8 年间皮疹进行性扩大增多加重,皮疹的主要特点是密集分布于整个面部。

DSAP 皮损表浅播散,发疹与日光有明显关系。本例患者有日光或日光灯的长时间照射史,工作环境为 24 小时日光灯照射。Chernosky 证实用人工照射可诱发新皮损。工作环境以室内为主的人,长时间暴露在日光灯照射中,可能产生紫外线累加效应,可能诱发新皮损的产生,然而这种低剂量的紫外线累加是否能引起可检测的组织细胞损伤还有待于进一步研究证实。由于医疗条件有限以及患者拒绝,光敏试验无法完成。患者发病除了与光照有关外,推测面部皮损密集分布还可能与皮疹加重前,曾长期(2 个月)外用含糖皮质激素的护肤品,使局部免疫反应受到抑制有关,长期或大剂量使用糖皮质激素后会引起疾病的病理性改变;且免疫抑制在有遗传倾向者中可直接激发表皮突变克隆的表达或破坏表皮生长动力学而促发异常克隆的增生。局部外用糖皮质激素诱发汗孔角化病文献亦有报道。患者妊娠期发病,未见相关文献报道,推测可能与妊娠期机体免疫反应受到影响有关,这一推测有待进一步研究探索。

本病需与播散性浅表性汗孔角化病相鉴别,后者好发部位多见于面部、颈部、前臂、躯干及掌环部,暴露部位及非暴露部位均可出现小的浅表性皮损;此外本病还应与基底细胞上皮瘤(继发溃疡易被误诊),脂溢性角化,扁平疣扁平苔藓等相鉴别。另有报道汗孔角化病有癌变的可能,故应定期随访。

(张峻岭)

▶ 点评

1. 播散性浅表性光线性汗孔角化病,皮疹为日光暴露部位的褐色角化性斑疹,中央略凹陷,边缘堤状隆起。

2. 组织病理:表皮角化过度,棘层增厚,表皮凹陷处内有角栓形成,可见柱状角化不全为其特征性表现。

3. 治疗:口服维 A 酸配合活血类中药,有一定疗效。

病例 26　播散性浅表性光线性汗孔角化症及家系调查
（Disseminated Superficial Actinic Porokeratosis and Family Survey）

【病例简介】患者,女性,65 岁。四肢、胸背部泛发浅褐色丘疹 30 余年,加重伴剧烈瘙痒 10 天。皮损组织病理示表皮角化过度,见角化不全柱,其下方颗粒层减少。诊断:播散性浅表光线性汗孔角化症(DSAP)。其家系 4 代中共 12 人患病,平均发病年龄为 28 岁。近来发现 MVK 基因突变可导致 DSAP 的发病。

1. 临床资料

患者,女性,65 岁。主因四肢、胸背部泛发浅褐色丘疹 30 余年,加重伴剧烈瘙痒 10 天于 2013 年 8 月 18 日来我院就诊。患者 35 年前双上肢出现数个米粒大浅褐色丘疹,无明显瘙痒,当时未予治疗。近年来,皮疹逐渐增多,扩展至胸背部、双下肢,病情夏重冬轻。10 天前患者外出日晒后皮疹及瘙痒明显加重,为求进一步诊治而来我院。患者平素体质尚可,糖尿病病史 5 年,患病后长期口服二甲双胍控制血糖,无其他系统性疾病,其母亲及子女均有类似病史。

体检:一般情况良好。系统检查未见明显异常。

皮肤科检查:四肢,胸背部泛发米粒至黄豆大小浅褐色角化性丘疹,边缘隆起,中央轻度萎缩,呈环状堤样改变。皮损以双上肢为重,密集分布,部分皮疹因过度搔抓呈炎性丘疹样改变,见抓痕、破溃、结痂(图 26-1)。掌跖及黏膜部位未见皮损。

实验室检查:血、尿常规,肝功能未见异常。左上肢皮损组织病理示:表皮角化过度,见角化不全柱(鸡眼样板)充满在返折的表皮中,其下方颗粒层减少,棘层肥厚,真皮浅层血管

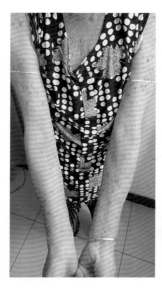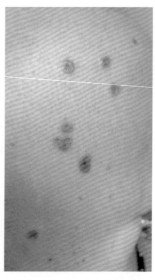

图26-1　播散性浅表光线性汗孔角化症患者双上肢及肩部皮损

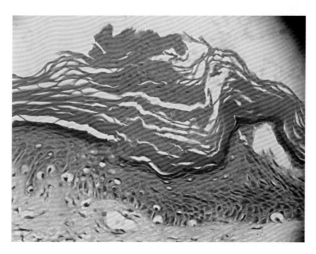

图26-2　表皮角化过度,见角化不全柱(鸡眼样板),其下方颗粒层减少,棘层肥厚,真皮浅层血管周围淋巴细胞浸润(HE染色×400)

周围少量淋巴细胞浸润(图26-2)。

诊断:播散性浅表性光线性汗孔角化病。治疗:予左西替利嗪片和氯雷他定片口服,醋酸曲安奈德乳膏和0.1%的维A酸乳膏外用。2周后,患者瘙痒明显减轻,皮损颜色暗淡,丘疹样皮疹变平,部分消退遗留褐色扁平角化性丘疹。

家系调查:该家系4代共47人,其中12人患病,男5人,女7人(图26-3)。家系患者发病年龄在23岁至35岁间,平均发病年龄为28岁,发病年龄与以往文献相近。所有患者均有不同程度皮损,皮损多位于四肢及胸背部,且皮损都与光照有关。本家系4代中每代均有患病,且无性别差异,患者必有双亲之一患病,并连续传代,这符合常染色体显性遗传病的特点。

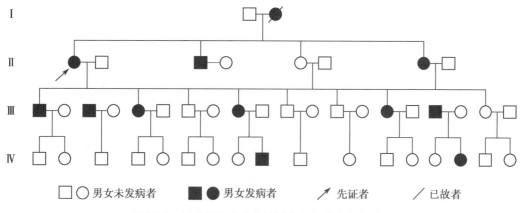

图26-3　播散性浅表光线性汗孔角化症患者家系图

2. 讨论

汗孔角化症临床上可分为经典斑块型、播散性浅表性光线性、掌跖播散性、线状型、点状型。其中播散性浅表性光线性汗孔角化症（Disseminated superficial actinic porokeratosis，DSAP）是最常见的一种类型，多属常染色体显性遗传，发病与日光有明显的关系，女性成年患者更多见。DSAP 的发病机制目前尚不清楚，此前遗传学上已发现了 3 个 DSAP 的致病基因位点，分别在 12q23. 2-24. 1（DSAP1）、15q25. 1-26. 1（DSAP2）和 1p31. 3-31. 19（DSAP3）区域。2011 年 Luan 等对一个 4 代的中国 DSAP 家系进行了全基因组扫描和连锁分析，在 16 号染色体上又发现了另外一个新的致病基因位点 16q24. 1-24. 3，被命名为 DSAP4。2012 年 Zhang SQ 等利用外显子测序技术发现并鉴定了位于染色体 12q24 区域的负责编码甲羟戊酸激酶（mevalonate kinase，MVK）的基因突变可导致 DSAP 的发病，认为 MVK 基因突变是 DSAP 亚型所特有的突变类型，为 DSAP 发病机制的研究及其分子诊断与治疗奠定了重要的遗传学基础。

DSAP 的诱发因素包括紫外线照射、感染、外伤、免疫抑制等因素，至少有一半的患者有夏季曝晒后急性发作的病史。本病例中，患者夏季日晒后病情急性发作并明显加重，部分皮疹呈丘疹样改变，瘙痒剧烈，可能与其患糖尿病 5 年余，免疫功能低下有一定关系。

汗孔角化症目前尚没有满意的疗法，近年来的治疗方法包括：①内服药物治疗：适用于泛发性的皮损，主要药物有阿维 A、异维 A 酸、羟氯喹等，临床有一定疗效，但相关文献并不多见，具体疗效及再复发率尚需进一步验证。②外用药物治疗：主要有维 A 酸乳膏、氟尿嘧啶软膏、咪喹莫特、双氯芬酸钠凝胶、卡铂三醇软膏等。③物理治疗：传统的方法包括冷冻、电灼、CO_2 激光等，近年来也有 Q 开关红宝石激光、氨基酮戊酸甲酯光动力疗法（MAL-PDT）、铒激光等治疗 DSAP 的报道。④外科手术：适用于单个或局限的有生长趋势的皮损，国内外有皮肤磨削术、滚轴取皮再植皮术等的报道。

本病有一定的恶变倾向，避免紫外线照射，定期检查和随访，必要时行组织病理复查有重要意义。定位相关致病基因，深入研究其发病机制，个性化的治疗方案是未来研究的趋势。

（李珺莹）

▶ **点评**

1. 报道了播散性浅表性光线性汗孔角化症(DSAP)病例,并进行了较详尽的4代家系调查。

2. 本病典型皮疹为浅褐色角化性丘疹,边缘隆起,中央轻度萎缩,呈环状堤样改变。组织病理中见角化不全柱(鸡眼样板)充满在返折的表皮中,为其特征。

3. 本病有一定的恶变倾向,注意避免紫外线照射,定期检查和随访。

4. 从遗传基因学的角度(MVK基因)分析了其发病机制,提示大家定位相关致病基因,深入研究其发病机制,个性化的治疗方案是未来研究的趋势。

病例27　慢性苔藓样角化病
(Keratosis Lichenoides Chronica)

【病例简介】患者,男性,69岁,四肢紫红色丘疹、结节,痒,伴口腔糜烂2个月余。左下肢组织病理检查示:表皮角化过度,浅表结痂,棘层肥厚,灶性多房性水疱形成,基底细胞液化,真皮浅层大量淋巴细胞、噬色素细胞浸润,偶见嗜酸性粒细胞。诊断:慢性苔藓样角化病。四肢皮疹予以卡铂三醇联合糠酸莫米松乳膏,口腔皮疹外用他克莫司乳膏,皮疹好转。

1. 临床资料

患者,男性,69岁,四肢紫红色丘疹、结节,痒,伴口腔糜烂2个月余。患者2个月前,因四肢出现紫红色的丘疹,结节,双手背、足底融合成片,上覆少许鳞屑痂皮,口腔溃疡、糜烂(图27-1~图27-3)。曾于外院诊为“湿疹”,使用激素药膏,效果欠佳。既往有糖尿病、高血压、慢性肾炎病史。

体检:系统检查无异常发现。

皮肤科检查:四肢出现紫红色的丘疹,结节,双手背、足底融合成片,上覆少许鳞屑痂皮,

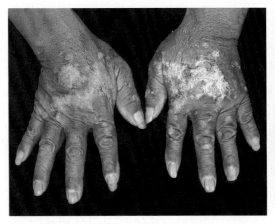

图27-1　双手背紫红色斑块,肥厚,呈苔藓样损害

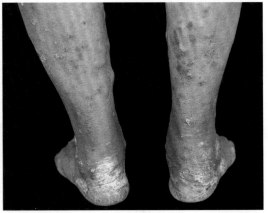

图27-2　双下肢紫红色丘疹、结节,上覆少许痂皮,足跟肥厚

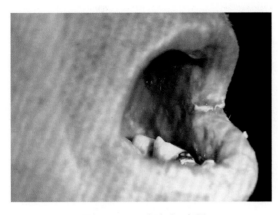

图27-3　口腔溃疡、糜烂

每日2次，病情好转。

口腔溃疡、糜烂。

实验室检查：血常规正常，尿常规：蛋白2+，肾功能：BUN 19.14mmol/L，Cr 116μmol/L，UA 421μmol/L，血糖6.62mmol/L，血脂正常。

左下肢组织病理检查：表皮角化过度，浅表结痂，棘层肥厚，基底细胞液化，真皮浅层大量淋巴细胞、噬色素细胞浸润，偶见嗜酸性粒细胞（图27-4，图27-5）。

诊断：慢性苔藓样角化病。

治疗：四肢皮疹予以卡铂三醇联合糠酸莫米松乳膏，口腔皮疹外用他克莫司乳膏，

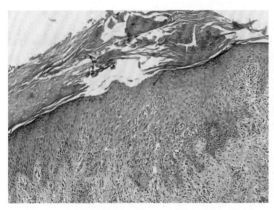

图27-4　表皮角化过度伴角化不全，棘层肥厚，基底细胞液化，真皮浅层大量淋巴细胞、噬色素细胞浸润，偶见嗜酸性粒细胞（HE染色×10）

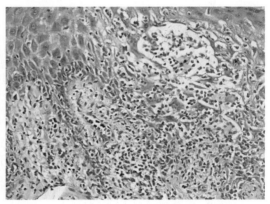

图27-5　基底细胞液化，真皮浅层大量淋巴细胞、噬色素细胞浸润（HE染色×20）

2. 讨论

慢性苔藓样角化病好发于青少年和中青年，男女比例为1.35∶1。临床疾病的特点是躯干和四肢成线状或网状排列的紫罗蓝色角化过度的丘疹和斑块，75%的病例面部皮疹类似脂溢性皮炎，有利于诊断。最常见的指甲的变化是泛黄的，甲床增厚和角化过度，50%的患者口腔表现为复发性口腔溃疡。生殖器损伤表现为阴囊和阴茎出现角化性丘疹，眼睛最常见的问题是睑缘炎、结膜炎、葡萄膜炎和虹膜睫状体炎。部分报道可存在与肾小球肾炎，在极少数情况下声音沙哑。本病为慢性进行性疾病，病损可持续许多年，治疗比较困难，局部治疗通常是无效的，可系统使用激素治疗、砜类、甲氨蝶呤、抗疟药物、放疗和环孢素。NB-UVB可作为治疗慢性苔藓样角化病的单一疗法，适用于任何年龄。本例患者因内科病较多，肾功能不全，未系统口服药物治疗，选用卡铂三醇联合糠酸莫米松乳膏外用，取得良好的效果。

（郭　涛）

> **点评**

1. 慢性苔藓样角化病皮疹损害为躯干、四肢出现紫红色的丘疹及结节，手背皮疹融合成片表现为疣状苔藓样皮损，足趾趾甲呈营养不良改变，伴口腔损害。

2. 病理为角化过度伴角化不全，棘层肥厚，基底细胞液化变性，真皮浅层有带状炎细胞浸润。

3. 本病治疗较困难，以对症治疗为主，卡铂三醇联合糠酸莫米松乳膏治疗效果较满意。

病例28　水源性肢端角化病
（Aquagenic Acrokeratoderma）

【病例简介】患者，男性，27 岁，天津人。双手足遇水后出现灰白色丘疹、斑块 3 ~ 5 年。左手背组织病理检查示：表皮显著角化过度，真皮浅层血管周围较多淋巴细胞浸润，汗管轻度扩张。父母非近亲结婚，家族中无类似病史。诊断：水源性肢端角化病。嘱患者少接触水，未进行治疗。

1. 临床资料

患者，男性，27 岁，天津人。2014 年 8 月 18 日因"双手足遇水后出现灰白色丘疹、斑块3 ~ 5 年"就诊。患者自诉5 年前无明显诱因双手接触水后 3 ~ 5 分钟后出现灰白色角化性丘疹、斑块，以左手背为重，无瘙痒、疼痛、紧绷等自觉症状，离水后皮损逐渐消退，部分肤色呈暗红色斑。相继两年后双足、小腿也见类似皮损，夏重冬轻。既往体健，鱼鳞病病史，否认长期服药史，否认药物食物过敏史，否认特殊化学物品及药品接触史，父母非近亲结婚，家族中无类似病史。

体检：系统检查无异常发现。

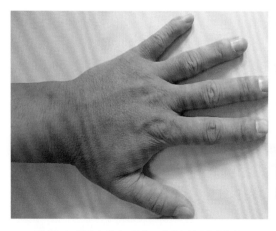

图 28-1　浸水前左手背、手腕尺侧缘周围可见暗红色沉着斑

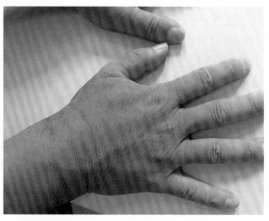

图 28-2　浸水前右手大拇指后方可见暗红色沉着斑

皮肤科检查:左手背、手腕尺侧缘周围、右手大拇指后方有暗红色沉着斑,足部正常(图 28-1,图 28-2)。嘱患者将手足浸入约20℃自来水中5分钟后,左手掌和背侧及腕周围可见灰白色密集性扁平丘疹及斑块(图 28-3),足部、小腿亦见细小灰白色丘疹及斑块(图 28-4),触之软,无压痛,感觉略减退。离开水源擦干皮肤后30~40分钟恢复到浸水前状态。

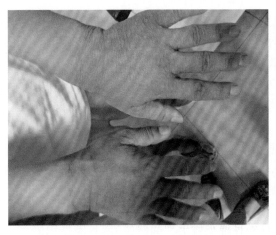

图 28-3 左手浸水后左手掌和背侧及腕周围可见灰白色密集性扁平丘疹及斑块

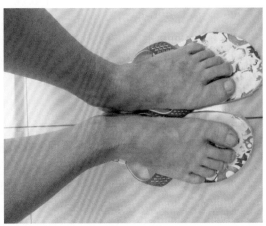

图 28-4 浸水后足部、小腿亦见细小灰白色丘疹及散在暗红色沉着斑

出现皮损后立即行组织病理检查:表皮显著角化过度,真皮浅层血管周围较多淋巴细胞浸润,汗管轻度扩张(图 28-5,图 28-6)。无手足甲异常,无手足多汗现象。真菌镜检及培养阴性。

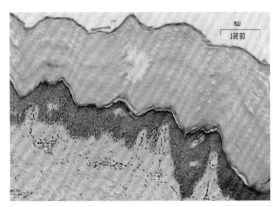

图 28-5 表皮显著角化过度,汗管轻度扩张(HE 染色×100)

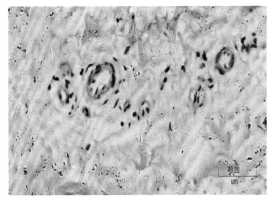

图 28-6 真皮浅层血管周围较多淋巴细胞浸润(HE 染色×400)

诊断:水源性肢端角化病。嘱患者少接触水,未进行治疗。

2. 讨论

水源性肢端角化病(aquagenic acrokeratoderma,AAK)是一种由水诱发的罕见的角化性皮肤病。该病在1996年由 English 和 McCollough 首先报道,国内第1例由谭城等报道以来至今有20余例。该病目前没有统一的命名,国内也没有统一的英文简称。最初认为类似于遗传性半透明丘疹性肢端角化病,故称之为"暂时性反应性半透明丘疹性肢端角化病"。后来分别从不同方面描述病例并报道被命名为水源性汗管肢端角化病、水源性掌跖角化病、暂时性水源性手掌过皱等,夏清和谭城等学者认为水源性肢端角化病这个名称更能反映所报病例的临床特点。

AAK 发病多为女性,幼女至中年均可发病,但近年来男性发病报道的案例也逐渐增多且报道年龄最大者为 50 岁。该病临床表现具有一定的特异性,好发部位为手指、手掌、手背及足部等,多对称性发病,但也有单发的病灶。"水桶征"试验阳性,临床主要表现为手部在短暂接触水后出现半透明、灰白色或黄色水肿性丘疹或斑块,似鹅卵石样,以及发白的角化现象,有时可见扩张的汗腺管和掌部多汗,少数病例有脱屑改变。接触水温越高,皮损出现速度越快;浸水时间越长,皮损表现越明显。患者可有疼痛、烧灼、瘙痒、紧缩感等不适或者无自觉症状。部分患者可伴有囊性纤维瘤和荨麻疹、哮喘和过敏性鼻炎、掌部红斑和黑素瘤、手部多汗症和雷诺现象、鱼鳞病等。

大多数学者均认为病灶组织病理无显著特异性,对本病诊断意义不大,一般表现为表皮角化过度,粒层增厚,棘层肥厚,汗管口扩张等,也有报道细胞空泡样改变。部分组织病理显示为正常皮肤。但是在新近的研究中有学者提出特异性的组织病理学改变,这将会更进一步完善对 AAK 的临床诊断。目前,AAK 的发病因素尚不明确,但多数学者认为可能与遗传(常染色体显性或隐性遗传)、汗管异常、药物、囊性纤维化有关。同时,一些外源性因素(戴手套、接触某些化学性物质、药物等)也可通过损伤表皮屏障功能而加重本病。其发病机制亦不明确,多认为角质层结构及功能异常是本病的主要致病因素,汗腺导管异常扩张可能为继发现象。有学者认为与桥粒结构异常有关,浸水后导致棘层部分裂解。也有学者认为AAK 是一种以交感神经活跃性增加为基础的外源性皮肤病,可能与角质形成细胞表达的短暂性辣椒碱受体-1 的参与及选择性水通道蛋白在皮损处表达增加有关。汪会峰等推测患者接触水后角质层结构及功能发生可逆性变化,可能与角质层内角鲨烯、甘油三酯及胆固醇酯等物质结构、比例成分发生变化,水分干燥后恢复正常有关。根据患者病史、临床表现及"水桶征"试验,该病需与水源性荨麻疹、水源性瘙痒症、水痛症相鉴别。

本病目前没有统一标准的治疗方法,一般以局部治疗为主,多应用收敛剂和抑制汗腺分泌的药物,如氯化铝、钾明矾或乌洛托品,也选用水杨酸软膏、尿素软膏、维 A 酸软膏及维生素 E 乳膏等抗角化制剂,也有口服抗组胺药联合外用糖皮质激素、局部注射肉毒杆菌毒素 A (BoNT-A)、离子渗透等疗法。大部分患者症状缓解或者痊愈,少部分效果不明显,少数患者可以自愈。

(谢艳秋)

▶ 点评

1. 报道 1 例水源性肢端角化病,皮损特点为无明显诱因双手足接触水 3~5 分钟后出现灰白色角化性丘疹、斑块,离水后皮损逐渐消退。

2. 病理表皮显著角化过度,真皮浅层血管周围较多淋巴细胞浸润,汗管轻度扩张,无显著特异性。

3. 临床表现有特异性,个别病例有家族史。

4. 治疗少接触水,可水杨酸、维 A 酸软膏局部治疗。

参 考 文 献

[1] 郑礼宝,陈俊,翁立强,等.毛囊角化病1例及家系调查[J].临床皮肤科杂志,2011,40(12):764-765.

[2] 张国龙,刘建军,张学军.毛囊角化病的分子遗传学进展[J].国外医学皮肤性病学分册,2005,31(4):244-246.

[3] PhillipH.Mckee,EduardoCalonje,ScottR.Granter.皮肤病理学[M].朱学骏,译.第3版.北京:北京大学医学出版社,2007:158-163.

[4] EL Amri,Mamai O,Ghariani N,et al.Clinical and genetic characteristics of Buschke-Fisher-Brauer's disease in a Tunision family.Ann Dermatol Venereol,2010,137(4):269-275.

[5] 李明,杨莉佳,张学军.点状掌跖角化病研究进展[J].国外医学皮肤性病学分册,2005,,31(4):223-225.

[6] 刘建军,郭淑兰.表皮松解性掌跖角化病1例.临床皮肤科杂志[J].2006,35(2):98-99.

[7] 陈虎根,刘玉琴.播散性浅表性光线性汗孔角化症1例及家系调查[J].中国皮肤性病学杂志,2011,25(4):321.

[8] Jean L Bolognia,Joseph L Jorizzo,Ronald P Rapini 主编.朱学骏,王宝玺等主译.皮肤病学[M].2版.北京:北京大学医学出版社,2011:2042.

[9] Luan J,Niu Z,Zhang J,et al.A novel locus for disseminated superficial actinic porokeratosis maps to chromosome 16q24.1-24.3[J].Hum Genet.2011,129(3):329-334.

[10] Zhang SQ,Jiang T,Li M,et al.Exome sequencing identifies MVK mutations in disseminated superficial actinic porokeratosis[J].Nat Genet.2012,44(10):1156-1160.

[11] Takashi Nomura,Eiko Toichi,Yoshiki Miyachi.A Mild Case of Adult-Onset Keratosis Lichenoides Chronica Successfully Treated with Narrow-Band UVB Monotherapy.Case Rep Dermatol.2012 Sep-Dec;4(3):238-241.

[12] 夏清.未累及手掌的儿童水源性肢端角化病[J].临床皮肤科杂志,2010,12:768-769.

[13] Ibusuki C,Oka M,Fukunaga A,et al.Unilateral aquagenic wrinkling of the palms with a peculiar clinical course.Eur J Dermatol,2012,22(5):679-680.

[14] Ertürk-zdemir E,Ozcan D,Sekin D.Acquired aquagenic syringeal acrokeratoderma:A case series of 10 patients.Australas J Dermatol,2015,56(2):43-45.

[15] Tchernev G,Semkova K,Cardoso JC,et al.Aquagenic keratoderma.Two new case reports and a new hypothesis[J].Indian Dermatol Online J,2014,5(1):30-33.

[16] 汪会峰,高昱,张玉杰,张俊花.获得性水源性肢端角化病1例[J].临床皮肤科杂志,2015,08:508-509.

第九章

红斑性皮肤病
Erythematous Dermatoses

病例29 远心性环状红斑
（Eerythema Annulare Centrifugum）

【病例简介】患者,男性,10岁,面颊及双上臂伸侧环状红斑2月余,伴轻度瘙痒。免疫全项正常,组织病理:表皮轻度角化过度,基底层色素增加,真皮内血管及附属器周围大量淋巴细胞浸润,直接免疫荧光(-)。诊断:远心性环状红斑。

1. 临床资料

患者,男性,10岁,主因面颊及双上臂伸侧环状红斑伴微痒2个月余来我院就诊。患者于两个月前无明显诱因右侧面颊出现两个蚕豆大小水肿性红斑,微痒,自认为是蚊虫叮咬所致,未予重视。皮疹逐渐向周围扩大,中央颜色变淡,接近正常。周围、对侧面颊、双上臂伸侧陆续出现类似皮疹,于2015年10月来我院就诊。患者自发病以来,无发热,无关节痛,饮食睡眠均可,大小便正常。

体检: 患者一般状况良好,生长发育正常,系统检查未见异常。

皮肤科检查: 双侧面颊及上臂伸侧可见直径1~3cm大小的环形红斑,边缘隆起,无明显鳞屑,中央肤色正常(图29-1)。手足未见皮疹,口腔无溃疡。

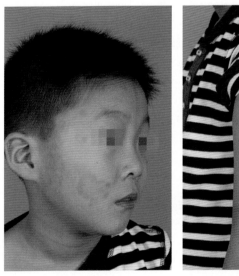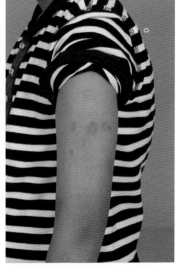

图29-1 面颊和上臂伸侧大小不一的环状红斑,边缘隆起,中央肤色正常

　　实验室检查：血尿常规，肝肾功能均正常，免疫全项未见异常，皮损局部真菌镜检：未见菌丝。

　　皮损组织病理检查：表皮轻度角化过度，基底层色素增加，真皮内血管及附属器周围较致密的淋巴细胞浸润（图 29-2，图 29-3），直接免疫荧光：基底膜 IgM（－）、IgG（－）、IgA（－）、C3（－）。

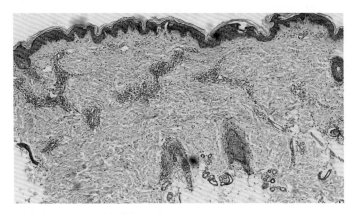

图 29-2　组织病理：表皮轻度角化过度，基底层色素增加，真皮内血管及附属器周围较致密的淋巴细胞浸润（HE 染色×40）

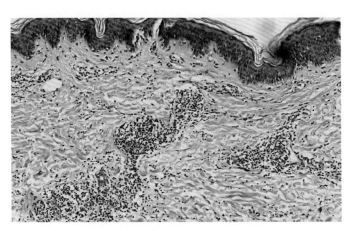

图 29-3　组织病理：表皮轻度角化过度，基底层色素增加，真皮内血管及附属器周围大量淋巴细胞浸润（HE 染色×100）

　　诊断：远心性环状红斑。

　　治疗：给予 0.03% 他克莫司外用，两周后皮疹消退，目前随访中。

　　2. 讨论

　　远心性环状红斑（erythemaannulare centrifugum，EAC）是一种反复发作的慢性红斑性疾病，又称持久性渗出性红斑，持久性游走性红斑，持久性红斑，持久性回状红斑等。本病面颈、躯干、四肢均可累及，以下肢最为多见。

　　本病病因不详，有报道称与感染（细菌、病毒、真菌）、药物、恶性肿瘤，性激素水平，寄生虫感染和系统性疾病有关。国外有学者认为 EAC 伴发疾病中以真菌感染为主。国内有学者观察还发现过敏性疾病为 EAC 的另一常见伴发疾病，其中以虫咬引起的过敏为最多，而虫咬过敏的高发季节也是春末夏季，也与 EAC 的高发季节一致，故认为虫咬过敏也可能与

EAC 的发病有关。

EAC 根据皮疹和病理分为二型:浅表型:由淡红色丘疹起始,缓慢向外扩大呈环状、多环状,中央消退,边缘有鳞屑。病理表现:真皮上部血管周围可见较致密的淋巴细胞浸润,即所谓的"袖套"现象,部分病例表皮有轻度的海绵形成,表皮角化过度或角化不全等改变。深在型:边缘呈堤状损害,环状或半环状,无鳞屑。病理表现:表皮大致正常,在真皮上部和下部血管周围均有套状致密的淋巴细胞浸润。本例患者皮疹为大小不一的环形红斑,边缘隆起,无明显鳞屑,病理显示真皮上下部血管周围均有致密的淋巴细胞浸润,所以符合深在型 EAC。

本病需要与以下疾病相鉴别:①体癣:环形红斑形态不规则,边缘部有丘疹、小水疱和鳞屑,瘙痒明显,经过慢性,真菌检查阳性。②慢性游走性红斑:为 Lyme 病的皮肤表现,有蜱虫叮咬史,皮疹初起在叮咬部位,红斑发展缓慢,直径可达 15cm,组织病理中可发现螺旋体病原。③多形红斑:红斑扩大小于离心性环状红斑,形成特殊的虹膜状损害,常有水疱、紫癜,并侵犯黏膜,皮疹多分布于肢端部位。病变皮肤的活检对疾病的诊断具有很高价值,若临床症状、体征(皮疹特点)不是很典型时,应行皮肤活检,以进一步明确诊断、指导治疗。

(蒋俊青)

▶ 点评

1. 本病例特点:皮疹为面部和双上肢伸侧的水肿性红斑,逐渐向周围扩大,中央消退,呈环形,边缘隆起。血尿常规化验及免疫全项均正常。

2. 病理检查:表皮轻度角化过度,基底层色素增加,真皮内血管及附属器周围大量淋巴细胞浸润,直接免疫荧光:阴性。

3. 远心性环状红斑有时是免疫系统疾病的一种皮肤表现。提醒临床对于类似患者要定期复查免疫全项等相关化验,监测病情发展。

4. 治疗:去除可能的诱因,对症治疗。

病例30 足跖对称性发绀
(Symmetric Lividity of The Soles)

【病例简介】患者,女性,17 岁,双足跖紫红色肿胀斑块 1 个月余。组织病理学:表皮角化过度、角化不全并脱落,颗粒层、棘细胞层增厚,真皮乳头内毛细血管扩张明显,个别血管内膜增厚,有红细胞充盈,血管周围有少量淋巴细胞浸润。诊断:足跖对称性发绀(symmetric lividity of the soles)。

1. 临床资料

患者,女性,17 岁,双足跖出现紫红色肿胀斑块 1 个月余,于 2004 年 1 月 14 日来院就诊。患者于 1 个月前无明显诱因,突然发现双足跖中心部位皮肤发红,当时无明显不适感,但随着皮损逐渐扩大,形成稍肿胀的斑块,时有胀感,同时行走时感到轻度疼痛。有时有轻度瘙痒,触摸红斑处有粗糙感,不脱屑。近几年来手足出汗较多。发病前 2 个月来运动较多,但无感冒发热,也无服药史。否认足部外伤史。此次发病为第 1 次,尚未治疗。既往身体健康,否认结核病及肝炎病史。家族中无同样患者,父母身体健康。

体检:系统检查未见异常。皮肤科检查:双足跖部潮湿,跖中央部位可见一个边缘清楚的大斑片,周边呈暗紫红色,压之退色,中间表面灰白,有轻触痛。整个跖部有轻度角化过度,无皲裂及脱皮(图30-1)。趾间无水疱、糜烂及浸渍现象,甲板正常。

实验室检查:血常规,出、凝血时间及尿常规均正常。

组织病理学检查:表皮角化过度、角化不全并脱落,颗粒层、棘细胞层增厚,真皮乳头内毛细血管扩张明显,个别血管内膜增厚,有红细胞充盈,血管周围有少量淋巴细胞浸润(图30-2)。

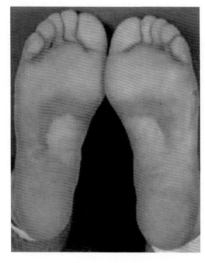

图30-1　双跖部红斑双足跖部潮湿,跖中央部位可见一个边缘清楚的大斑片,周边呈暗紫红色,压之退色,中间表面灰白,有轻触痛。整个跖部有轻度角化过度,无皲裂及脱皮

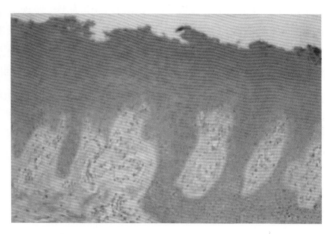

图30-2　组织病理学检查:表皮角化过度、角化不全并脱落,颗粒层、棘细胞层增厚,真皮乳头内毛细血管扩张明显,个别血管内膜增厚,有红细胞充盈,血管周围有少量淋巴细胞浸润

诊断:足跖对称性发绀(symmetric lividity of the soles)。

治疗:外用10%乌洛托品酊剂以减少多汗,外用3%水杨酸软膏促进角质还原。治疗后皮损减轻,现正在继续观察中。

2. 讨论

此患者主诉双侧足跖突然出现红斑片,走路时稍感疼痛,因而就诊。检查发现该处表现为大环状红斑,其周边呈暗紫红色,中心灰白,因此首先考虑为远心性环状红斑,而远心性环状红斑开始为红色扁平丘疹,离心性向外扩大,虽然其皮损形态相似,但原始报道以及国内唐鸿珊等所报道的60例远心性环状红斑中,无1例发生在掌跖部位,而且伴有瘙痒,往往呈周期性发作,部分患者有关节痛、咽痛、抗链球菌溶血素O试验高等症状,病程慢性,但本病主要发生在足跖,不痒,有触痛,因此可以排除远心性环状红斑的诊断。

与本病相似的红斑性皮肤病中,有复发性疼痛性红斑,此病表现为四肢反复发作的疼痛性水肿性红斑,不形成环状,有严重的自发痛,主要分布在四肢伸面,常由物理性损伤所诱发,皮损持续时间较长,其组织学表现为真皮内有中性粒细胞浸润。而本文病例皮损主要发生在足跖,无外伤史,目前病程较短,其组织学为颗粒层增厚,棘细胞增多性增厚,主要是真皮浅层毛细血管扩张,虽然红斑有痛感,但比较轻,因此可以除外复发性疼痛性红斑。

本病有时误诊为固定性药疹,由于药物诱发的皮疹,可以类似任何皮损形态,也可分布在任何部位,但一般都有用药历史,而且常反复发作,皮损总是发生在固定的部位,局部有痒感,皮损一旦静止则呈青紫黑色。而足跖对称性发绀的发生与药物无关,皮损为对称性环形红斑,以轻度疼痛为主,这在固定性药疹中是见不到的。

本病应与红斑性肢痛症相鉴别,后者为一少见的阵发性血管扩张性疾病,其特点是双侧足部发红、肿胀,皮温增高,呈阵发性疼痛与烧灼感,持续数小时至数天。室温高,剧烈运动或站立过久为诱发因素,降温可缓解。而足跖对称性发绀与室温无关,与鞋袜潮湿有关,走路压迫时才出现疼痛。

上述几种发生在跖部的红斑性皮肤病,各有其特点,因此是可以区别的。足跖对称性发绀首先由 Pernet 描述,他报道了 2 例足跖部发疹,表现为红色斑块,中心苍白。此后 Hitch 等又报道 4 例,他提出本病有以下特点:①主要发生在健康的年轻人;②好发于足跖及其周围,常呈对称性分布;③皮损为一发绀色斑块,周围有一界限清楚的红色边缘;④常伴有多汗症或臭汗症;⑤急性发作;⑥用止汗疗法有效;⑦组织学无明显的特异性。

本文病例的临床症状符合上述诊断标准。Nelsonlr 治疗 37 例,只有 3 例是单侧,1 例在手掌。所有患处镜检与真菌培养均阴性,本病的治疗用抑汗剂外涂保持足跖部位干燥,严重者可以口服止汗剂,如山莨菪碱 5～10mg 每日 2～3 次,如无禁忌也可口服吲哚美辛 25mg 每日 1～2 次。

(张峻岭)

▶ 点评

1. 报道了足跖对称性发绀病例,皮疹为突发的双足跖紫红色肿胀斑块。

2. 足跖对称性发绀有以下特点①主要发生在健康的年轻人;②好发于足跖及其周围,常呈对称性分布;③皮损为一发绀色斑块,周围有一界限清楚的红色边缘;④常伴有多汗症或臭汗症;⑤急性发作;⑥用止汗疗法有效;⑦组织学无明显的特异性。

3. 临床上需与复发性疼痛性红斑、固定性药疹、红斑性肢痛症等鉴别。

4. 治疗以止汗为主、必要时可配合角质软化剂等。

参 考 文 献

[1] Weyers W,Diaz-Cascajo C,Weyers L Erythema annulare centrifugum:results of a clinieopathoiogic stuay of 73 patients. Am J Dermatopathol,2003,25(6):451-462.

[2] 杨莉佳,朱小红.54 例离心性环状红斑分析[J]中华皮肤科杂志,2008,41(9):588-590.

[3] 赵辨.中国临床皮肤病学[M].南京:江苏科学技术出版社,2010:996.

[4] 靳培英.中国少见皮肤病图谱.北京:北京医科大学,中国协和医科大学联合出版,1994:68-69.

第十章

丘疹鳞屑性皮肤病
Papulosquamous Dermatoses

病例31 湿疹样银屑病
(Eczema-like Psoriasis)

【病例简介】患者,男性,26岁,周身红斑丘疹鳞屑2年,加重伴渗出1个月。既往诊断:银屑病。本次发病临床表现为躯干及四肢散在红斑、丘疹、破溃、渗出、结痂,皮疹呈多形性,病理检查结果示:表皮角化不全,棘层肥厚,细胞间水肿。诊断:湿疹样银屑病。口服雷公藤多苷片及口服小剂量阿维A胶囊治疗,经治疗后症状明显好转。

1. 临床资料

患者,男性,26岁,工人,未婚。周身红斑丘疹鳞屑2年,加重伴渗出1个月。患者于2年前无明显诱因双上肢出现小片红斑丘疹鳞屑,诊断为"银屑病",并予外用药对症治疗,后病情反复,渐发至全身,后于我院门诊对症外用药治疗,病情仍时有反复,1个月前皮疹加重,且患者时有搔抓,皮疹变厚破溃渗出结痂,且皮疹面积增多,遂至我院就诊,诊为"银屑病? 湿疹?"。

体格检查:青年男性,一般情况好。系统检查无异常发现。

皮肤科检查:躯干及四肢散在红斑,丘疹,破溃,渗出,结痂,皮疹呈多形性,皮疹面积指甲大小至大斑块状不等,四肢尤重,部分皮疹有鳞屑,薄膜现象及点状出血点征不明显,累及头皮,可见少许钱币状大小皮疹,红斑丘疹鳞屑,皮疹伴有瘙痒(图31-1)。

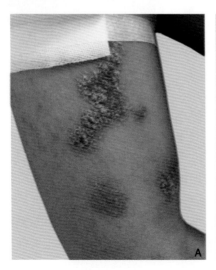
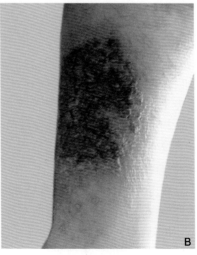

图31-1 上肢及下肢皮疹,皮疹呈多形性,红斑、丘疹、结痂,痂皮较厚,少许渗出

　　上肢皮疹行组织病理学检查示:表皮角化不全,棘层肥厚,细胞间水肿,棘层上部可见脓疱形成,真皮浅层血管周围较多淋巴细胞、组织细胞浸润(图31-2)。

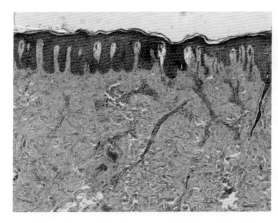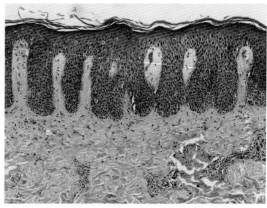

　　图31-2　表皮角化不全,棘层肥厚,细胞间水肿,棘层上部可见脓疱形成,真皮浅层血管周围较多淋巴细胞、组织细胞浸润(HE 染色×40,×100)

　　诊断:湿疹样银屑病。

　　治疗:静点喜炎平注射液 16ml 及痰热清注射液 30ml 及注射用复方甘草酸苷 160mg 及薄芝糖肽注射液 4ml 治疗,口服抗敏药物治疗,并予口服雷公藤多苷片 20mg 每日 3 次,及口服小剂量阿维 A 胶囊 10mg 每日 1 次治疗,配合中药清热利湿凉血解毒治疗,局部外用院内制剂 K2 霜(醋酸曲安奈德乳膏 1.5‰)及 Cr 霜(盐酸环丙沙星乳膏)及药物湿敷抗炎对症治疗。经治疗,患者皮疹无明显渗出,痂皮逐渐脱落,之后逐渐表现出银屑病样皮疹,红斑,丘疹,少许鳞屑,有薄膜现象(图31-3),周身皮疹逐渐变薄颜色变淡,部分皮疹消退,瘙痒逐渐减轻。

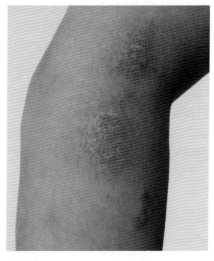

　　图31-3　上肢皮疹经治疗后,皮疹为红斑,丘疹,少许鳞屑,有薄膜现象及点状出血点

　　2. 讨论

　　湿疹样银屑病在临床上较少见,且目前尚无明确的诊断标准,杨国亮等根据临床表现将其分为两种类型:①继发于湿疹的银屑病,如黄俊等报道湿疹样银屑病 1 例,及李莹等报道湿疹样银屑病误诊 1 例,均为继发于湿疹的银屑病患者;②银屑病与湿疹同时存在。根据本患者病史,考虑为患者反复搔抓刺激后,在银屑病皮疹基础之上,出现湿疹样表现。本病在治疗上,起初采用非特异性抗炎抗敏疗法,疗效一般,病理检查确诊为湿疹样银屑病后,按照银屑病治疗,使用雷公藤多苷片及小剂量阿维 A 胶囊治疗,疗效显著。综上所述,在治疗皮疹不典型疾病时,病理检查至关重要,而确诊后对症处理,可取得满意疗效,切勿盲目系统使用糖皮质激素治疗。对本病而言,在治疗上应兼顾湿疹和银屑病特点,根据患者主要症状而灵活掌握治疗方法,可取得满意的临床效果。

(李　隽)

▶ 点评

1. 本例报道了湿疹样银屑病的病例,湿疹样银屑病在临床上较少见。

2. 在治疗皮疹不典型疾病时,病理检查至关重要,应明确诊断,切勿盲目系统使用糖皮质激素治疗。

3. 在治疗上应兼顾湿疹和银屑病特点。

病例32　银屑病患者伴发原发性骨髓纤维化
(Psoriasis Complicated by Primary Myelofibrosis)

【病例简介】患者,女性,52 岁。因血白细胞、血小板持续增高 2 年余,既往银屑病史 40 年,骨髓和外周血涂片检查,造血祖细胞培养及组织病理检查。血细胞分析示:白细胞、血小板、嗜中性粒细胞、网织红细胞、幼稚粒细胞均高于正常;B 超示:脾脏肿大;融合基因:JAK2/V617F 阳性、BCR/ABL P210 阴性;骨髓组织病理检查示:骨髓增生极度活跃(80%),粒红比例增大,粒系各阶段细胞可见,幼稚粒细胞略增多,以中晚幼及以下阶段细胞为主,红系以中晚幼阶段细胞为主,巨核细胞增多,多见胞体小的巨核细胞,散在及簇状分布,部分区域纤维组织增生。网状纤维染色(+++)。诊断:原发性骨髓纤维化。经沙利度胺、干扰素 α-2β 治疗 1 个月后,突发脓疱损害。皮损组织病理检查示:表皮角化过度伴角化不全,棘层下方可见血疱形成。真皮浅层血管周围少量的淋巴细胞、组织细胞浸润。诊断:银屑病。停药,外用药膏治疗后好转。推测银屑病与原发性骨髓纤维化之间可能存在某种联系;银屑病患者发生原发性骨髓纤维化时治疗慎用沙利度胺和干扰素。

1. 临床资料

患者,女性,52 岁。因血白细胞、血小板持续增高 2 年余,于 2013 年 6 月 13 日到中国医学科学院血液病医院就诊。既往银屑病史 40 年,自 12 岁开始反复出现红斑鳞屑,未曾服药,温泉浴后好转。否认食物及药物过敏史。有银屑病家族史。

体检:一般情况良好。全身系统检查未发现异常。实验室检查发现白细胞、血小板、嗜中性粒细胞、网织红细胞、幼稚粒细胞均高于正常。

B 超检查示:脂肪肝、脾中度大。

(1) 常规检查　血细胞分析(门诊静脉血+分类+网织):WBC 17.39×10^9/L,RBC 4.15×10^{12}/L,HGB 128g/L,PLT 429×10^9/L,LYMPH% 9.9%,NEUT% 83.8%,NEUT# 14.56×10^9/L,RDW-CV 17.3%,RDW-SD 55.4fL,RET% 1.94%,RET# 0.0875×10^{12}/L,PCT 0.49%,IG# 0.23/L,IG% 1.3%;血细胞分析(指血):中性分叶核粒细胞95%、淋巴细胞5%;葡萄糖+血清铁(四项)+肝肾功能:GGT 95.50U/L;血清铁蛋白+促红细胞生成素水平测定:无异常;叶酸+维生素 B$_{12}$:无异常。

(2) 特殊检查

1) 造血祖细胞培养:CFU-E 129/10^5BMMNC,CFU-E(-EPO) 8/10^5BMMNC,BFU-E 60/10^5BMMNC,BFU-E(-EPO) 2/10^5BMMNC。

2) 骨髓涂片细胞学检查:①增生活跃,G=80%、E=5%、G/E=16/1。②粒系比例明显增高,分叶>杆状,嗜酸及嗜碱性粒细胞易见。③红系比例相对减低。成熟红细胞形态无明显异常。④淋巴细胞比例偏低,为成熟淋巴细胞。⑤全片共见巨核细胞 21 个。其中成熟有血小板形成巨核细胞 14 个、成熟无血小板形成巨核细胞 5 个、裸核 2 个。血小板大片易见。

3)外周血细胞形态学分析:①白细胞数增多。②粒细胞比例明显增高,偶见幼稚粒细胞,嗜酸及嗜碱性粒细胞易见。③成熟红细胞形态未见明显异常。④淋巴细胞比例减低。⑤血小板大堆易见,可见小片状分布。

4)染色体检查:46,XX 未见克隆性异常。

5)融合基因:JAK2/V617F 阳性、BCR/ABL P210 阴性。

6)髂骨骨髓组织病理检查示:骨髓增生极度活跃(80%),粒红比例增大,粒系各阶段细胞可见,幼稚粒细胞略增多,以中晚幼及以下阶段细胞为主,红系以中晚幼阶段细胞为主,巨核细胞增多,多见胞体小的巨核细胞,散在及簇状分布,部分区域纤维组织增生(图 32-1)。网状纤维染色(+++)(图 32-2)。

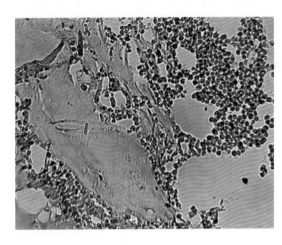

图 32-1　髂骨骨髓组织病理:骨髓增生极度活跃(80%),粒红比例增大,粒系各阶段细胞可见,幼稚粒细胞略增多,以中晚幼及以下阶段细胞为主,红系以中晚幼阶段细胞为主,巨核细胞增多,多见胞体小的巨核细胞,散在及簇状分布,部分区域纤维组织增生(HE×40)

诊断:原发性骨髓纤维化。

沙利度胺 50mg,每天 2 次,口服、干扰素 α-2β 300 万 IU,隔日 1 次,肌内注射、脉管复康片 4 片,每天 3 次,口服、保肝治疗。治疗 1 个月后,患者突发四肢、双手足皮损,停药,急查血细胞分析(静脉血+分类+网织):WBC 7.04×10⁹/L,RBC 4.31×10¹²/L,HGB 120g/L,PLT 330×10⁹/L,LYMPH% 17.5%,NEUT% 71.5%,NEUT # 5.04 × 10⁹/L,RDW-CV 17.1%,RDW-SD 53.7fL,RET% 1.19%,RET# 0.0513×10¹²/L,PCT 0.41%,IPF 11.5%,IG # 0.17/L,IG% 2.4%。皮肤科检查:四肢、双手足对称性红斑、丘疹,上覆银白色鳞屑,鳞屑下有粟粒大小脓疱,有薄膜现象,有点状出血现象,有甲损害(图 32-3 ~ 图 32-7)。毛发、口腔黏膜、睑结膜、外阴黏膜无损害。左手掌皮损组织病理检查示:表皮角化过度伴角化不全,棘层下方可见血疱形成。真皮浅层血管周围较少的淋巴细胞、组织细胞浸润(图 32-8)。

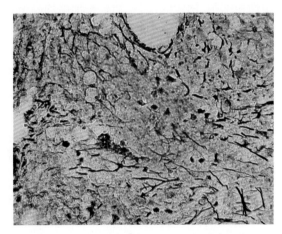

图 32-2　网状纤维染色(+++)(Ag 染色×40)

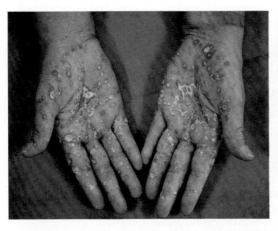
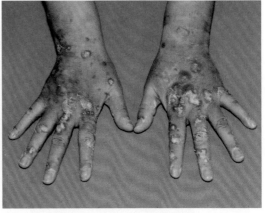

图32-3　双手对称性红斑、丘疹,上覆银白色鳞屑,鳞屑下有粟粒大小脓疱,有薄膜现象,有点状出血现象

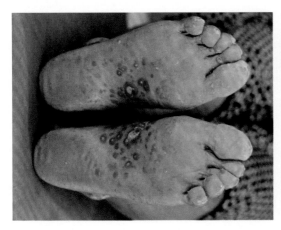
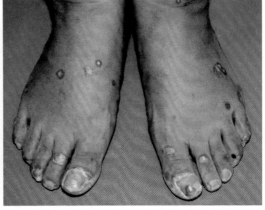

图32-4　双足对称性红斑、丘疹,上覆银白色鳞屑,鳞屑下有粟粒大小脓疱,有薄膜现象,有点状出血现象,有甲损害

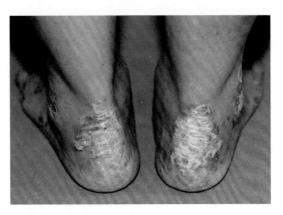

图32-5　双足跟对称性红斑、丘疹,上覆银白色鳞屑,鳞屑下有粟粒大小脓疱,有薄膜现象,有点状出血现象

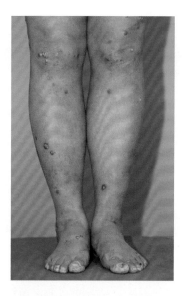

图 32-6 双下肢对称性红斑、丘疹,上覆银白色鳞屑,鳞屑下有粟粒大小脓疱,有薄膜现象,有点状出血现象,有甲损害

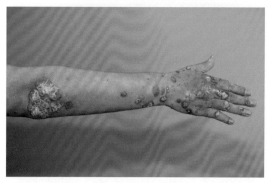
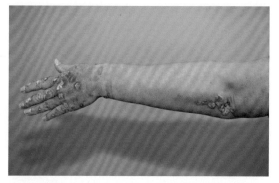

图 32-7 双上肢对称性红斑、丘疹,上覆银白色鳞屑,鳞屑下有粟粒大小脓疱,有薄膜现象,有点状出血现象

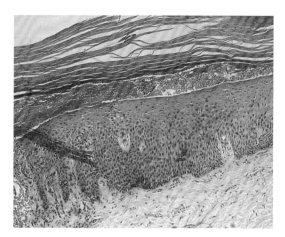

图 32-8 左手掌皮损组织病理:表皮角化过度伴角化不全,棘层下方可见血疱形成。真皮浅层血管周围少量的淋巴细胞、组织细胞浸润(HE 染色×40)

诊断:银屑病。

2. 讨论

关于银屑病伴原发性骨髓纤维化的病例尚未见文献报道,但已有很多关于银屑病继发白血病、原发性骨髓纤维化转化为急性白血病的病例研究。研究表明银屑病继发白血病一部分因使用抗肿瘤药物(如乙双吗啉)治疗诱发白血病,一部分因银屑病患者自身的染色体存在不稳定性和 DNA 修复能力缺陷。银屑病继发的白血病以髓系白血病为主,其中早幼粒细胞白血病(M3)最多,存在特征性染色体易位 t(15;17)和高表达脆性位点 3p14。原发性骨髓纤维化晚期骨髓衰竭,少数转化为急性白血病。

银屑病与原发性骨髓纤维化之间是否有必然联系? ①从发病机制看,银屑病和原发性骨髓纤维化均存在相同的细胞因子:血管内皮生长因子(VEGF)、血小板源生长因子(PDGF)、成纤维细胞生长因子(FGF)及肿瘤坏死因子-α(TNF-α)。自身免疫性炎症及新血管生成是疾病的病理基础。VEGF 是血管发生的有效介质。原发性骨髓纤维化患者的 VEGF 明显增高;PDGF、FGF 既是促血管新生的生长因子,同时也是促细胞分裂剂,能使骨髓内成纤维细胞生成增多及胶原合成增多、分裂减少,这种生成与分解间的不平衡使胶原蛋白在骨髓基质中过度积聚,形成骨髓纤维化;银屑病皮损和银屑病关节炎的滑膜中 TNF-α 表达增加。TNF-α 诱导内皮细胞和角质形成细胞黏附分子的表达,并使之与白细胞相互作用,导致白细胞溢出至炎症部位,通过皮肤基质迁移至表皮。原发性骨髓纤维化骨髓单核细胞分泌肿瘤坏死因子(TNF-α,TNF-β),可刺激成纤维细胞增生。另外,一些研究发现,IMF 患者可以出现各种免疫功能缺陷。如存在循环免疫复合物(CIC)、狼疮样抗凝物、抗核抗体、类风湿因子、Coombs'试验阳性、补体激活、抗基质蛋白抗体、IgG 为主的免疫球蛋白等。它们在 IMF 发病机制中的作用仍不明确。②从治疗看,有文献报道经异基因骨髓移植治疗银屑病合并白血病、原发性骨髓纤维化伴巨脾、骨髓纤维化转化的急性髓系白血病均取得显著疗效。综上所述,可推测银屑病与原发性骨髓纤维化之间可能存在某种联系,具体机制有待进一步研究。

本文是 1 例银屑病患者伴发原发性骨髓纤维化,经沙利度胺和干扰素 α-2β 治疗后,突发脓疱损害。已有文献报道肿瘤坏死因子-α(TNF-α)抑制剂可诱发银屑病,且过半数报告的病例发生掌跖脓疱病或脓疱型皮疹。沙利度胺是一种新生血管抑制剂,同时又具有抑制 TNF-α 合成的作用。天然干扰素-α(IFN-α)产生的细胞称浆细胞样树突状细胞,它被证实在早期银屑病皮损中存在,而且抑制 IFN-α 可防止人皮肤移植鼠发生银屑疹。TNF-α 可抑制浆细胞树突状细胞的成熟和 IFN-α 释放。TNF-α 抑制剂治疗时可诱导皮肤 IFN-α 过度表达,易于诱发银屑疹。加之停用沙利度胺和干扰素 α-2β,外用药膏后皮损好转。由此可推测本病例突发脓疱损害是由于沙利度胺和干扰素 α-2β 的使用诱发的。

关于银屑病合并原发性骨髓纤维化以及肿瘤坏死因子-α 抑制剂诱发银屑病的发病机制和治疗措施有待进一步研究。

(张理涛)

▶ 点评

1. 报道了 1 例银屑病患者伴发原发性骨髓纤维化,经沙利度胺和干扰素 α-2β 治疗后,突发脓疱损害的病例,以往罕见。

2. 银屑病和原发性骨髓纤维化均存在相同的细胞因子:血管内皮生长因子

（VEGF）、血小板源生长因子（PDGF）、肿瘤坏死因子-α（TNF-α）等，推测两种疾病之间可能存在某种联系，具体机制有待进一步研究。

病例33　寻常性银屑病合并大疱性类天疱疮
（Coexistent Psoriasis and Bullous Pemphigoid）

【病例简介】患者，男性，50岁，躯干、肘、膝红斑鳞屑10余年，3个月前在红斑基础上出现水疱，不易破溃，轻度瘙痒。取左膝部水疱行组织病理学检查示：表皮下水疱，疱内纤维蛋白及较多嗜酸细胞和少数中性粒细胞，疱顶表皮完整无坏死。诊断：寻常性银屑病合并大疱性类天疱疮。

1. 临床资料

患者，男性，50岁，躯干、肘、膝红斑鳞屑10余年，3月前在红斑基础上出现水疱，不易破溃，轻度瘙痒，而就诊于我院皮肤科。患者10年前无明显诱因躯干四肢起散在红斑、丘疹、鳞屑，伴瘙痒。曾在我院皮肤科诊治，诊"寻常性银屑病"，予以对症治疗后皮疹缓解，而后皮疹时好时坏，基本固定在肘、膝部位，间断不规则就诊于当地医院，曾用过多种外用药物，药品名称不详，红斑皮疹终未消退。患者自发病以来无发热、关节痛，精神及饮食、睡眠好，二便正常。

体格检查：一般情况良好，系统检查无异常发现。

皮肤科检查：前胸、双肘、膝部肥厚性斑块，上覆银白色鳞屑，Auspitz征阳性。皮疹边缘可见黄豆至枣样大小水疱，疱壁紧张，水疱液清，有的疱壁破溃，基底鲜红，渗液较少，尼氏征（−），口腔黏膜（−）。身体其他部位未见皮疹（图33-1，图33-2）。

取左膝部水疱行组织病理学检查示：表皮下水疱，疱内纤维蛋白及较多嗜酸细胞和少数中性粒细胞，疱顶表皮完整无坏死。真皮扩张的血管周围稀疏的细胞浸润，主要是淋巴细胞混杂少许嗜酸细胞（图33-3）。直接免疫荧光检查基底膜带补体C3和IgG沉积弱阳性。诊断：寻常性银屑病合并大疱性类天疱疮。

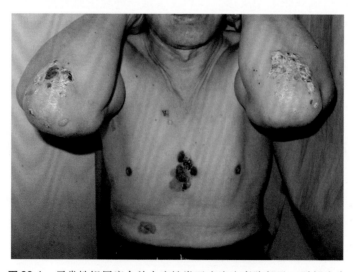

图33-1　寻常性银屑病合并大疱性类天疱疮患者胸部及双肘部皮疹

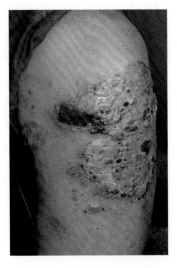

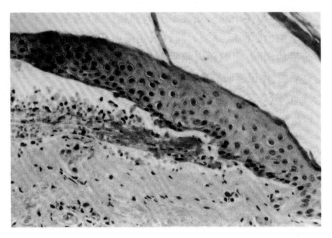

图 33-2　寻常性银屑病合并
大疱性类天疱疮膝关节皮疹

图 33-3　表皮下水疱,疱内纤维蛋白及较多嗜酸细胞
（HE 染色×200）

2. 讨论

　　寻常性银屑病、大疱性类天疱疮两种病都是原因不明的慢性皮肤病,发病机制复杂,但都存在免疫系统的异常,而免疫环节的相关性值得进一步研究。

　　银屑病是常见的原因不明的慢性皮肤病。如接受长波紫外线、煤焦油、蒽林和补骨脂素等治疗,易发生类天疱疮,临床偶有报道。曾有报道银屑病合并白癜风、类天疱疮 1 例,泛发性脓疱型银屑病伴发大疱性类天疱疮 1 例,但均未明确有接受上述治疗史。本例患者寻常性银屑病史 10 余年,皮疹持续存在,用过多种外用药物,药品名称不详,是否与上述药物相关,提示临床医生注意。

（李维云）

▶ **点评**

　　1. 报道了寻常型银屑病合并大疱性类天疱疮病例,皮疹损害为前胸、双肘、膝部肥厚性红斑,上覆银白色银屑,其上可见黄豆至枣样大小张力性水疱,尼氏征(−)。

　　2. 病理为表皮下水疱,疱内纤维蛋白及较多嗜酸细胞。直接免疫荧光检查基底膜带补体 C3 和 IgG 沉积弱阳性。

　　3. 本例患者寻常型银屑病史 10 余年,皮疹持续存在,用过多种外用药物。红斑基础上出现张力性水疱 3 个月,是否与外用药物相关提示临床医生注意。

　　4. 寻常性银屑病、大疱性类天疱疮,两种病都是原因不明的慢性皮肤病,发病机制复杂,但都存在免疫系统的异常,而免疫环节的相关性应值得进一步研究。

病例34　慢性苔藓样糠疹
（Pityriasis Lichenoides Chronica）

【病例简介】患者，男性，16岁，背部及四肢红斑3年余，无自觉症状。行组织病理检查示：表皮角化过度，角化不全，棘层肥厚，较多淋巴细胞亲表皮，基底细胞灶性液化，真皮浅层血管大量淋巴细胞浸润。免疫组织化学：CD45RO（+）、CD4（+）、CD8（+）、CD20（+）、CD3（+）、CD68（+）。诊断：慢性苔藓样糠疹。给予窄波UVB治疗及中药治疗，建议血液研究所淋巴瘤科进行基因重排检测，现正在随访中。

1. 临床资料

患者，男性，16岁，背部、四肢出现红斑3年余，无自觉症状。患者于3年前，无明显诱因出现双下肢椭圆形红斑，表面覆有鳞屑，直径1～5cm，之后皮疹逐渐蔓延至双上肢及背部（图34-1）。患者曾在我院皮科诊断为湿疹，予药物治疗，具体不详，病情未见明显好转，其后皮疹逐渐增多。2013年7月至保康医院就诊，诊断为"斑块型副银屑病"，未予治疗。于2014年6月再次到我院皮肤科就诊。家族中无类似疾病患者，余无特殊。

体检： 青少年男性，一般情况好。系统检查无异常发现。

皮肤科检查： 背部及四肢椭圆形红斑，或不规则形红斑，大小不一，表面覆有细薄鳞屑，直径1～5cm，无点状出血现象，皮疹颜色淡红色至鲜红色，皮疹双下肢为重（图34-1）。

实验室检查： 2014-6-13本院查血清IgE过敏原检测：蛋清/蛋黄（+），余未见明显异常。

下肢皮疹行组织病理检查： 表皮角化过度，角化不全，棘层肥厚，较多淋巴细胞亲表皮，基底细胞灶性液化，真皮浅层血管大量淋巴细胞浸润（图34-2）。

免疫组织化学提示： CD45RO（+），CD4（+），CD8（+），CD20（+），CD30（偶见），Ki-67＜5%，CD79α（少+），CD3（+），CD68（+）（图34-3）。

诊断： 慢性苔藓样糠疹。

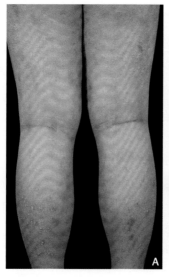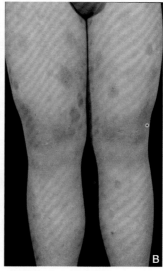

图34-1　双下肢椭圆形或不规则形片状红斑，皮疹干燥，上覆细薄鳞屑

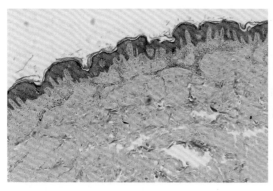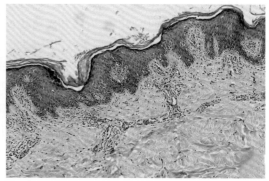

图34-2　表皮角化过度,角化不全,棘层肥厚,较多淋巴细胞亲表皮,基底细胞灶性液化,真皮浅层血管大量淋巴细胞浸润(HE染色×40,×100)

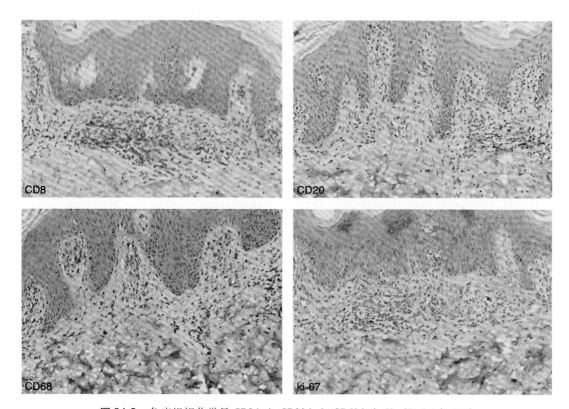

图34-3　免疫组织化学见CD8(+),CD20(+),CD68(+),Ki-67<5%(×200)

治疗:给予窄波UVB治疗,院内制剂中药颗粒剂治疗皮炎二号及皮炎三号各3克,每天两次。建议患者至血液研究所淋巴瘤科进行基因重排检测,密切长期随访。

2. 讨论

慢性苔藓样糠疹过去又称为副银屑病(parapsoriasis)是一组原因不明的以红斑、丘疹、浸润、鳞屑为临床特征的慢性鳞屑性炎症性的皮肤病,一般无自觉症状或轻度瘙痒,进展缓慢,不易治愈。近年来,人们对这一组疾病的认识发生了很大的变化,目前"副银屑病或类银屑病"这个诊断名词多不再使用。

传统的副银屑病一般分为4种临床类型:点滴型副银屑病、苔藓样型副银屑病、斑块型副银屑病和痘疮样型副银屑病。目前认为副银屑病包括斑块状副银屑病和苔藓样糠疹两种类型，前者包括小斑块型副银屑病和大斑块型副银屑病[2,3]。并且发现小斑块型副银屑病和大斑块型副银屑病都有可能发展成为蕈样肉芽肿，要注意随访[4]。且大斑块和小斑块型副银屑病目前已明确归属为皮肤淋巴瘤[5]。即"副银屑病"这一组疾病在除外蕈样肉芽肿（MF）之后基本上都可以归属为苔藓样糠疹（PL），其包括急性痘疮样苔藓样糠疹（PLEVA）、发热性溃疡坏死性 Mucha-Habermann 病（FUMHD）和慢性苔藓样糠疹（PLC）三个类型[5]。

结合此例患者皮疹情况及病理情况除外蕈样肉芽肿（MF），考虑归属为苔藓样糠疹（PL），符合慢性苔藓样糠疹（PLC），临床上 PLC 症状较 PLEVA 和 FUMHD 为轻，进展缓慢。皮疹初发表现为红色丘疹，附以中央黏着的鳞屑。经过数周以后丘疹可自行变平逐渐消退，留下色素沉着或色素减退斑片。皮疹也有不断新发和消退的现象，整个病程可能持续达数年。其病理表现为：角化不全，轻度中度棘层增生，局灶性海绵水肿，角质形成细胞坏死和基底细胞空泡变都较轻微，局部少数淋巴细胞浸入，真皮水肿，真皮浅层轻度淋巴细胞浸润，浅层血管扩张，无血管炎表现，而 PLEVA 和 FUMHD 的病理表现较 PLC 为重，且有血管炎表现。

苔藓样糠疹（PL）的治疗方面，目前推荐的一线治疗是口服抗生素联合外用糖皮质激素或非激素类抗炎药，二线治疗为紫外线光疗，三线治疗则可选择 MTX、环孢素、氨苯砜、维 A 酸等单独或联合应用。而实际临床上光疗是首选的治疗方式，尤其是 PLC，可以选择多种方式，如 UVB，并可用于儿童患者[6]。另外，外用免疫调节剂他克莫司在治疗 PLC 和 PLEVA 中有效，并可缩短病程，推测可能与该药的抗炎作用影响了 T 细胞的功能有关[7]。

对于苔藓样糠疹预后的报告差异很大，一般认为本病属于良性疾病，预后良好，但也确有进行性发展而最终成为 MF 的病例。另外，有人发现部分 PLC 可能是一种副肿瘤性皮肤病变，可与淋巴瘤等恶性肿瘤伴发，故对苔藓样糠疹患者应进行定期随访观察。

（李　隽）

▶ **点评**

1. 本例报道了青少年慢性苔藓样糠疹的病例。

2. 副银屑病有新的定义，包括斑块状副银屑病和苔藓样糠疹（PL）两种类型，后者包括急性痘疮样苔藓样糠疹（PLEVA）、发热性溃疡坏死性 Mucha-Habermann 病（FUMHD）和慢性苔藓样糠疹（PLC）三个类型。

3. 提示近几年儿童中的发病率有逐年上升的趋势，此病例即为青少年，其治疗及预后则显得极为重要，需定期随访。

4. 紫外线光疗是对苔藓样糠疹的一种很好的物理治疗方法。

病例35　反向型玫瑰糠疹
（Inverse Pityriasis Rosea）

【病例简介】患者，男性，27 岁，双手足红斑、丘疹、鳞屑 1 个月。左手部组织病理检查示：表皮角化过度伴角化不全，棘层增厚，棘细胞间水肿，较多炎细胞移入，真皮浅层血管周围较多淋巴细胞、组织细胞浸润,符合反向型玫瑰糠疹。诊断:反向型玫瑰糠疹。治疗:予以常规抗炎抗敏治疗后症状好转,现正在随访中。

1. 临床资料

患者,男性,27 岁,双手足红斑、丘疹、鳞屑 1 个月。患者自述 1 个月前因"感冒发热"后,双手足背出现大小不等的红斑,部分脱屑,无明显自觉症状,就诊于外院,诊断为"湿疹",予以外用药(具体不详)对症治疗 1 周后皮疹好转,停药 5 天后皮疹再次加重,遂于 2016 年 4 月来我院门诊就诊。否认冶游史,家族中无类似疾病患者,余无特殊。

体检:青年男性,一般情况好。系统检查无异常发现。

皮肤科检查:双手足背及手腕部可见多数粟粒至黄豆大红斑、斑丘疹、丘疹,部分融合成片。部分皮疹呈环状,上覆细碎鳞屑,鳞屑中央游离,周边附着,呈领圈状。双手足掌未见皮疹(图 35-1,图 35-2)。

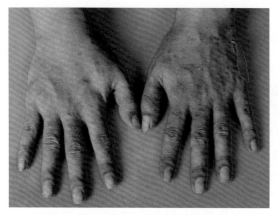

图 35-1　双手背可见多数粟粒至黄豆大红斑、斑丘疹、丘疹、斑片,部分皮疹上覆鳞屑,中央游离,周边附着

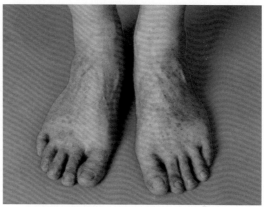

图 35-2　双足背可见多数粟粒至黄豆大红斑、斑丘疹、丘疹、斑片,部分皮疹上覆鳞屑,中央游离,周边附着

实验室检查:血尿常规正常,肝、肾功能和血糖、血脂正常。RPR、TPPA 均阴性。左手部组织病理检查示:表皮角化过度伴角化不全,棘层增厚,棘细胞间水肿,较多炎细胞移入,真皮浅层血管周围较多淋巴细胞、组织细胞浸润,符合反向型玫瑰糠疹(图 35-3,图

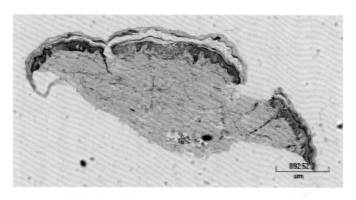

图 35-3　表皮角化过度伴角化不全,棘层增厚,棘细胞间水肿,较多炎细胞移入,真皮浅层血管周围较多淋巴细胞、组织细胞浸润(HE 染色×20)

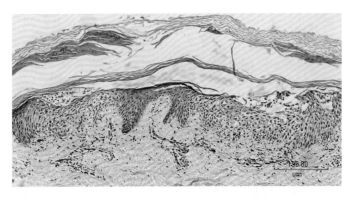

图 35-4　表皮角化过度伴角化不全,棘层增厚,棘细胞间水肿,较多炎细胞移入,真皮浅层血管周围较多淋巴细胞、组织细胞浸润(HE 染色×100)

35-4)。

诊断:反向型玫瑰糠疹。

治疗:给予本院制剂皮炎颗粒 2 方及 3 方,外用糖皮质激素,皮疹明显好转,现正在随访中。

2. 讨论

玫瑰糠疹为皮肤科常见的一种红斑丘疹鳞屑性急性炎症性皮肤病,典型皮损为与皮纹走向一致的糠秕状鳞屑的玫瑰色斑丘疹为特征。目前玫瑰糠疹的病因尚不明确,大部分学者认为该疾病是由于病毒感染所导致的,也有部分学者认为该疾病与药物,过敏,真菌、细菌、寄生虫感染等因素有关。该疾病有自愈性,但有少数病例病程较长,反复加剧,难以自愈。据统计有 20% 的玫瑰糠疹表现为不典型损害:①水疱型玫瑰糠疹;②紫癜型玫瑰糠疹;③荨麻疹型玫瑰糠疹;④顿挫型玫瑰糠疹;⑤巨大型玫瑰糠疹;⑥反向型玫瑰糠疹;⑦局限型玫瑰糠疹;⑧单侧性玫瑰糠疹;⑨丘疹型玫瑰糠疹。本例为反向型玫瑰糠疹,临床较少见,继发斑分布常仅限于四肢远端部位。面部受累主要见于儿童,外阴部可累及。治疗:因本病有自限性,故治疗目的是减轻症状,缩短病程。口服药可用抗组胺药、红霉素、糖皮质激素、氨苯砜、雷公藤多苷片,因考虑到病毒在本病发生中的作用,可适量加用更昔洛韦等抗病毒药,外用药可根据皮疹变化选择炉甘石洗剂、糖皮质激素或者润肤剂等。另外物理疗法可窄波 UVB,中药可以清热凉血、祛风止痒为治则。

(刘玉洁)

▶ **点评**

1. 报道了反向型玫瑰糠疹病例,皮疹局限于四肢远端部位,上覆细碎鳞屑,鳞屑中央游离,周边附着,呈领圈状。

2. 病理无特异性。

3. 提示临床对于类似病例——局限于四肢远端的红斑鳞屑性皮肤病,在排除梅毒等疾病的情况下需要考虑反向型玫瑰糠疹。

4. 治疗以对症治疗为主。

病例36 色素性扁平苔藓
(Lichen Planus Pigmentosus)

【病例简介】患者,男性,72 岁,躯干、四肢泛发紫灰色斑片 40 余天,无自觉症状。病理检查:表皮棘层灶性变薄,基底细胞灶性液化,真皮浅层较多淋巴细胞、嗜色素细胞浸润。诊断:色素性扁平苔藓。

1. 临床资料

患者,男性,72 岁,主因周身泛发紫红色斑片 40 余天来我院就诊。患者于 40 余天前,无意中发现双上肢内侧出现粟粒至黄豆大小的紫红色斑片,无自觉症状。就诊于外院,考虑“湿疹、药疹”,给予西替利嗪等抗过敏治疗,无明显疗效。皮疹渐增多,颜色变暗,躯干、下肢陆续出现类似皮疹。为求进一步诊治,患者于 2015 年 9 月来我院门诊就诊。患者既往高血压病史 20 年;冠心病史 7 年,6 年前植入支架一枚;脑梗死病史 1 年,遗留右侧肢体活动不利。长期服用降压、降脂、抗凝的药物。否认药物食物过敏史,否认冶游史。

体检:老年男性,一般状况良好,右侧肢体轻度活动不利。躯干、四肢、双手泛发黄豆至蚕豆大小紫灰色斑片,椭圆形或圆形,部分表面少许细小鳞屑,口腔黏膜及外生殖器未见皮疹,指甲无损害(图 36-1,图 36-2)。

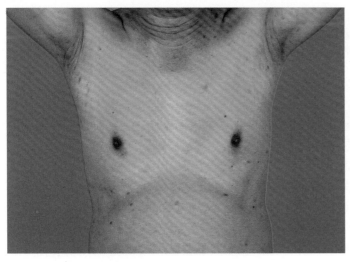

图 36-1 胸腹部及腋下泛发黄豆至蚕豆大小灰褐色斑片

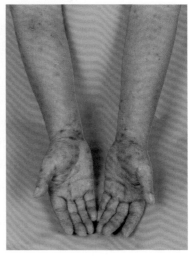

图 36-2 前臂和双手鱼际出泛发紫灰色斑片

病理检查:表皮棘层灶性变薄,基底细胞灶性液化,真皮浅层较多淋巴细胞、嗜色素细胞浸润(图 36-3,图 36-4)。

化验检查:血常规、尿常规、肝肾功能大致正常,心电图示心肌缺血,腹部 B 超未见异常。血清 RPR 和 TPPA 均阴性。

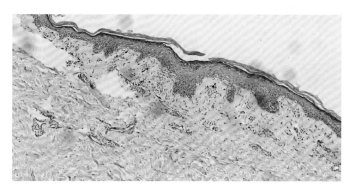

图36-3　表皮棘层灶性变薄,基底细胞灶性液化,真皮浅层较多淋巴细胞、嗜色素细胞浸润(HE 染色×40)

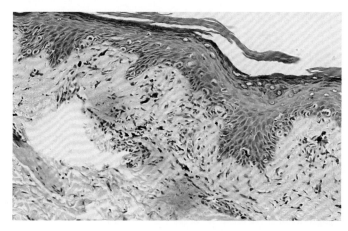

图36-4　表皮棘层灶性变薄,基底细胞灶性液化,真皮浅层较多淋巴细胞、嗜色素细胞浸润(HE 染色×200)

诊断:色素性扁平苔藓。

2. 讨论

色素性扁平苔藓(lichen planus pigmentosus,LPP)是扁平苔藓的少见亚型,发病原因尚不清楚,可能与感染、自身免疫、遗传、精神、口服药物以及环境污染有关。

1974 年 Bhutani 等首先对本病进行描述。LPP 的皮损特点为无症状的灰蓝色、灰褐色斑点或斑片,边缘可清楚或不清楚,好发于面部、躯干,可伴有或不伴有典型的 LP 丘疹。彭军等对 11 例 LPP 患者进行了分析,发现皮损表现主要分为两型:一型是边界清楚的灰色或黑褐色斑疹,主要泛发或局限于躯干、腋窝等褶皱部位,多无瘙痒、颊黏膜及指甲损害,组织病理主要表现为棘层萎缩,基底层液化变性,真皮层噬色素细胞及以淋巴细胞为主的炎性细胞浸润。另一型为典型 LPP 伴有色素改变,临床表现为灰色或灰褐色,皮损多有隆起伴瘙痒,表面可伴有 Wickham 纹及指甲、颊黏膜损害,组织病理主要为角化过度,颗粒层楔形改变,棘层正常或肥厚,真皮浅层为噬色素细胞及以淋巴细胞为主的炎性细胞浸润。

本例患者皮损为躯干四肢泛发的紫灰色斑片,无瘙痒,表面无隆起,未见颊黏膜和指甲损害,组织病理为表皮棘层灶性变薄,基底细胞灶性液化,真皮浅层较多淋巴细胞、嗜色素细胞浸润,符合上述 LPP 的第一型。

本病需与色素性玫瑰疹及持久性色素异常性红斑相鉴别。色素性玫瑰疹与 LPP 从皮损形态和分布上非常相似,但组织病理学上可见角化不全及棘层轻度增厚,无或仅有轻度基底层液化变性,真皮浅层血管周围有稀疏的以淋巴细胞为主的炎性浸润。持久性色素异常性红斑和 LPP 的组织病理学改变相似,但临床表现有差异。持久性色素异常性红斑初起为红斑,边界清楚,以后红斑颜色逐渐转为淡灰色。在病程活动期,红斑边缘略隆起或在原色素沉着斑的边缘绕以红晕。皮损呈离心性扩大,形成环形、多环形或不规则形。

色素性扁平苔藓有自限性,患者多无自觉症状,所以临床上一般不予特殊治疗。

（蒋俊青）

▶ 点评

1. 本病例特点:患者为老年男性,躯干、四肢泛发黄豆至蚕豆大小紫灰色斑片,椭圆形或圆形,无自觉症状,口腔黏膜及外生殖器未见皮疹,指甲无损害。

2. 病理检查:表皮棘层灶性变薄,基底细胞灶性液化,真皮浅层较多淋巴细胞、嗜色素细胞浸润。

3. 提示临床对于多发的紫红或灰黑色斑片,即使没有黏膜及指甲损害,也要考虑色素性扁平苔藓的可能,需做病理检查以明确诊断。

4. 本病有自愈性,而且多无自觉症状,一般不予特殊治疗。

病例 37 褶皱部色素性扁平苔藓
（Lichen Planus Pigmentosus-Inversus）

【病例简介】患者,女性,59 岁,双腋下、躯干、腹股沟褐色斑片 5 年,无自觉症状。左侧腋下病理检查示:表皮角化过度,基底细胞灶性液化,真皮浅层较多淋巴细胞,噬色素细胞浸润。诊断:色素性扁平苔藓。予活血化瘀中药、白芍总苷胶囊口服,外用布特、润肤霜。患者病情好转,目前正在随访中。

1. 临床资料

患者,女性,59 岁,主因双腋下、躯干、腹股沟褐色斑疹 5 年来诊。患者 5 年前无明显诱因双腋下、躯干、腹股沟出现褐色斑片,无自觉症状,半年前皮疹加重复发(图 37-1,图 37-2),呈褐色网状斑疹,无明显自觉症状,唇、口腔、甲及外生殖器均未见类似皮损。发病前无化学物质接触史及日光曝晒史。家族中无类似患者。于 2015 年 6 月 3 日就诊于天津市中医药研究院附属医院(原长征医院)皮肤科,予抗炎、免疫调节治疗效果不明显。

体检:中年女性,一般情况可,系统检查无异常发现。

皮肤科检查:双腋下、躯干、腹股沟浅褐色斑块,褶皱部色泽较深,部分融合成斑片状,部分呈网状斑片。

左侧腋下组织病理检查:表皮角化过度,基底细胞灶性液化变性,真皮浅层较多淋巴细胞,噬色素细胞浸润(图 37-3,图 37-4)。

诊断:褶皱部色素性扁平苔藓。

治疗:口服白芍总苷胶囊、疏肝活血颗粒,外用布特、润肤霜等。患者经治疗后病情好转,目前正在随访中。

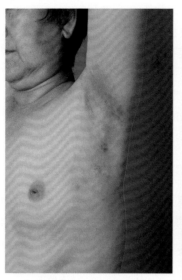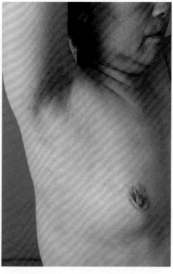

图 37-1　双侧腋下及躯干部可见局部散在褐色斑片

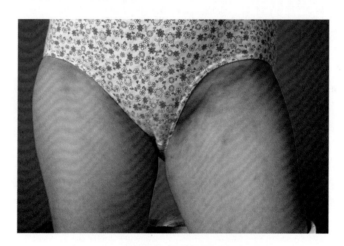

图 37-2　双侧腹股沟可见散在褐色斑片

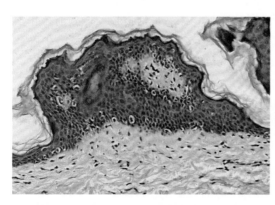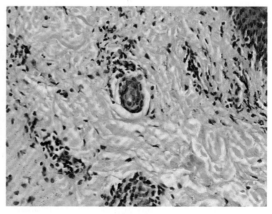

图 37-3　表皮角化过度，基底细胞灶性液化（HE 染色×20）

图 37-4　真皮浅层较多淋巴细胞，噬色素细胞浸润（HE 染色×400）

2. 讨论

褶皱部色素性扁平苔藓（lichen planus pigmentosus-inversus，LPPI）为色素性扁平苔藓（lichen planus pigmentosus，lpp）的一个特殊类型（而典型的扁平苔藓，有补偿性的角质形成细胞的增殖，不发展皱褶部位）。Pock 于 2001 年首先报道并命名为反向型——色素性扁平苔藓（Lpp-inversus），色素性扁平苔藓好发曝光及皱褶部位，而褶皱部色素性扁平苔藓在白人和亚洲人中是最常见的，多发于腹股沟、腋窝（超过 90% 的病例报道）等间擦部位，非间擦部皮损面积<总皮损面积的 10%，较大的皮损，其长轴沿皮纹走向分布，界限多清晰，多无黏膜及指甲损害，病程一般为 2 个月~15 年，发病多无明显诱因，均无特殊用药史及过度日光曝晒史，但也有人认为外部的刺激，如摩擦（Koebner 现象），可能是一个触发因素。发病机制大约是与淋巴细胞介导的，对基底角质形成细胞的细胞毒活性，细胞介导的免疫可能在触发疾病的临床表现中发挥作用。有报道认为可能与肥胖、糖尿病相关，其相关性有待进一步探索。病理表现为真皮浅层不等量的淋巴细胞和组织细胞呈苔藓样浸润，伴有表皮萎缩和明显的色素失禁。

LPPI 应与下列疾病相鉴别：①黑棘皮病：表现为皱褶和屈曲部位色素沉着斑，外观似天鹅绒样，组织病理学上呈乳头瘤样增生，与本病可鉴别。②皱褶部网状色素异常（Dowling-Degos 病），临床表现为屈侧皱褶部位尤其腋窝、腹股沟及乳房下网状色素沉着斑，组织病理表现为表皮突延长呈线状或鹿角状，基底层黑素增多，真皮内可见增多的嗜黑素细胞可资鉴别。③色素性痒疹，临床以红斑丘疹，消退后遗留网状及斑状色素沉着为主，好发于颈部及躯干上部，病理以非特异性苔藓样组织反应为主。④褶皱部网状色素异常，临床表现为深棕色平滑的网状斑，表皮不增厚，无黑棘皮病天鹅绒样的皱纹表现。也应与融合性网状乳头瘤样病，皮肤淀粉样变，蕈样肉芽肿等相鉴别。

多数 LPPI 对药物治疗抵抗，文献报道外用激素类药物和钙调神经磷酸酶抑制剂有较好疗效（但也有报道称不用药几月后病灶可能会缓慢消除）。而本例未选用外用激素，以避免加重色素沉着，选用氟芬那酸丁酯软膏非甾体类抗炎对慢性单纯性苔藓等皮肤病治疗有效，润肤乳膏对皮肤局部起到保湿，减少摩擦，保护皮肤屏障的作用。予以活血化瘀的中成药和免疫调节剂白芍总苷口服，病情好转，建议患者定期检查血糖、肝肾功能，现正随访当中。

（赵艳霞）

▶ **点评**

1. 褶皱部色素性扁平苔藓为反向型-色素性扁平苔藓，诊断主要靠临床和病理相结合。

2. 注意与黑棘皮病，皱褶部网状色素异常等色素性疾病相鉴别。

3. 目前无满意的治疗方法。

病例 38　弥漫性网状色素性扁平苔藓
（Widespread Reticular Lichen Planus Pigmentosus）

【病例简介】患者，男性，26 岁。主因全身弥漫性色素沉着斑 5 年，加重 3 个月，3 个月内皮疹泛发周身,为弥漫性深褐色融合性网状色素沉着斑,无明显自觉症状。皮肤组织病理示:表皮棘细胞内水肿,基底层色素增加,基底细胞空泡变性,真皮浅层及血管周围大量噬色素细胞、淋巴细胞浸润。诊断:色素性扁平苔藓。

1. 临床资料

患者,男性,26 岁。主因全身弥漫性色素沉着斑 5 年,加重 3 个月,于 2012 年 7 月 6 日就诊。患者于 5 年前无明显诱因于面、颈、胸、背部出现浅褐色网状色素沉着斑,3 个月内皮疹泛发周身,为弥漫性深褐色融合性网状色素沉着斑,无明显自觉症状。多家医院就诊未明确诊断,未经任何治疗。患者既往体健,家族中无类似病史,发病前未服用任何药物,否认特殊物质及化工原料接触史,否认过度紫外线及热源暴露史,系统查体未见明显异常。

实验室检查:血、尿常规,血生化全项均正常。

皮肤科情况:全身弥漫性深褐色网状色素沉着斑,褶皱部、四肢关节处色泽较深,部分呈融合性网状。面部、双小腿为浅褐色色沉,相对色泽较浅。未见红斑、丘疹、鳞屑等炎症性皮损,皮损无增厚及浸润,见图38-1。口腔黏膜、外生殖器、头皮、指趾甲无损害。

背部皮肤组织病理示:表皮棘细胞内水肿,基底层色素增加,基底细胞空泡变性,真皮浅层及血管周围大量噬色素细胞、淋巴细胞浸润。符合色素性扁平苔藓病理改变,见图38-2,图38-3。

治疗:维胺脂 25mg 每日 3 次,维生素 C 100mg 每日 3 次口服,晚间外用 0.05% 维 A 酸霜,55 天后大部分网状色素沉着斑色泽变浅,见图38-4。随后服用丹参酮胶囊 0.8g 每日 3 次,疏肝活血冲剂(院内制剂)6g,日 2 次,1 个月,病情进一步好转,目前患者仍在随访中。

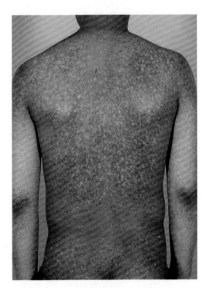

图 38-1 治疗前 躯干、臀和上肢深褐色融合性网状色素沉着斑

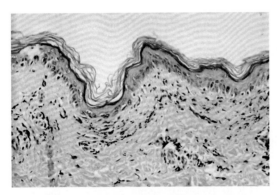

图 38-2 表皮轻度角化过度,基底层色素增加,真皮浅层及血管周围大量的淋巴细胞、噬色素细胞浸润(背部皮损,HE 染色×100)

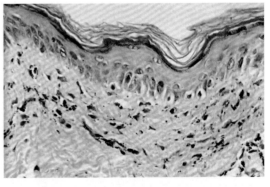

图 38-3 高倍镜下见基底细胞液化变性,真皮浅层大量噬色素细胞(背部皮损,HE 染色×200)

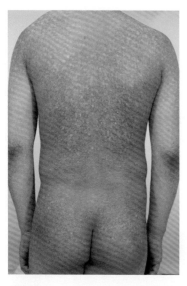

图38-4 治疗后色素沉着斑色泽变浅

2. 讨论

LPP的病因及发病机制尚不清楚,可能与感染、自身免疫、遗传、药物、体内恶性肿瘤、代谢异常等有关。皮疹形态特点为灰蓝色、灰褐色斑或斑片,边缘清楚或不清楚,无掌跖部损害,可伴有典型LP丘疹,偶可见黏膜受累。皮损常累及日光暴露部位,面、颈部(占54%)或褶皱部(反向型,占21%),皮疹较少出现在上肢(占12%)和躯干(占9%)。常见的皮损分布为弥漫性(占54%),少见为网状(占21%),斑状(占15%),线状(占6%),毛囊周围(占3%),带状(占1%)。色素性扁平苔藓反向型(LPP-inversus)为LPP的亚型,色素沉着遍及全身皱褶部位(颈、乳房下间擦部、腰部、腹股沟、腋窝、腘窝)。LPP主要组织病理学特征:表皮变薄,真皮浅层苔藓样淋巴细胞、组织细胞浸润,真皮血管周围明显细胞浸润,基底细胞空泡变性、色素失禁及噬黑色素细胞。本例患者表现为全身广泛性对称性深褐色网状色素沉着,褶皱部及四肢大关节伸侧融合性色沉,但日光暴露部位相对色泽较浅,临床罕见,目前未见类似报道,其临床表现和组织病理特征均符合LPP。本病在鉴别诊断方面需与褶皱部网状色素异常、融合性网状乳头瘤病和持久性色素异常性红斑相鉴别。LPP目前尚无针对性治疗方法,可参照皮肤型LP的疗法,首选外用激素类药物,口服及外用维A酸类药物(Retinoids),作为二线药物治疗,氨苯砜(DDS)和免疫抑制剂作为三线药物治疗严重顽固的皮肤型LP。外用钙调神经磷酸酶抑制剂如:他克莫司和吡美莫司有较好疗效。秋水仙碱具有抗有丝分裂和抗炎(稳定溶酶体)的作用,能有效治疗LPP。本病不宜使用光化学疗法。本病例治疗未选用外用激素,以避免加重色素沉着。

(潘小钢)

▶ 点评

1. 报道了1例色素性扁平苔藓(LPP),表现为全身广泛性对称性深褐色网状色素沉着,褶皱部及四肢大关节伸侧融合性色沉,但日光暴露部位相对色泽较浅,临床相对少见。

2. LPP的病理表现除了具有扁平苔藓的特点外,真皮浅层大量噬色素细胞为其特征。

3. 临床上需与褶皱部网状色素异常、融合性网状乳头瘤病和持久性色素异常性红斑等相鉴别。

4. LPP目前尚无针对性治疗方法,可参照皮肤型LP的疗法,首选外用激素类药物,口服及外用维A酸类药物等。

病例39 甲扁平苔藓
（Nail Lichen Planus）

【病例简介】患者，男性，73岁，主因右侧示指甲板粗糙、破损伴渗出3个月来诊。甲缺损处甲板病理结果显示：角化过度，颗粒层增厚，基底层细胞液化变性，可见表皮下裂隙，真皮浅层少量淋巴细胞呈带状浸润，少量嗜色素细胞。结合临床与组织病理表现诊断为：甲扁平苔藓。

1. 临床资料

患者，男性，73岁，主因右侧示指甲板粗糙、破损伴渗出3个月来诊。患者于3个月前无明显诱因右侧示指甲根处出现裂隙、破碎伴明显渗出，以后其上方甲板出现一纵性损害，甲板出现粗糙不平，变薄，可见横沟、横嵴，色泽为黄色，为求进一步诊治来诊。

实验室检查示：镜检及真菌培养均（-）。

体格检查：一般情况可，心肺腹（-）。

专科情况：皮肤黏膜未见明显损害，右侧示指甲板中间可见0.5cm×1cm大小的甲板损害，表面凸凹不平可见横嵴、横沟，色泽暗黄，损害呈长方形，甲根上方处可见一片状甲板缺损（图39-1）。

组织病理显示：角化过度，颗粒层增厚，基底层细胞液化变性，可见表皮下裂隙，真皮浅层少量淋巴细胞呈带状浸润，少量嗜色素细胞（图39-2，图39-3）。

结合临床与病理结果诊断为：甲扁平苔藓V型。

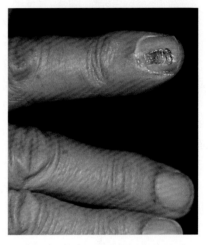

图39-1 右侧示指甲板中间可见0.5cm×1cm大小的甲板损害，表面凸凹不平可见横嵴、横沟，色泽暗黄

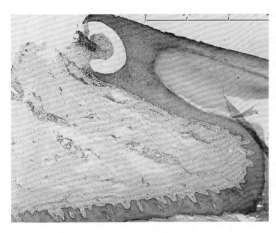

图39-2 角化过度，颗粒层增厚，基底层细胞液化变性，可见表皮下裂隙，真皮浅层少量淋巴细胞呈带状浸润，少量嗜色素细胞（HE染色×40）

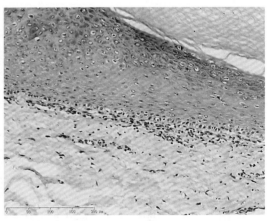

图39-3 角化过度，颗粒层增厚，基底层细胞液化变性，可见表皮下裂隙，真皮浅层少量淋巴细胞呈带状浸润，少量嗜色素细胞（HE染色×100）

治疗用卤米松封包,1 个月后缺损的甲板愈合(图 39-4)。

2. 讨论

甲扁平苔藓(nail lichen plauns,NLP)目前发病机制尚不明确,但有人认为与金属物质过敏有关,主要临床表现为甲损害,典型的 NLP 表现有:甲凹凸不平、甲板变薄、常有纵嵴、纵沟、裂缝;严重时甲板破坏、萎缩脱落,有时可伴有甲翼状胬肉,部分可表现为 20 甲营养不良,还有一种比较少见的表现为特发性甲萎缩,迅速形成瘢痕性萎缩,引起甲消失。

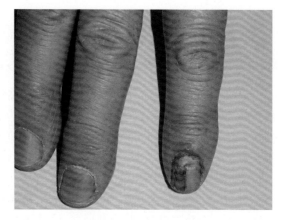

图 39-4 治疗后的甲板愈合

目前临床可分为 5 型:Ⅰ 型为甲损害伴典型的皮损,Ⅱ 型为甲损害伴不典型皮损,Ⅲ 型为甲损害伴头皮损害,Ⅳ 型为甲损害伴黏膜病变,Ⅴ 型为单纯甲受累;当缺乏典型皮肤黏膜损害时,诊断较为困难。

甲扁平苔藓的诊断主要依靠组织病理检查,镜下改变符合扁平苔藓的基本特征,但是临床上甲活检取材困难,并且因为容易留下瘢痕,临床医生和患者都不愿意进行甲活检,目前皮肤血管镜对甲扁平苔藓的诊断可以提供一定的帮助,甲扁平苔藓在皮肤血管镜下的表现文献报道主要为:甲母质的异常、点状凹陷、甲板变脆、甲下出血、纵嵴,甲缺损、甲沟炎等,但由于数据较少,还需进一步研究。

本例患者结合临床与病理表现甲扁平苔藓诊断明确,为 Ⅴ 型单纯甲受累,并且引起甲板缺损和横嵴、横沟,这一型在临床比较少见,可能由于甲母质的炎症,甲母质暂时停止生长,甲板蛋白形成过程中受阻,甲板出现横嵴、横沟,如果甲母质受阻时间较长可导致导致甲横沟与甲板完全分开,引起甲板缺失。

临床可与甲癣、外伤所致甲损害等进行鉴别诊断。甲癣:足趾甲受累比手指甲多见,直接镜检以及真菌培养可资鉴别;银屑病甲损害:甲板出现顶针样凹陷,以及伴有红色边缘的甲剥离符合银屑病的诊断,尚可见到甲下肥厚、甲板脆裂以及油滴(oil drop)等表现,没有翼状胬肉改变,一般伴有皮疹;外伤导致的甲损害,患者有明确的外伤史,多累及一个甲,出现持久性的变薄和裂隙。但最终鉴别诊断依靠组织病理。

甲扁平苔藓治疗困难,无特效方法,严重、泛发损害的 NLP,首选系统应用糖皮质激素,也可应用甲氨蝶呤、环孢素、英吉利昔单抗、依那西普等,口服维 A 酸类、环孢素等药物也有一定作用。甲受累数目不多的患者,可以给予低浓度氟羟泼尼松龙局部注射,以及外用糖皮质激素、维 A 酸、钙调神经磷酸酶调节剂、维生素 D_3 衍生物等药物;本患者外用治疗用卤米松封包,疗效较好,表示此病是由于炎症反应引起的甲缺损。

(赵艳霞)

▶ 点评

1. 本病临床较为少见,诊断主要靠临床症状和组织病理。
2. 临床注意与多种甲病相鉴别。
3. 强效糖皮质激素封包有明显临床疗效。

病例40 毛囊性扁平苔藓
(Lichen Planus Follicularis)

【病例简介】患者,女性,48岁,头皮多发红色斑片伴脱发和轻度瘙痒1年。头皮组织病理检查示:表皮角化过度,毛囊角栓,毛囊上皮基底细胞液化,附属器周围大量淋巴细胞浸润。诊断:毛囊性扁平苔藓。治疗予他克莫司乳膏外用,随访至今,脱发区无明显毛发生长。

1. 临床资料

患者,女性,48岁,因头皮多发红色斑片伴脱发和轻度瘙痒1年就诊。患者1年前,头顶部出现红色小丘疹伴瘙痒,并逐渐增多,院外按"脂溢性皮炎"治疗(具体不详),皮疹和瘙痒未见好转,同时出现片状脱发,部分融合成大的脱发斑片,并逐渐发展至枕部和耳后,舌面出现白色斑块。患者自发病以来否认发热关节痛史,否认躯干四肢发生类似皮疹史,睡眠欠佳,体重无明显改变,否认家族遗传性疾病史。

体检:一般情况好,各系统检查未见异常。

皮肤科检查:头皮多发不规则形状脱发斑片,部分融合,表面色红或正常肤色,局部头皮萎缩,触之硬度正常,未见明显鳞屑,无压痛,边缘头发无松动,亦未见断发(图40-1)。舌面可见一黄豆大紫红色斑片(图40-2),指、趾甲无异常改变。

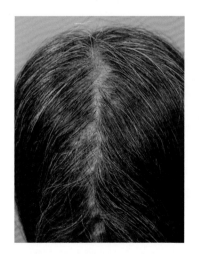

图40-1 顶枕部头皮多发脱发斑片,部分融合,表面色红或正常肤色,局部萎缩

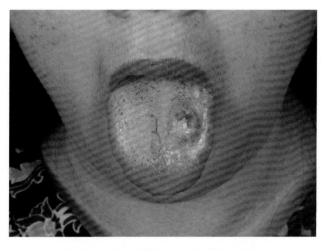

图40-2 舌面可见一黄豆大紫红色斑块

实验室检查:血、尿、粪常规和血沉正常。血抗核抗体(-),肝、肾功能、血脂及血糖检测均正常。类风湿因子、胸部X线片、B超、心电图检查均正常。

头部皮损组织病理检查:表皮角化过度,毛囊角栓,毛囊上皮基底细胞液化(图40-3),附属器周围大量炎性细胞浸润,阿新兰染色(-),直接免疫荧光(-)(图40-4),PAS染色无基底膜增厚。

诊断:毛囊性扁平苔藓。

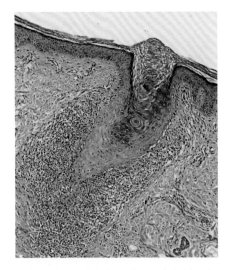

图40-3　表皮角化过度,毛囊角栓,毛囊上皮基底细胞液化(HE 染色×40)

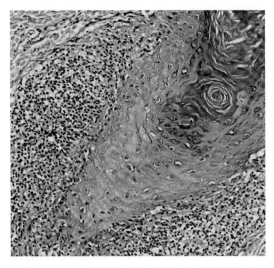

图40-4　毛囊角栓,附属器周围大量淋巴细胞浸润(HE 染色×100)

治疗:给予他克莫司乳膏外用,随访至今,脱发区无明显毛发生长。

2. 讨论

扁平苔藓是一种慢性或亚急性炎症性皮肤病,毛囊性扁平苔藓(lichenplanus follicularis)又称毛发扁平苔藓(lichen planopilaris,LPP),是一种特殊类型的扁平苔藓。成年女性多见,主要好发部位为头皮,尤其是头皮前中部及顶部。通常表现为毛囊性红斑、丘疹,可见毛囊角栓,进行性片状脱发,晚期可出现头皮萎缩及瘢痕性脱发,上述损害通常可与扁平苔藓同时或先后发生。其病因不明,可能与免疫、遗传、感染、精神和药物等因素有关。

毛囊性扁平苔藓临床上主要有 3 种类型皮损:①头部瘢痕性脱发,在瘢痕性脱发周围可见毛囊角化性丘疹或红斑。此型皮损约占毛囊性扁平苔藓的 50% 以上。在此种类型中,约 50% 的患者出现扁平苔藓的皮损。头部脱发通常是永久性的。在该型中,还有一种特殊的临床类型,称为 Graham-Piccardi-Lassueur 综合征,其表现为头部片状瘢痕性脱发;躯干、四肢近端、头皮有毛囊性丘疹,腋毛、阴毛脱落,但无瘢痕出现;可出现典型的皮肤、口腔黏膜扁平苔藓皮损。②躯干、四肢有毛囊性角化性丘疹,但无瘢痕性脱发。③皮损表现为斑块,伴有毛囊性丘疹,通常出现在耳后区域。

本例患者属于头部瘢痕性脱发,是毛发扁平苔藓最常见的临床类型,常见为几个散在的脱发灶,伴毛囊周围红斑和瘢痕形成。其早期的组织病理改变具有特异性,可见角化过度、毛囊角栓、毛囊漏斗部颗粒层限局性增厚,整个毛囊周围有致密的以淋巴细胞为主的带状浸润,界面模糊,基底细胞液化变性,在陈旧性损害中,毛囊可消失,通常为纤维化改变。

目前尚无特异性治疗方法,推荐治疗方案包括羟氯喹和皮质类固醇等,可以自发缓解或持续数年。治疗效果取决于疾病的进程,由于毛囊破坏及脱发是用永久性的,头发再生很困难。本例患者病程只有 1 年,但治疗后未见明显的毛发生长。

（张宇　李维云）

▶ **点评**

1. 报道了一例以头皮脱发为主诉的毛囊性扁平苔藓。

2. 病理为角化过度,毛囊角栓,毛囊上皮基底细胞液化,大量炎性细胞浸润,阿新兰染色(-),直接免疫荧光(-)。

3. 本病好发于成年女性,好发于头部,典型特征性皮损为毛囊性圆顶或尖顶状丘疹,可引起脱发,为原发性淋巴细胞性瘢痕性脱发的主要原因之一。

4. 本病临床少见,极易误诊。

病例41 多发性金黄色苔藓
（Multipel Lichen Aureus）

【病例简介】 患者,男性,14岁,右下肢红褐色斑块4年,于2006年7月3日来我院就诊。小腿皮损组织病理检查:表皮轻度角化过度,棘层肥厚,基底细胞点状液化变性;真皮浅层大量淋巴细胞、组织细胞及噬黑素细胞浸润,可见少数红细胞外渗,普鲁士蓝染色可见真皮内有蓝色含铁血黄素沉积。诊断:右下肢金黄色苔藓。

1. 临床资料

患者,男性,14岁。因右下肢红褐色斑块4年,于2006年7月3日来我院就诊。4年前患者无明显诱因右足背出现5分硬币大黄红色斑块,边界清楚,逐渐扩大。半年后逐渐增多,右膝部和右小腿出现散在皮损,一直未消退,曾在当地儿童医院以"紫癜样皮炎"治疗,效果不明显。

体检: 一般情况尚可,系统检查未见异常。

实验室检查: 血、尿、粪常规,肝、肾功能及出凝血时间均正常。

皮肤科检查: 右下肢见数个2.5cm×2.5cm的圆形红褐色斑块,沿膝关节、小腿及踝部呈线状分布(图41-1),有轻度触痛。

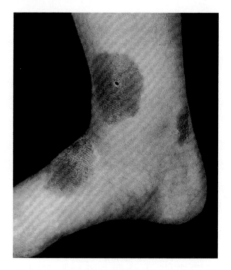

图41-1 右下肢多发性金黄色苔藓患儿右下肢皮损:右下肢3处红褐色斑块,呈节段性线状分布

皮损组织病理检查: 表皮轻度角化过度,棘层肥厚,基底细胞灶状液化变性;真皮浅层大量淋巴细胞、组织细胞及噬黑素细胞浸润,可见少数红细胞外渗(图41-2A),普鲁士蓝染色可见真皮内有蓝色含铁血黄素沉积(图41-2B)。

诊断: 右下肢金黄色苔藓。

治疗: 本例患者为儿童,而且本病有自限性,故仅采用氢化可的松软膏外用,治疗效果尚在随访中。

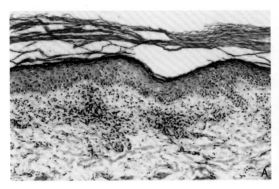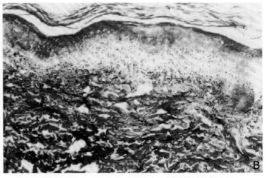

图41-2　右下肢多发性金黄色苔藓患儿足踝部皮损组织病理像　A. 表皮轻度角化过度,棘层肥厚,基底层灶状液化变性,真皮浅层大量淋巴细胞、组织细胞及噬黑素细胞浸润,可见少数红细胞外渗(HE染色×100);B. 真皮内可见蓝色含铁血黄素沉积(普鲁士蓝染色×100)

2. 讨论

金黄色苔藓又名紫癜性苔藓,为少见性疾病,多见于成人,儿童也可发病。Fujita等报告一例6岁女童患本病。本病的病因尚不清楚。有人认为本病为色素性紫癜性皮病的一种,属于淋巴细胞围管型毛细血管炎。本病皮损为金黄色或铁锈色丘疹,融合成斑片,斑片多为圆形,偶见线状节段性损害,边界清楚,大小不一,直径2～30cm。一般无瘙痒,但有的患者会有剧烈的疼痛。本例患儿右下肢皮损表现为数个圆形红褐色斑块,呈线状节段性分布,并不多见。组织病理改变在早期有浅层血管周围淋巴细胞浸润和红细胞外渗,因此产生紫癜样皮损。当皮损浸润明显时,可出现表皮轻度海绵形成,真皮出现含铁血黄素,甚至可以出现轻度的真皮层纤维化,含铁血黄素染色也有助于诊断。本病应与湿疹样紫癜、蕈样肉芽肿出现的紫癜样皮损相鉴别,组织病理学上应与扁平苔藓鉴别。本病治疗可局部外用糖皮质激素制剂,核素贴敷和液氮冷冻治疗均有一定效果。也有作者报告应用口服己酮可可碱400mg,每日3次,连用2～3周;或者口服芦丁5mg,每日2次,及维生素C 250mg,每日2次,连用4周有效,但作用机制尚不十分清楚。也有文献报道应用前列环素或补骨脂素长波紫外线治疗有效的病例。

(詹庆霞)

▶ **点评**

1. 金黄色苔藓临床少见,皮损为金黄色或铁锈色丘疹。

2. 病理表现为淋巴细胞围管型毛细血管炎,含铁血黄素染色也有助于诊断。

3. 临床见到紫癜样损害的皮疹时,应与此病鉴别。

4. 治疗可局部外用糖皮质激素制剂,口服改善毛细血管通透性的药物。

病例42　鳞状毛囊角化病
（Keratosis Follicularis Squamosa）

【病例简介】患者,女性,37岁,因胸背部散在淡褐色斑丘疹伴鳞屑5个月,加重2个月就诊于我院。左乳房处皮疹行组织病理检查示:表皮轻度角化过度,无角化不全,棘层局灶性增厚,并毛囊角栓,真皮浅层小血管周围少量淋巴细胞浸润。诊断:鳞状毛囊角化病。治疗:给予口服维生素阿维A胶囊,外用维0.1%A酸乳膏、润肤霜,并每月1次35%甘醇酸溶解角栓。两个月后皮疹基本消退,后期随访观察。

1. 临床资料

患者,女性,37岁,因胸背部散在淡褐色斑丘疹伴鳞屑5个月,加重2个月,于2015年2月1日就诊于我院。5个月前无明显诱因与前胸出现淡褐色圆形椭圆形斑丘疹,上附薄鳞屑,鳞屑中央有与毛囊一至小黑点,无明显自觉症状。就诊于当地医院皮肤科,以"干性湿疹"给予艾洛松乳膏等药物外用,有暂效,停药后加重。2个月前皮疹扩展至背部及腰骶部,淡褐色斑丘疹密集分布,不融合,鳞屑中央附着边缘游离,无明显瘙痒,遂来我院就诊。父母非近亲结婚,尚无类似病史,余无特殊。

体检:中年女性,一般情况好。系统检查无异常发现。

皮肤科检查:双侧乳下、腹部及腰背部密集分布淡褐色斑疹、丘疹,圆形椭圆形,1~2mm,互补融合,其上附薄鳞屑,中央附着边缘游离,部分鳞屑中央有与毛囊一致小黑点(图42-1,图42-2)。

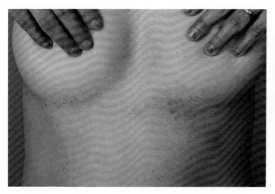
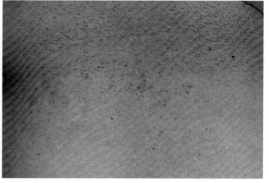

图42-1　双侧乳下密集分布淡褐色斑片,圆形椭圆形,直径2~4mm,上覆鳞屑边缘游离,中央有与毛囊口一致的黑点

图42-2　腹部可见群集分布的淡褐色鳞屑性丘疹,部分鳞屑周围可见环状色素减退斑

实验室检查:血尿常规正常,肝、肾功能和血糖、血脂正常。

左乳房下皮疹行组织病理检查:表皮轻度角化过度,无角化不全,棘层局灶性增厚,毛囊口扩张,可见毛囊角栓,毛囊周围少量炎细胞浸润,真皮浅层小血管周围少量淋巴细胞浸润(图42-3,图42-4)。

诊断:鳞状毛囊角化病。

治疗:口服维生素阿维A胶囊,外用维0.1%A酸乳膏、润肤霜,并每月一次35%甘醇酸溶解角栓。两个月后皮疹基本消退,后期随访观察。

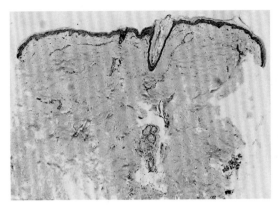

图 42-3 表皮轻度角化过度,无角化不全,并角质栓形成,棘层灶性轻度增厚(HE 染色×40)

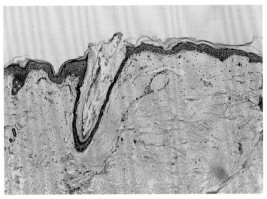

图 42-4 毛囊口扩大,毛囊中充满角质物,棘层灶性轻度增厚,真皮浅层小血管周少量淋巴细胞浸润(HE 染色×100)

2. 讨论

鳞状毛囊角化病临床较为少见,于 1903 年由日本土肥庆藏首先报道,并命名为鳞状毛囊角化病,结合国内外文献报道分析本病好发于青壮年女性,男女比例 1∶1.6,多见于日本、中国、朝鲜亚洲国家。常见发病部位依次是腹部、大腿部、臀部、腰部、腋下、背部、上肢、腹股沟及小腿部。鳞状毛囊角化病发病机制尚不清楚,可能与遗传、细菌感染、内分泌失调及化纤织物的摩擦致毛囊口损伤有关,Ma 等发现该致病基因位于 7p14.3-7p12.1 之间。

鳞状毛囊角化病临床上应与鱼鳞病(以四肢伸面为主,幼年发病,有鱼鳞状鳞屑,而鳞屑中心无小黑点)、花斑癣(发疹以胸背为主,鳞屑中心无小黑点,真菌检查阳性,夏季较重)、副银屑病(皮疹多在四肢和躯干,鳞屑中心无小黑点,鳞屑覆盖于丘疹和红斑上,周围无白色晕环)、连圈状糠秕疹(皮损面积大,中心无小黑点,多分布在下肢)相鉴别。本病组织病理学特征是扩张的毛囊处可见角质栓形成,在临床上亦应和其他角化性疾病鉴别,如毛囊角化病、小棘苔藓、毛发红糠疹等相鉴别。治疗上,本病以口服调节上皮细胞增殖和分化药物,结合外用溶栓、角质剥脱及软化乳膏为常规治疗方案,抗生素不推荐常规使用,但口服抗生素如米诺环素;外用他克莫司、他卡西醇、尿素、水杨酸制剂等均有有效报道,此外去除诱发因素,如清除感染灶、控制内分泌疾病及避免物理摩擦刺激也非常重要。

(吉 彬)

> ### 点评

1. 鳞状毛囊角化病具有家族聚集性,在临床诊断过程中要询问家族史,遗传易感性结合后天的诱发因素(细菌感染、内分泌失调及化纤织物的摩擦致毛囊口损伤),对于准确诊断具有重要参考。

2. 本病应与花斑癣、鱼鳞病、副银屑病、连圈状糠秕疹等疾病相鉴别,结合家族史、临床表现诊断并不困难,必要时可行组织病理学活检,已明确诊断。

3. 治疗过程中,外用维 A 酸制剂,注意防晒措施,避免光敏发生。

参 考 文 献

［1］ 杨国亮,王侠生. 现代皮肤病学［M］. 上海:上海医科大学出版社,1998,516.

［2］ 黄俊,蒋献,汪盛. 湿疹样银屑病 1 例［J］. 中国皮肤性病学杂志,2007,21(5):302-303.

［3］ 李莹,汪盛,郭在培. 湿疹样银屑病误诊传染性湿疹样皮炎 1 例［J］. 中国麻风皮肤病杂志,2008,24(6):471.

［4］ 朱学骏,涂平. 皮肤病的组织病理诊断［M］. 北京:北京医科大学出版社,2001:67.

［5］ Daoud MS,Pittelkow MR. Pityriasis lichenoides//Freedberg IM,Eisen AZ,Wolff K,et al. Fitzpatrick's dermatology in general mdeicine. 7th ed. New York:McGraw-Hill,2003:341-343.

［6］ Bowers S,Warshaw EW. Pityriasis lichenoides and its subtypes. J Am Acad Dermatol,2006,55(4):557-572.

［7］ 王刚. 从副银屑病到苔藓样糠疹:新旧概念的对比与进展［A］. 第十一届全军皮肤科专业学术交流会论文集［C］. 2008.

［8］ 冯素英. 苔藓样糠疹［J］. 中华皮肤科杂志,2009,42(11):804-806.

［9］ Simon D,Boudny C,Nievergelt H,et al. Successful treatment of pityriasis lichenoides with topical tacrolimus. Br J Dermatol,2004,150(5):1033-1035.

［10］ Barros HR,Almeida JRP,Dinato SLM,Sementilli A,Romiti N. Lichen planus pigmentosus inversus. An Bras Dermatol. 2013;88(6 Suppl 1):S146-9.

［11］ 彭军,叶文静. 色素性扁平苔藓 11 例分析［J］. 临床皮肤科杂志,2013,(05):280-281.

［12］ Bennassar A,Mas A,Julia M,et al.［Annular plaques in the skin folds:4 cases of lichen planus pigmentosus-inversus］. *Actas Dermosifiliogr*. 2009;100(7):602-5. Spanish.

［13］ Ohshima N, Shirai A, Saito I, Asahina A. Lichen planus pigmentosus-inversus occurring extensively in multiple intertriginous areas. J Dermatol 2012;39:412-4.

［14］ Vachiramon V. Approach to reticulate hyperpigmentation［J］. ClinExp Dermatol,2011,36(2):459-466.

［15］ Nijhawan RI,Borkin MS,Wilentz SW. Lichen planus pigmentosus-inversus involving the post-auricular sulci.［J］. Dermatol Online J. 2013 Jun 15;19(6):18571.

［16］ Mutairi N A,Khalanwang M E. Clinicopathological characteristics of lichen planus pigmentosus and its response to tacrolimus ointment:an open label,non-randomized,prospective study［J］. J Eur Acad Dermatol Venereol,2010,24(3):535-540.

［17］ Akihiko A. Lichen planus pigmentosus-inversus occurring entensively in multiple intertriginous areas［J］. J Dermatol,2011,22(4):412-414.

［18］ Vachiramon V. Approach to reticulate hyperpigmentation［J］. Clin Exp Dermatol,2011,36(2):459-466.

［19］ Kenji K. Ashy dermatosis with prior pruritic and scaling skin lesions［J］. J Dermatol,2012,38(4):1103-1104.

［20］ Gunnar W,Christian R,Michael M S. Clinical variants of lichen planus［J］. J Dtsch Dermatol Ges,2012,12(3):1-11.

［21］ Nishizawa A,Satoh T,Yokozeki H,et al. Close association between metal allergy and nail lichen planus:detection of causative metals in nail lesions［J］. Eur Acad Dermatol Venereol. 2013,27(2):231-234.

［22］ Dehesa L,Tosti A. Treatment of inflammatory nail disorders［J］. Dermatol Ther. 2012;25(6):525-534.

［23］ 常建民,鲍迎秋. 毛囊性扁平苔藓［J］. 临床皮肤科杂志,2007,36(4):199-200.

［24］ 李烜,聂建军,李芬. 毛囊性扁平苔藓 1 例［J］. 中国皮肤性病学杂志,2013,27(2):188-189.

［25］ Fujita H,Iguchi M,Ikari Y. Lichen aureus on the back in a 6-year-old girl［J］. J Dermatol,2007,34(2):148-149.

［26］ 马东来,方凯. 金黄色苔藓［J］. 临床皮肤科杂志,2002,31(5):272.

［27］ Lee HW,Lee DK,Chang SE. Segmental lichen aureus:combination therapy with pentoxifylline and prostacyclin［J］. J Eur Acad Dermatol Venereol,2006,20(10):1378-1380.

［28］ Ling TC,Goulden V,Goodfield MJ. PUVA therapy in lichen aureus［J］. J Am Acad Dermatol,2001,45(1): 145-146.

［29］ 徐益明,钟文美,普雄明.鳞状毛囊角化病 1 例［J］.临床皮肤科杂志,2004,33(11):664.

［30］ Ma YM,Liang YH,FU SB,et al. Mapping of a novel locus for keratosis follicularis squamosa on chromosome 7p14.3-7p12.1.［J］ Dermatol Sci,2010,60(3):193-196.

第十一章

大疱和无菌性脓疱性皮肤病
Bullous Dermatoses And Aseptic Pustular Dermatosis

病例43 成人线状 IgA 大疱性皮病(1)
(Adult Linear IgA Bullous Dermatosis)

【病例简介】患者,男性,76岁,四肢红斑、水疱、结痂1个月余。皮肤科情况:四肢散在红斑、水疱、糜烂、抓痕、结痂,以四肢屈侧为重,未累及黏膜。皮损组织病理示:表皮基底层下水疱,疱内及真皮浅层较多淋巴细胞、中性粒细胞浸润。直接免疫荧光示:表皮基底膜带 IgA 呈线状沉积,IgG 阴性,C3 弱阳性。诊断:成人线状 IgA 大疱性皮病(Linear IgA dermatosis, LABD)。

1. 临床资料

患者,男性,76岁,主因四肢红斑、水疱、结痂1月余就诊。患者诉就诊前1个月余无明显诱因四肢出现散在红斑、水疱,伴瘙痒,水疱破溃后形成浅表糜烂面,病情逐日加重,遂来我院就诊。自发病以来,无发热、腹痛、腹泻等症状,饮食尚可,睡眠欠佳,二便正常。既往体检,无家族性遗传性疾病史,无食物药物过敏史。

体格检查:各系统检查未见异常。

皮肤科检查:四肢散在红斑,部分融合成片,在红斑基础上可见散在糜烂面、抓痕、结痂,其间可见数个米粒大小水疱,疱液澄清,尼氏征阴性,大部分痂皮脱落后遗留色素沉着斑,以四肢屈侧为重,未累及黏膜(图43-1 ~ 图43-3)。

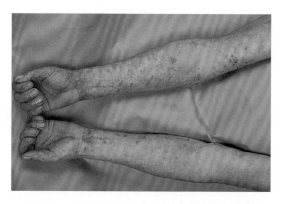

图 43-1 上肢可见红斑水疱、结痂及色素沉着

112

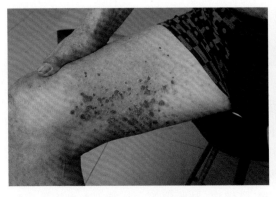 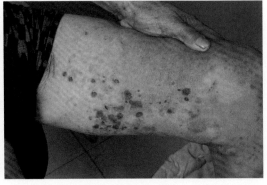

图 43-2　右下肢皮疹　　　　　　　　　　　　　　图 43-3　左下肢皮疹

实验室检查： 血、尿、便、肝肾功能、心电图等回报未见明显异常。

皮损组织病理示： 表皮下水疱，疱内及真皮浅层较多淋巴细胞、中性粒细胞浸润（图 43-4，图 43-5）。

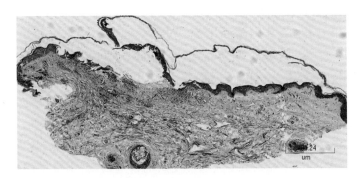

图 43-4　表皮下水疱，疱内及真皮浅层较多淋巴细胞、中性粒细胞浸润（HE 染色×40）

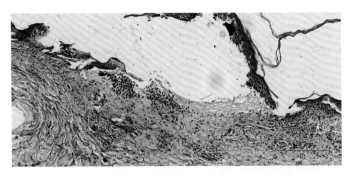

图 43-5　表皮下水疱，疱内及真皮浅层较多淋巴细胞、中性粒细胞浸润（HE 染色×100）

直接免疫荧光示： 表皮基底膜带 IgA 呈线状沉积，IgG 阴性，C3 弱阳性。**诊断：** 成人线状 IgA 大疱性皮病（linear IgA dermatosis，LABD）。

治疗： 外用强效糖皮质激素治疗，目前无新发皮疹，原红斑颜色较前变暗，水疱干涸结痂脱落，继续随访中。

2. 讨论

线状 IgA 大疱性皮病（LABD）是一种累及皮肤和黏膜的慢性获得性自身免疫性表皮下疱病,其发病年龄呈双峰分布,5 岁以下的儿童和 60 岁以上的老年人为其好发人群。本病根据年龄分为儿童型和成人型。成人线状 IgA 大疱性皮病往往隐匿起病,可有程度不等的瘙痒。

LABD 发病原因不明,药物、病毒感染、自身免疫功能紊乱、创伤和恶性肿瘤都可能诱发。LABD 存在明显的抗原和抗体的异质性,本病自身抗体为 IgA,IgA 沉积于基底膜带,导致补体的激活,产生一连串的免疫反应,使表皮真皮连接处附着力丧失,出现水疱。另外,线状 IgA 大疱性皮病可合并某些恶性肿瘤,尤其是淋巴组织增生性疾病如霍奇金病和 B 细胞淋巴瘤,其他合并肿瘤包括多发性骨髓瘤、浆细胞瘤、乳腺癌、结肠癌等。线状 IgA 大疱性皮病与恶性肿瘤是否相关目前仍有争议。本例患者目前系统检查未发现异常,但患者高龄,需密切随访。

LABD 临床表现多样,可为红斑、丘疹、丘疱疹等多形性皮疹,外观正常的皮肤或红斑上发生大小不一的水疱或血疱,本例患者四肢可见红斑,以浅表糜烂面、抓痕、结痂为主,大部分痂皮脱落后遗留色素沉着斑,以四肢屈侧为重,特征性的周边带水疱的环形皮损比儿童型少见,在临床上 LABD 有时诊断困难,尤其是成人,与疱疹样皮炎及大疱性类天疱疮难以鉴别;疱疹样皮炎皮疹呈对称性、多形性、瘙痒剧烈,多伴有谷蛋白敏感性肠病,直接免疫荧光示真皮乳头处 IgA 颗粒状沉积,可与本病鉴别;大疱性类天疱疮直接免疫荧光示表皮基底膜带 IgG 和 C3 线状沉积,循环抗基底膜带抗体为 IgG,盐裂实验显示抗体沉积于表皮侧。

根据本例患者临床表现,结合组织病理及直接免疫荧光检查结果,成人线状 IgA 大疱性皮病诊断成立,氨苯砜是治疗线状 IgA 大疱性皮病的首选药物,不良反应较轻;轻症患者外用糖皮质激素及对症支持治疗可控制病情。本例患者老年男性,皮疹相对局限,未累及黏膜,暂外用糖皮质激素软膏治疗,效果较好,周身未见明显新发皮疹,原皮疹处红斑颜色明显暗淡,糜烂面面积明显缩小,少部分痂皮已脱离,遗留大面积色素沉着斑,进一步随访中,待必要时加用氨苯砜或磺胺吡啶口服。研究显示该病数年后可自行缓解,治疗方面主要为控制和改善临床症状,不宜过度治疗。

（李群燕）

▶ 点评

1. 线状 IgA 大疱性皮病是一种累及皮肤和黏膜的慢性获得性自身免疫性表皮下疱病,其发病年龄呈双峰分布。

2. 皮损表现多样,可为红斑、丘疹、丘疱疹、水疱等多形性皮疹。

3. 病理表现为表皮下水疱,直接免疫荧光示基底膜带线状 IgA 沉积。

4. 氨苯砜是治疗线状 IgA 大疱性皮病的首选药物,本例患者老年男性,皮疹相对局限,未累及黏膜,外用糖皮质激素软膏治疗,临床上也收到不错效果。

病例44　成人线状 IgA 大疱性皮病(2)
(Adult Linear IgA Bullous Dermatosis)

【病例简介】患者,男性,20 岁,主因周身红斑水疱伴痒 1 年加重半年。皮肤科情况:面颈部、躯干泛发水肿性红斑、丘疹、水疱,尼氏征阴性,眼、口腔和生殖器黏膜未受累。皮损组织病理示:表皮基底层下水疱,疱内及真皮浅层较多淋巴细胞及中性粒细胞浸润。直接免疫荧光:基底膜 IgG(-)IgA(+)C3(-)。诊断:成人线状 IgA 大疱性皮病(Iinear IgA dermatosis, LABD)。予糖皮质激素合泼尼松 40mg 口服,规律减量,目前口服 20mg,无新发皮疹,原皮疹明显减轻,正在随访中。

1. 临床资料

患者,男性,20 岁,主因周身红斑水疱伴痒 1 年加重半年。患者就诊前 1 年无明显诱因先于面颈部出现红斑、丘疱疹、水疱,水疱呈米粒至绿豆大小,疱壁较薄易破,自觉瘙痒,无发热,就诊于外院诊疗不详,原皮疹可减轻,仍有新发皮疹,扩展至躯干四肢。既往体健,否认药物过敏史,否认家族性遗传病史。

体格检查:系统查体未见异常。

皮肤科检查:面颈部、躯干泛发水肿性红斑、丘疹、丘疱疹,部分融合成片,在红斑基础上及正常皮肤上有米粒至绿豆大小张力性水疱,疱液清亮,尼氏征阴性,可见少许糜烂面、血痂和抓痕,以及大量色素沉着斑。眼、口腔和生殖器黏膜未受累(图 44-1~图 44-3)。

实验室检查:血生化常规、免疫全项均未见异常。

组织病理:表皮基底层下水疱,疱内及真皮浅层较多淋巴细胞及中性粒细胞浸润(图 44-4,图 44-5)。

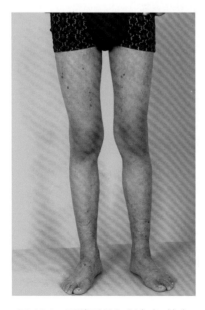

图 44-1　下肢可见红斑水疱、结痂

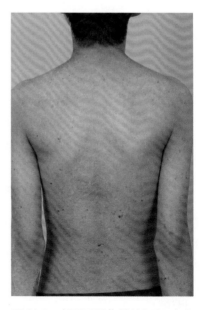

图 44-2　躯干可见水肿性红斑、水疱

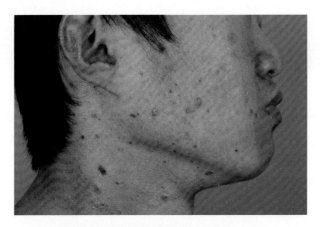

图44-3　面颈部可见红斑、丘疱疹、水疱

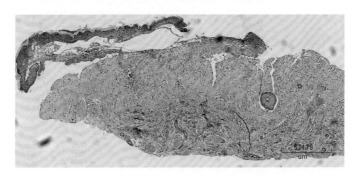

图44-4　表皮基底层下水疱,疱内及真皮浅层较多淋巴细胞、中性粒细胞浸润(HE 染色×40)

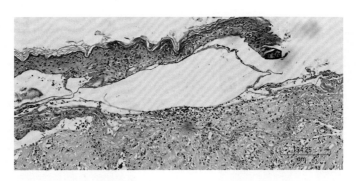

图44-5　表皮基底层下水疱,疱内及真皮浅层较多淋巴细胞、中性粒细胞浸润(HE 染色×100)

直接免疫荧光:基底膜 IgG(-)IgA(+)C3(-)。

诊断:符合线状 IgA 大疱性皮病。

治疗:给予糖皮质激素合泼尼松 40mg 口服,规律减量,目前口服 20mg,无新发皮疹,原皮疹红斑颜色变暗,水疱干涸结痂脱落,继续随访中。

2. 讨论

线状 IgA 大疱性皮病(LABD)是一种累及皮肤和黏膜的慢性获得性自身免疫性表皮下疱病,发病年龄呈双峰分布,5 岁以下的儿童和 60 岁以上的老年人为其好发人群。本病根据年龄分为儿童型和成人型。本例患者发病年龄 20 岁,临床上相对少见。

LABD 发病原因不明,药物、病毒感染、自身免疫功能紊乱、创伤和恶性肿瘤都可能诱发。LABD 存在明显的抗原和抗体的异质性,本病自身抗体为 IgA,IgA 沉积于基底膜带,导致补体的激活,产生一连串的免疫反应,使表皮真皮连接处附着力丧失,出现水疱。LABD 临床表现多样,可为红斑、丘疹、丘疱疹等多形性皮疹,外观正常的皮肤或红斑上发生大小不一的水疱或血疱,本例患者皮疹泛发,以水肿性红斑、丘疱疹为主,部分皮疹呈环形损害,临床上需与疱疹样皮炎、大疱性类天疱疮、IgA 天疱疮、多形红斑、大疱性系统性红斑狼疮等相鉴别。王博等报道 1 例误诊为线状 IgA 大疱性皮病的系统性红斑狼疮,患者肩颈、面部环形分布水疱,皮损组织病理显示真皮乳头有以中性粒细胞为主的浸润,直接免疫荧光基底膜带有 IgA 沉积,初诊为线状 IgA 大疱性皮病,但随后实验室检查患者白细胞计数低于正常,免疫全项抗 Sm 抗体阳性,抗核抗体阳性,滴度明显高于正常,最后确诊为 SLE,提示临床上需行相关检查,以免误诊。本例患者血常规、免疫全项检查未见明显异常。

根据本例患者临床表现,结合组织病理及直接免疫荧光检查结果,线状 IgA 大疱性皮病诊断成立,氨苯砜是治疗线状 IgA 大疱性皮病的首选药物,不良反应较轻;轻症患者外用糖皮质激素及对症支持治疗可控制病情。本例患者青年男性,皮疹泛发,病史相对不短,又因目前氨苯砜难以购买,予中等剂量激素治疗,患者周身未见明显新发皮疹,原皮疹处红斑颜色明显暗淡,水疱干涸结痂,治疗有效,进一步随访中,必要时加用免疫抑制剂,也可试用大剂量免疫球蛋白静脉注射。

（李群燕）

▶ 点评

1. 线状 IgA 大疱性皮病是一种累及皮肤和黏膜的慢性获得性自身免疫性疱病,病理表现为表皮下水疱,直接免疫荧光示基底膜带线状 IgA 沉积。

2. 皮损表现多样,为红斑、丘疹、丘疱疹、水疱等多形性皮疹。临床上需与疱疹样皮炎、大疱性类天疱疮、IgA 天疱疮、多形红斑、大疱性系统性红斑狼疮等相鉴别。

3. 本例患者青年男性,皮疹泛发,予中等剂量激素治疗,病情控制可。

病例 45　疱疹样天疱疮
（Pemphigus Herpetiformis）

【病例简介】患者,男性,60 岁,躯干四肢环形红斑 40 余天,加重伴水疱 2 周。组织病理检查示:表皮棘细胞间细胞内水肿,小水疱形成,疱内及疱周可见较多嗜酸性粒细胞及中性粒细胞浸润。真皮浅层亦有大量上述炎细胞浸润。DIF:棘细胞间 IgG 和 C3 沉积,IgA 阴性。诊断:疱疹样天疱疮。经治疗后症状好转,现正在随访中。

1. 临床资料

患者,男性,60 岁,躯干,四肢环形红斑 40 余天,加重伴水疱 2 周就诊。患者于 40 余天前无明显诱因右腹部出现数个黄豆粒大小丘疹,瘙痒剧烈,搔抓后少量脱屑,皮疹逐渐扩大,呈水肿性隆起性红斑,中央色暗,皮疹迅速扩展至躯干及四肢,以腹部、背部及四肢近端为重,瘙痒明显。2周前躯干及双上肢散发针尖至绿豆粒大小水疱,疱壁紧张,尼氏征阴性,就诊于我院门诊,考虑疱疹样天疱疮,建议行病理活检,发病以来,无发热及关节痛,无黏膜损害。既往乙肝病史,自述已治愈;慢性胃炎病史12年,间断服中药调理。家族中无类似疾病患者,余无特殊。

体检:中年男性,一般情况好。系统检查无异常发现。

皮肤科检查:躯干,四肢可见水肿性隆起性红斑,呈环形,可见针尖至绿豆粒大小水疱,疱壁紧张,尼氏征阴性(图45-1,图45-2)。无黏膜损害。以躯干腹部,背部及四肢近端为重。

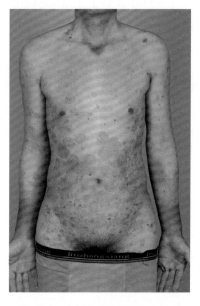

图45-1　躯干四肢可见环状红斑

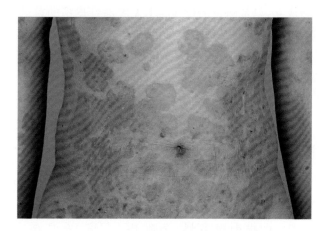

图45-2　躯干四肢可见环状红斑,水疱

后背部组织病理检查:表皮棘细胞间细胞内水肿,小水疱形成,疱内及疱周可见较多嗜酸性粒细胞及中性粒细胞浸润。真皮浅层亦有大量上述炎细胞浸润。DIF:棘细胞间IgG和C3沉积,IgA(-)(图45-3,图45-4)。

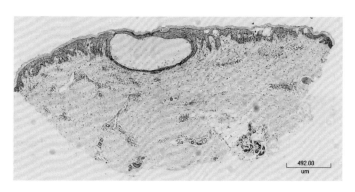

图45-3　表皮棘细胞间细胞内水肿,小水疱形成(HE染色×40)

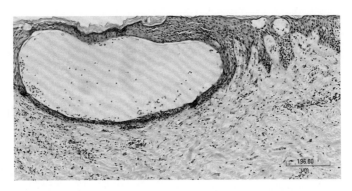

图45-4　疱内及疱周可见较多嗜酸性粒细胞及中性粒细胞浸润（HE 染色×100）

诊断：疱疹样天疱疮。

治疗：建议住院治疗，予以雷公藤、DDS 及小剂量激素治疗，现正在随访中。

2. 讨论

疱疹样天疱疮（pemphigus herpetiformis，PH）最早是 1975 年由 Jablonska 首先报道的。被认为是天疱疮的一种亚型，较少见。其临床表现类似疱疹样皮炎。但其组织学及免疫荧光符合天疱疮。该病发病无明显性别差别，多见于中老年。曾有报道一例 12 岁儿童发病。发病病因不明，诱因可能与感染，外伤，饮食，过敏，贫血有关。

该病皮疹多形，发病以环状红斑为主要表现，后出现水疱，脓疱，糜烂，结痂等，尼氏征阴性，一般无黏膜损害。病理活检呈表皮内嗜酸性海绵形成，嗜酸性粒细胞浸润，直接免疫荧光检查表皮细胞间有 IgG 和 C3 沉积，间接免疫荧光检查血清中有循环抗表皮细胞间 Dsg1 或 Dsg3IgG 抗体。最近，国外有些报道天疱疮患者只查出特定的 Dsc3 抗体。国外亦有病例报道疱疹样天疱疮有特定 Dsc3 抗体，而没有 Dsg 抗体。本病需与远心性环状红斑、荨麻疹性血管炎、IgA 天疱疮及角层下脓疱性皮病相鉴别。

疱疹样天疱疮病程一般为良性，治疗对氨苯砜及激素反应敏感，必要时可联合免疫抑制剂，如环磷酰胺等。有文献报道，本病用药控制不佳时可能发生临床转型。本例患者予以小剂量激素治疗，疗效明显，随访中。

（石　晶）

▶ **点评**

1. 该病例报道了中年男性疱疹样天疱疮，皮损为躯干，四肢可见水肿性隆起性红斑，呈环形，可见针尖至绿豆粒大小水疱，疱壁紧张，尼氏征阴性。

2. 病理为表皮棘细胞间水肿，小水疱形成，可见较多嗜酸性粒细胞及中性粒细胞浸润。真皮浅层有大量上述炎细胞浸润。DIF：棘细胞间 IgG 和 C3 沉积，IgA（－）。

3. 临床环状红斑，水疱要考虑疱疹样天疱疮，对氨苯砜及激素敏感，预后良好。

病例46　家族性慢性良性天疱疮
（Familial Benign Chronic Pemphigus）

【病例简介】患者,女性,23岁,耳部,乳房下,腋下,腹股沟水疱糜烂结痂9年余。耳部组织病理检查示:表皮结痂,乳头瘤样增生,棘层不规则增厚,中下部棘细胞间松解呈塌砖样改变,真皮浅层血管周围淋巴细胞浸润。诊断:家族性慢性良性天疱疮。

1. 临床资料

患者,女性,23岁,耳部,乳房下,腋下,腹股沟水疱糜烂结痂9年余。患者于9年前于头部出现糜烂,结痂,有黄色渗出液体,不经治疗可自行好转,冬轻夏重,反复发作。后陆续于腋下,颈部,乳房下及腹股沟处出现类似皮损,间断自行外用抗生素药物后可获缓解。近期病情反复加重来院就诊,真菌镜检阴性。患者平素体健,无基础疾病。家族中其母类似病史。

体检:青年女性,一般情况好。系统检查无异常发现。

皮肤科检查:耳后,耳廓内,颈部,双侧腋下,双侧乳房下,双侧腹股沟可见糜烂、浸渍、渗出结痂,可闻及异味(图46-1,图46-2)。真菌镜检阴性。

左耳部皮损行组织病理检查:表皮结痂,乳头瘤样增生,棘层不规则增厚。棘层中下部局灶性松解,可见棘细胞呈塌砖样改变。真皮浅层血管周围淋巴细胞浸润(图46-3,图46-4)。

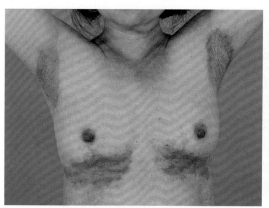

图46-1　乳房下,腋窝可见糜烂渗出结痂

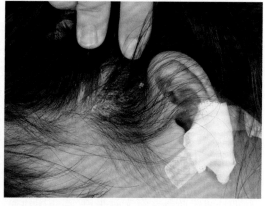

图46-2　双侧耳后,耳廓内可见糜烂渗出,结痂

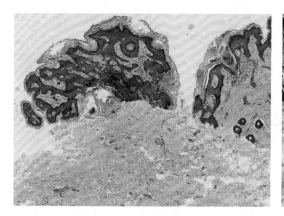

图46-3　表皮结痂,乳头瘤样增生,棘层不规则增厚,真皮浅层血管周围淋巴细胞浸润(HE染色×40)

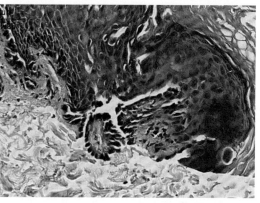

图46-4　棘层中下部局灶性松解,可见棘细胞呈塌砖样改变(HE染色×100)

治疗:给予局部 0.1% 雷夫努尔溶液湿敷,氧化锌糊剂外用,症状有所好转,嘱患者穿着宽松透气服装,密切随访。

2. 讨论

家族性良性慢性天疱疮,又称 Haily-Haily 病,是一种罕见的常染色体显性遗传病,发病无性别差异,部分患者缺乏家族史,多呈冬轻夏重的发作特点。颈部、腋窝及腹股沟为最常见发病部位,但是也可以发生在头皮,脐窝、外生殖器等部位。皮疹特点为水疱、糜烂、渗出,可有皲裂疼痛,尼氏征偶可阳性,预后不留瘢痕。发生在黑人妇女时,可出现外阴部疣状丘疹改变,具备特征性。其他情况下,偶可于甲部出现白色纵带,经久不愈皮损有继发鳞状细胞癌风险。

有研究发现 ATP2CI 基因是家族性良性慢性天疱疮的致病基因。ATP2C1 基因编码人类分泌途径钙离子 ATP 酶。它具有催化水解 ATP 耦联转运钙离子的功能。既往报道的家族性良性慢性天疱疮患者 ATP2C1 基因突变的位点分布于整个基因组,未见明显的突变热点区。中国朱亚刚等对 ATP2C1 基因中无义突变 p. G633X 与移码突变 c. 2164insACAT 进行了研究,认为 ATP2CI 基因突变影响细胞内钙离子信号,改变了桥粒蛋白的折叠与糖基化,最终导致表皮结构功能缺陷。

田洪青等对 40 例家族性良性慢性天疱疮进行临床分析,发现腋下、腹股沟为主要好发部位,四肢、脐部则最少,提示汗液分泌与运动摩擦均为发病重要因素。阿维 A、雷公藤、氨苯砜和抗生素,配合局部湿敷,能使病情很快得到控制,尤其对角化性丘疹效果较好。既往研究表明,多数患者随年龄增长病情会出现缓解,但是年龄对预后的影响仍存在不同争议。

(孔祥君)

▶ 点评

1. 家族性慢性良性天疱疮是一种具有代表性的遗传因素导致的棘层松解性皮肤病,表现为间擦部位的水疱,糜烂,结痂,往往具有家族史,冬轻夏重。本例为典型病例。

2. 虽然该病病因较明确,病理检查具有确诊价值。但临床多数患者往往长期被误诊,漏诊,而被当做皮炎湿疹类皮肤病治疗。因为对症治疗可以使病情缓解,反而使病因长期得不到明确。

3. 鉴别诊断包括湿疹,体股癣,天疱疮,药物疹,以及其他同类棘层松解性皮肤病等。

病例 47　家族性良性慢性天疱疮合并尖锐湿疣
(Familial Benign Chronic Pemphigus Complicated by Condyloma acuminatum)

【病例简介】 患者,男性,38 岁,腹股沟、阴囊红斑 30 年、疣状增生物半年。皮肤组织病理示:表皮角化过度伴角化不全,棘层肥厚,呈乳头瘤样增生,棘层中上部可见空泡细胞。棘层部分松解裂隙形成,其内棘细胞松解不完全,呈"倒塌砖墙样"结构。真皮浅层血管扩张,周围有较多淋巴细胞浸润。HPV16(+)。诊断:家族性良性慢性天疱疮合并尖锐湿疣。

1. 临床资料

患者,男性,38岁。腹股沟、阴囊红斑30年、疣状增生物半年就诊。患者自幼腹股沟、阴囊出现红斑、水疱,易破溃伴有渗出,反复发作,夏天较重,冬季减轻。家族成员中有家族性良性慢性天疱疮病史。近半年腹股沟、阴囊出现增生物,逐渐增多,感瘙痒、疼痛,故就诊于我院。

患者既往体健,否认结核、外伤等病史。否认不洁性交史。体检:系统检查无异常,浅表淋巴结未扪及肿大。

皮肤科情况:腹股沟、阴囊大片密集红色丘疹,群集分布,湿润柔软,表面凹凸不平,呈乳头样、鸡冠状或菜花样突起。基底红色或污灰色,糜烂渗液,触之易出血。皮损裂缝间可见脓性分泌物郁积,有恶臭,见图47-1。

实验室检查:查RPR+TPPA阴性,余化验未见异常。

切取右侧腹股沟皮损,行组织病理检查示:表皮角化过度伴角化不全,棘层肥厚,呈乳头瘤样增生,棘层中上部可见空泡细胞,其胞核深染居中,周围绕以一狭窄透亮晕,胞浆淡染,向周围有放射状细丝,如猫眼状。棘层部分松解裂隙形成,其内棘细胞松解不完全,呈"倒塌砖墙样"结构。真皮浅层血管扩张,周围有较多淋巴细胞浸润,见图47-2。HPV16(+)。结合临床及组织病理诊断为:家族性良性慢性天疱疮合并尖锐湿疣。给予依沙吖啶湿敷糜烂面抗感染,好转后CO_2激光治疗,目前正在随访中。

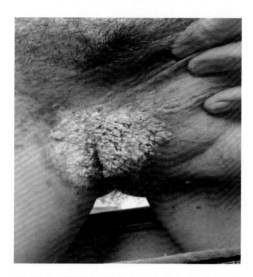
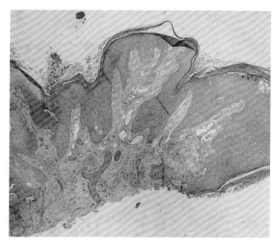

图47-1　腹股沟、阴囊大片密集红色丘疹,群集分布,湿润柔软,表面凹凸不平,呈乳头样、鸡冠状或菜花样突起。基底红色或污灰色,糜烂渗液,触之易出血。皮损裂缝间可见脓性分泌物郁积,有恶臭

图47-2　表皮角化过度伴角化不全,棘层肥厚,呈乳头瘤样增生,棘层部分松解裂隙形成,呈"倒塌砖墙样"结构,真皮浅层血管周围有较多淋巴细胞浸润(HE染色×40)

2. 讨论

家族性良性慢性天疱疮,又称Hailey-Hailey病(HHD),由Hailey兄弟于1934年首次报道,是一种少见的常染色体显性遗传性皮肤病。一般30~40岁发病,70%的患者有家族史。近年来研究显示,遗传基因定位于3q21-24,是编码高尔基复合体钙离子泵的

ATP2C1基因发生突变,导致角质形成细胞内钙离子调节障碍、信号转导障碍导致棘松解的发生。临床以皮肤皱褶部位反复出现水疱和糜烂为特征。出汗、摩擦、皮肤感染等外界因素可引起发病或加重病情。病情反复发作,多数人会有明显的季节性,如夏季或春秋复发,但也有患者在多年患病后呈持续性发病,无明显季节性。组织病理显示表皮内棘层松解,基底层上方裂隙及水疱形成,疱内可见棘层松解细胞,基底层上如倒砖墙样外观。超微结构显示棘细胞桥粒数目减少,张力细丝与桥粒分离,核周电子致密物质聚集。免疫电镜下在棘松解细胞表面,桥粒斑蛋白Ⅰ、桥粒斑蛋白Ⅱ、桥粒芯糖蛋白Ⅰ和桥粒斑珠蛋白染色消失,但在细胞质内散在分布。这种现象称为桥粒成分的内在化。Tada认为桥粒成分的内在化是由于在免疫电镜下这些成分附着于细胞膜且陷入张力丝的凝聚物中的缘故。本病的典型损害是在外观正常的皮肤或红斑上出现成群水疱或大疱。不典型损害有斑丘疹、角化性丘疹、乳头瘤样增生。本病常需与寻常型天疱疮、股癣、湿疹、疱疹样皮炎和毛囊角化病相鉴别。

尖锐湿疣(condyloma acuminatum,CA)是由人乳头瘤病毒(human papillomavirus,HPV)感染肛门生殖器皮肤黏膜所致,主要通过性接触传染,是最常见的性传播疾病之一。临床表现为初起为小而柔软的疣状淡红色小丘疹,以后逐渐增大,数目增多,表面凹凸不平,此时通常无特殊感觉,继续增大。根据其形态可分为丘疹型、乳头型、菜花型、鸡冠型、蕈样型,疣表面粗糙,呈灰白色或粉红色,可因摩擦或浸渍而破溃、渗出、出血或感染,伴有痒感、压迫感、疼痛感。组织病理表现为表皮点状角化不全,棘层肥厚呈乳头瘤样样增生。表皮中上部可见空泡细胞,其体积较大,核圆而深染,位于细胞中央,呈猫眼状,或排列成不规则似"毛毛虫"样。真皮浅层毛细血管扩张,周围淋巴细胞浸润。至今已分离出130型以上HPV,尖锐湿疣与HPV6、11、16、18、31、33型感染有关。低危型为6、11等,高危型为16、18等。免疫组织化学HPV6/16表现为细胞核内呈棕褐色。需要与假性湿疣、阴茎珍珠样丘疹、扁平湿疣、鲍温样丘疹病等鉴别。

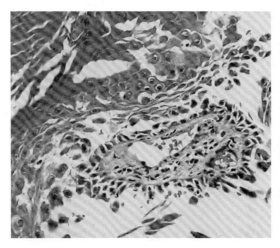

图47-3 棘层中上部可见空泡细胞,棘层部分松解裂隙形成,其内棘细胞松解不完全,犹如倒塌的砖墙样。真皮浅层血管扩张,周围有较多淋巴细胞浸润(HE染色×100)

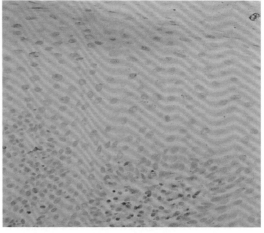

图47-4 免疫组织化学染色 HPV16(+)

池凤好等报道过一例家良慢合并大面积尖锐湿疣的病例,丁街生报道过一例,邢凤兰等报告两例。池凤好与丁街生报道的病例均使用大量激素后引起的 HPV 感染,除了腹股沟、阴囊出现皮损外,还累及双侧腋窝。本例患者家族性良性慢性天疱疮伴发尖锐湿疣实属少见。二者具体并发的机制不详,可能与家族性良性慢性天疱疮导致的角质形成细胞缺陷,局部皮肤免疫功能下降,外界刺激如摩擦、过敏等因素引起棘层松解及裂隙形成,HPV 感染会使患者皮损扩散,加重感染,为 HPV 的播散提供了条件,二者的相关性还需要进一步的研究。

(高　琴)

▶ 点评

1. 报道了家族性良性慢性天疱疮合并尖锐湿疣 1 例,临床表现、病理及免疫组织化学均典型。

2. 先前报道病例均为使用大量激素后引起的 HPV 感染,而本例患者并未应用激素治疗。

3. 临床提示某些应用激素治疗的疾病需注意病毒感染的可能。

病例48　儿童大疱性类天疱疮
(Child Bullous Pemphigoid)

【病例简介】患儿,男性,6 岁。3 个月前躯干和双下肢皮肤出现紧张性水疱、大疱,尼氏征阴性。皮损组织病理检查示表皮下水疱;直接免疫荧光示:IgG、C3 沉积于基膜,间接免疫荧光示抗表皮基膜抗体阳性。诊断为儿童大疱性类天疱疮,口服泼尼松治疗后效果良好。

1. 临床资料

患儿,男性,6 岁,体质量约 20kg。主因躯干、四肢红斑水疱伴瘙痒 3 个月,于 2011 年 9 月就诊于我院。3 个月前患儿无明显诱因胸背部、四肢、臀部、外阴出现红斑水疱。疱壁厚,不易破,伴有瘙痒、疼痛,无发热及其他全身症状。曾多次在当地医院就诊,未予明确诊断,予以糖皮质激素软膏及抗生素制剂外用,效果欠佳,原有皮损破溃糜烂,并不断有新水疱出现,为明确诊断来我院就诊。患儿发病前 1 个月内无服药史、疫苗接种史,无过敏性疾病家族史。

皮肤科检查:躯干、四肢见紧张性透明水疱、大疱,大小不一,直径 0.2～2cm,疱壁厚,尼氏征阴性,摩擦部位偶见血疱。以腹部、臀部、双股为重,外阴皮肤也可见小水疱。部分水疱破溃形成糜烂及结痂(图 48-1)。头部、掌跖、口腔黏膜未见皮损。皮损组织病理检查:表皮下单房性水疱,疱顶皮肤正常,疱腔内有嗜酸性粒细胞、中性粒细胞及淋巴细胞浸润,真皮乳头血管周围有嗜酸性粒细胞、中性粒细胞和淋巴细胞浸润(图 48-2,图 48-3)。皮损直接免疫荧光示:IgG(图 48-4)、C3 沉积于基膜带,IgA、IgM 阴性。间接免疫荧光定性判断:抗表皮基膜抗体阳性,抗棘细胞抗体阴性。诊断:儿童大疱性类天疱疮(childhoodbullous pemphigoid)。治疗:予以泼尼松 20mg/d 口服,3 周后病情控制,无新发皮损。将泼尼松逐缓慢减量至停药,治疗时间半年,随访半年,病情未再复发。

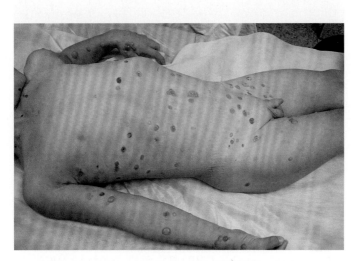

图 48-1　躯干、四肢、外阴可见紧张性透明水疱、大疱

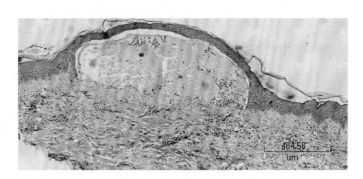

图 48-2　表皮下单房性水疱,疱顶皮肤正常(HE×40)

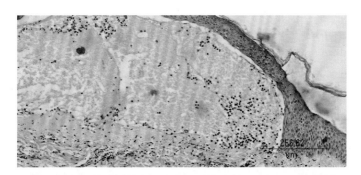

图 48-3　疱液及真皮浅层以嗜酸性粒细胞为主的炎症细胞浸润
(HE×100)

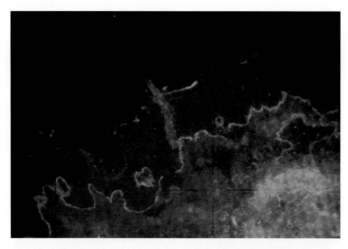

图 48-4 直接免疫荧光见 IgG 沉积于基底膜带

2. 讨论

大疱性类天疱疮(bullous pemphigoid,BP)是一种自身免疫性大疱性皮肤病,主要发生于老年人,儿童少见。目前已知 BP 有众多特殊类型,包括:①水疱性类天疱疮;②多形性类天疱疮;③儿童类天疱疮;④红皮病型大疱性类天疱疮;⑤局限性胫前类天疱疮;⑥发汗不良性类天疱疮;⑦增殖性类天疱疮;⑧结节性类天疱疮等。其中儿童型 BP 诊断标准与成人 BP 相同。根据该患儿临床典型的张力性厚壁水疱,自觉瘙痒,尼氏征阴性。组织病理表现为表皮下水疱,疱液及真皮乳头血管周围以嗜酸性粒细胞为主的炎症细胞浸润。直接免疫荧光可见 IgG 及 C3 荧光抗体沉积于基膜带,可以确定诊断为儿童型 BP。

成年人 BP 病因不明,老年患者可合并恶性肿瘤。而一部分儿童 BP 可有明确的病因。常见的病因包括疫苗接种、药物反应、免疫功能异常、嗜酸性粒细胞增多症、神经系统疾病、遗传性家族性过敏史、母亲妊娠类天疱疮等,但仍有部分患者不能找到明确的诱因。与成人不同的是尚无与恶性肿瘤相关的儿童 BP 发作的文献报道。

儿童 BP 的临床特点也与成人 BP 有一定的区别,具体表现在①儿童 BP 黏膜累及率较成人高;②儿童 BP 外阴累及率较成人高;③儿童 BP 累及手掌、足底的较成人多;④儿童 BP 可与其他表皮下大疱性疾病重叠。

儿童 BP 需要和儿童线状线状 IgA 大疱性皮病相鉴别。两者临床表现相似,组织病理都表现为表皮下水疱,仅根据水疱内的炎症细胞种类也难以区分。直接免疫荧光试验沉积在基底膜带的抗体种类不同,儿童 BP 表现为 IgG 和 C3,而儿童线状线状 IgA 大疱性皮病表现为 IgA 和 C3151。获得性大疱性表皮松解症与本病也需要鉴别,其临床及病理表现与 BP 相似,需通过盐裂皮肤荧光试验加以鉴别。通常 BP 的荧光抗体沉积于表皮侧,而获得性大疱性表皮松解症的荧光抗体沉积于真皮侧。

儿童 BP 相对于成人 BP,对糖皮质激素反应更为良好,作为首选药物,泼尼松每天 1mg/kg 可在 1 个月左右控制病情进展。如疗效不佳时可加用免疫球蛋白、免疫抑制剂、氨苯砜、红霉素、烟酰胺、磺胺类等。CD20 单克隆抗体目前在难治性 BP 治疗中,可以与免疫球蛋白联合使用,有较好的治疗效果,而且不良反应小,但价格昂贵。儿童 BP 病程有自限性,预后较成人好,经治疗大部分可在 1 年内缓解。

(倪海洋)

> ▶ 点评

1. 大疱性类天疱疮(BP)是一种自身免疫性大疱性皮肤病,主要发生于老年人,儿童少见。

2. 儿童BP的临床特点与成人BP有一定的区别,具体表现在:儿童BP黏膜累及率较成人高;累及手掌、足底的较成人多;儿童BP可与其他表皮下大疱性疾病重叠。

3. 儿童BP需要和儿童线状线状IgA大疱性皮病、获得性大疱性表皮松解症等相鉴别。

4. 儿童BP对糖皮质激素反应更为良好,可作为首选药物,泼尼松每天1mg/kg可控制病情进展,预后较成人好。

病例49　连续性肢端皮炎
(Acrodermatitis Continua)

【病例简介】患者,男性,21岁,主因"双手红斑、脓疱伴痒1年,加重10日"就诊。皮肤组织病理检示:表皮显著角化过度,棘层肥厚,棘细胞间及细胞内水肿,形成多房性水疱,真皮浅层血管周围较多淋巴细胞浸润。诊断为连续性肢端皮炎。给予311nm窄谱紫外线光疗、卡铂三醇软膏外用及中药治疗,皮疹好转。

1. 临床资料

患者,男性,21岁。因"双手红斑、脓疱伴痒1年,加重10日"就诊,1年前,患者右手示指被异物刺伤后局部出现红斑、脓疱,伴疼痛。在当地医院经抗感染治疗后病情无好转,示指反复出现小脓疱、红斑、脱屑,末端指节肿大,指甲肥厚变形,并逐渐蔓延至该双手其他手指。家族成员中无银屑病史及类似疾病史。

体格检查:一般情况好,系统检查未见明显异常。

皮肤科检查:双手弥漫红斑、肿胀,脱屑,局部米粒大小脓疱,多个手指末节肿大,指甲分离、变形(图49-1~图49-3)。舌呈沟状舌。实验室及辅助检查:血常规正常,粪和尿常规、凝血功能检查均未见异常;皮损分泌物细菌培养未见细菌生长。皮损组织病理检:表皮显著角化过度,棘层肥厚,棘细胞间及细胞内水肿,形成多房性水疱,真皮浅层血管周围较多淋巴细胞浸润。(图49-4,图49-5)。

诊断:连续性肢端皮炎。

治疗:给予311nm窄谱紫外线光疗、卡铂三醇软膏和糠酸莫米松软膏外用,2个月后皮疹好转,随诊2月未见复发。

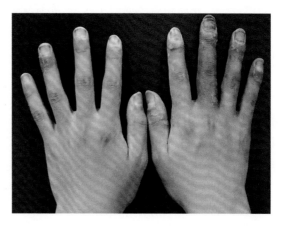

图49-1　双手多个手指红斑、脱屑,末端指节肿胀

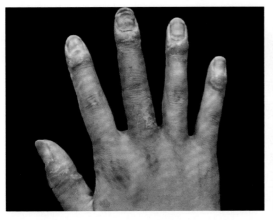

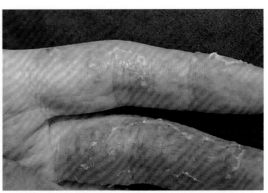

图 49-2 拇指脓疱,指节肿胀,指甲变形　　　图 49-3 手指脱屑,手指米粒大小白色脓疱

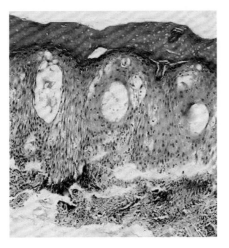

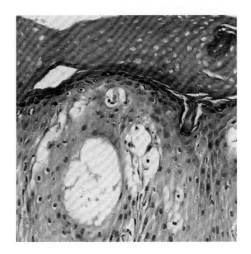

图 49-4 表皮显著角化过度,棘层肥厚,棘细胞间及细胞内水肿,形成多房性水疱,真皮浅层血管周围较多淋巴细胞浸润(HE 染色×40)　　　图 49-5 表皮显著角化过度,棘细胞间及细胞内水肿,形成多房性水疱(HE 染色×100)

连续性肢端皮炎是一种初发于指、趾末端,以无菌性脓疱为特征性皮损的慢性皮肤病,病情迁延反复,皮肤损害多局限于肢端,亦有少数患者可泛发至全身。本例发病前有明确指端外伤史,皮疹初发并长期局限于肢端,以反复发作的脓疱为特征,结合患者病情演变过程、既往病史及皮损图片资料,符合连续性肢端皮炎。

2. 讨论

连续性肢端皮炎(acrodermatitis continua,AC)是一种少见的皮肤病,病因不明,其发生常与指趾外伤或感染有关,以指(趾)末端的慢性、局限性、无菌性脓疱为特征,目前一些学者认为该病为一独立疾病,但另一些学者把其列为局限性脓疱型银屑病的一种,二者在组织病理上难以区分,临床上依据病史、好发部位及发展范围易鉴别。本病初发于一个指(趾)末端的末节背侧皮肤,缓慢发展逐渐向近端蔓延,其他指、趾相继受累,甚至泛发全身,或整个病程停留初发部位,本例属前者。治疗上可用阿维 A、四环素、免疫抑制剂等治疗,也可联合外用维生素 D3 衍生物和他克莫司软膏、光化学疗法或非甾体抗炎药。本例患者应用 311nm 光疗,每周一次同时外用卡铂三醇和糠酸莫米松每日早晚各外用一次,配合清热解毒中药口服,2个月后,皮疹痊愈,随访3个月未见复发。

(李　红)

▶ 点评

1. 报道了双手多个手指患病的连续性肢端皮炎病例,皮疹损害双手弥漫红斑、肿胀、脱屑,局部米粒大小脓疱,指甲分离、变形。

2. 病理为棘层细胞内和细胞间水肿,水疱形成。

3. 提示临床对于类似病例——有局部外伤诱因,手指、足趾先发病,有脓疱的皮疹要考虑到本病。

4. 311nm光疗、糖皮质激素药膏有效。

病例50　婴儿肢端脓疱病
(Acropustulosis of Infancy)

【病例简介】患儿,女性,7个月,生后2个月双手足出现小米粒大红色丘疹,很快形成小脓疱,伴瘙痒,5~7天脓疱干涸、脱屑后自行消退,但每隔7~8天后又复发,如此反复发作至今,并逐渐发展至腕部、小腿及胸腹部。皮肤科检查可见双手掌、手指屈侧、足内外侧缘密集小米粒大脓疱,疱壁紧张,尼氏征阴性,疱液呈淡黄色;手腕部、足底、小腿近踝部有少量散在同样的脓疱及红色小丘疹、丘疱疹,少量脓疱破溃结痂、脱屑;胸腹部亦有少量针尖至米粒大丘疹、丘疱疹及结痂。根据病理和临床特点诊断为婴儿肢端脓疱病。

1. 临床资料

患儿,女性,7个月,主因双手足皮肤丘疹、脓疱伴瘙痒,反复发作5个月,于2001年5月来我院就诊。患儿自生后2个月开始双手足出现小米粒大红色丘疹,很快(1~2天)即形成小脓疱,伴瘙痒,5~7天脓疱干涸、脱屑后自行消退,但每隔7~8天后又复发,如此反复发作,并逐渐发展至腕部、小腿及胸腹部,一直未能确诊而来我院。患儿无疥疮接触史或感染史。患儿足月顺产,第一胎,母乳喂养。父母健康,非近亲婚配。查体:患儿精神状态好,生长发育正常,系统检查未见异常。皮肤科情况:双手掌、手指屈侧、足内外侧缘密集小米粒大脓疱,疱壁紧张,厚,尼氏征阴性,疱液呈淡黄色,周围无红晕;手腕部、足底、小腿近踝部有少量散在同样的脓疱及红色小丘疹、丘疱疹,少量脓疱破溃结痂、脱屑;胸腹部亦有少量针尖至米粒大丘疹、丘疱疹及结痂(图50-1)。辅助检查:血常规白细胞$9.2×10^9$/L,红细胞$4.3×10^9$/L,血红蛋白100g/L,嗜中性粒细胞0.41淋巴细胞0.57;脓液细菌培养阴性,真菌培养阴性,疥虫检查阴性。病理变化:取材于足侧缘的小脓疱,镜下可见角层下脓疱,腔内含大量中性粒细胞及凝固的浆液;表皮细胞海绵水肿,脓疱下方真皮血管周围少数淋巴细胞及中性粒细胞浸润。

诊断:婴儿肢端脓疱病。

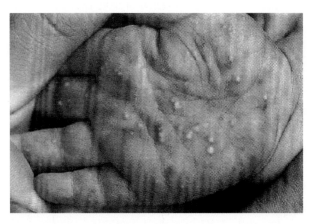

图 50-1 手掌、手指屈侧小米粒大脓疱，疱壁紧张，尼氏征阴性，疱液呈淡黄色

2. 讨论

本病首先由 Jarratt 和 Ramsdell，Kahn 和 Rywlin 于 1979 年同时报告，为一种复发性瘙痒性手足脓疱性皮肤病。病因不清，可能与某些感染因素有关，部分病例见于婴儿感染疥疮后（疥疮后综合征），故认为本病部分是由对疥疮的过敏性反应所致。本病好发于 2~10 个月婴儿，男性多见，主要发生于掌跖，也可见于手足背，腕部，踝部，及前臂，罕见于颜面、头皮和躯干上部；皮疹初起为针头大红色丘疹，24 小时内发展成小脓疱，1~2 周后脓疱吸收，褐色干痂脱落后缓解，数天后又复发，一般在 2~3 岁甚至 7 岁能自行消失。脓液细菌培养阴性；组织病理变化为角层下或表皮内脓疱，腔内含多数中性粒细胞及凝固的浆液；真皮乳头水肿，血管周围有淋巴细胞及少数中性粒细胞和嗜酸性粒细胞浸润。本病应与汗疱疹、一过性新生儿脓疱性黑变病、掌跖脓疱病、角层下脓疱病、疥疮等疾病鉴别。婴儿四肢发生水疱脓疱的疾病很多，但像本病这样主要局限于四肢，且反复发作，顽固难治的则很少，因此结合临床和病理可以诊断。本病国内外报道均较少，临床上亦很少见，可能因认识不足而漏诊，我们所见病例为女性，发病于生后 2 个月，皮损特征及反复发作等均与本病特点相符，本例皮损除主要分布于手足外，在躯干、臀部等处亦有少量皮损；查疥虫阴性，故可除外疥虫感染所致，具体病因不清。治疗用氨苯砜（DDS）1~2mg/kg·d，有效。但因患儿较小，考虑到 DDS 的毒副作用，加之本病一般 2~3 岁自行消失，故本例暂时未予 DDS 治疗，正在密切观察中。

（张峻岭）

▶ 点评

1. 报道了婴儿肢端脓疱病病例，皮疹为手足复发性小米粒大红色丘疹，脓疱，伴瘙痒，临床少见。

2. 病理特点：角层下脓疱，腔内大量中性粒细胞及凝固的浆液。

3. 本病应与汗疱疹、一过性新生儿脓疱性黑变病、掌跖脓疱病、角层下脓疱病、疥疮等疾病鉴别。

4. 治疗用氨苯砜有效。但一般因患儿较小，且本病一般 2~3 岁自行消失，故多密切观察对症治疗。

病例 51　特殊的局限性脓疱型银屑病
(Localized Pustular Psoriasis)

【病例简介】患者,女性,31 岁,右侧手肘部红斑、鳞屑 7 年余,加重一周。病理示:表皮角化不全,棘层中上可见 Kogoj 海绵状脓疱,棘层肥厚,真皮浅层血管周围大量淋巴细胞、中性粒细胞浸润。诊断:局限性脓疱型银屑病。

1. 临床资料

患者,女性,31 岁,因"右侧手肘部红斑、鳞屑 7 年余,加重一周"于 2014 年 11 月 19 号前来本院皮肤科就诊。患者 7 年前无明显诱因右手肘部出现红色斑丘疹、丘疱疹,无明显瘙痒。未经系统治疗。皮疹时轻时重,近期加重一周。系统检查未见明显异常。皮肤科检查右手肘部粟粒至硬币大小红斑、丘疹、脓疱,部分融合;上附较厚鳞屑,剥除鳞屑,部分鳞屑下方似可见粟粒大小脓疱(图 51-1)。指、趾甲未见甲凹点等变形。其他部位未见皮损。辅助检查:血、尿、粪常规及其他实验室检查均正常;真菌检查镜下未查见真菌及菌丝;组织病理示表皮角化不全,棘层中上可见 Kogoj 海绵状脓疱,棘层肥厚,真皮浅层血管周围大量淋巴细胞、中性粒细胞浸润(图 51-2)。诊断:局限性脓疱型银屑病。予复方维 A 酸哈西奈德乳膏日一次、醋酸曲安奈德乳膏(1.5‰)(本院配制)日一次、盐酸环丙沙星乳膏(本院制剂)日两次外用,连用 4 周,4 周后皮疹基本消退,现随访中。

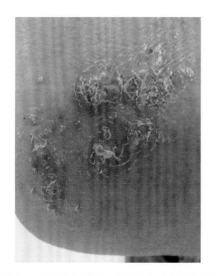

图 51-1　右手肘部粟粒至硬币大小红斑、丘疹、脓疱,部分融合;上附较厚鳞屑,剥除鳞屑,部分鳞屑下方似可见粟粒大小脓疱

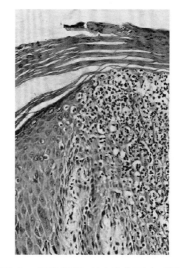

图 51-2　组织病理,表皮角化不全,棘层中上可见 Kogoj 海绵状脓疱,棘层肥厚,真皮浅层血管周围大量淋巴细胞、中性粒细胞浸润

诊断:局限性脓疱型银屑病。

治疗:予复方维 A 酸哈西奈德乳膏日一次、醋酸曲安奈德乳膏(1.5‰)(本院配制)日一次、盐酸环丙沙星乳膏(本院制剂)日两次外用,连用 4 周,4 周后皮疹基本消退,现随访中。

2. 讨论

特殊的局限性脓疱型银屑病临床上少见,文献报道极少:国内外文献中仅见邱正平等于 2006 年报道了一例该型银屑病,局限于左小腿,称为局限性脓疱型银屑病。本文介绍与当前国内外最新银屑病诊疗指南中的局限性脓疱型银屑病分类不符。在 camp 的最新分类中,局限性脓疱型银屑病包括掌跖脓疱病和连续性肢端皮炎。掌跖脓疱病是局限于掌跖红斑基础上无菌性小脓疱,伴角化、鳞屑的慢性复发性疾病。连续性肢端皮炎临床表现初发于指趾远端,可侵犯整个指趾、手背、足背,但超越腕踝关节上方比较少见。本例患者否认寻常型银屑病病史,否认指趾远端银屑病病史。专科查体未见寻常型银屑病的表现。皮损仅限于右肘部,掌跖部位正常。皮损不符合 camp 的最新分类标准。

特殊的局限性脓疱型银屑病于临床上还要与钱币状慢性湿疹、肥厚性扁平苔藓及泛发型脓疱型银屑病中的局限型等相鉴别。本病组织病理示棘层中上 Kogoj 海绵状脓疱,即棘层及颗粒层内嗜中性粒细胞浸润。棘层内嗜中性粒细胞浸润-根据此组织相本病需与 AGEP,及疱疹样脓疱病等相鉴别。

对这种特殊类型的局限性脓疱型银屑病的治疗,采用激素软膏或抗生素软膏等外用多可取得满意疗效。

(张峻岭)

▶ **点评**

1. 报道了手肘部局限性脓疱型银屑病病例,病史 7 年余,临床少见,皮疹为红斑、丘疹、脓疱,伴鳞屑。

2. 病理特点:表皮角化不全,少数中性粒细胞聚集,棘层中上可见 Kogoj 海绵状脓疱。

3. 局限性脓疱型银屑病一般包括掌跖脓疱病和连续性肢端皮炎,本例患者皮损仅限于右肘部,掌跖部位正常,与常规分类不同。

4. 治疗采用激素软膏或抗生素软膏等外用多可取得满意疗效。

参 考 文 献

[1] Sandoval M,Farias MM,Gonzalez S. Linear IgA bullous dermatosis:report of five cases in child. Int J Dermatol,2012,51(11):1303-1306.

[2] Guide SV,Marinkovich MP. Linear IgA bullous dermatosis[J]. Clin Dermatol,2001,19(6):719-727.

[3] 赵辨. 临床皮肤病学[M]. 3 版. 南京:江苏科学技术出版社,2010:848-851.

[4] Jablonska S,Chorzelski TP,Beutner EH,et al. Herpetiform pemphigus,a variable pattern of pemphigus[J]. International Journal of Dermatology,1975,14(5):353-359.

[5] O. Hocar,I. Ait Sab,N. Akhdari,et al. A Case of Pemphigus Herpetiformis in a 12-Year-Old Male [J]. ISRN Pediatr,2011,2011:712560.

[6] Kasperkiewicz M,Kowalewski C,Jabłońska S. Pemphigus herpetiformis:from first description until now[J]. J Am Acad Dermatol,2014,70:780-787.

[7] Rafei D,Müller R,Ishii N,et al. IgG autoantibodies against desmocollin 3 in pemphigus sera induce loss of keratinocyte adhesion[J]. Am J Pathol,2011,178:718-723.

[8] Hatano Y,Hashimoto T,Fukuda S,et al. Atypical pemphigus with exclusively anti-desmocollin 3-specific IgG antibodies[J]. Eur J Dermatol,2012,22:560-562.

[9] Nakamura Y,Takahata H,Teye K,et al. A case of pemphigus herpetiformis-like atypical pemphigus with IgG anti-desmocollin 3 antibodies[J]. Br J Dermatol,2014,171:1588-1590.

[10] Won Jin Hong,Takashi Hashimoto,1 and Soo-Chan Kimcorresponding author. A Case of Pemphigus Herpeti-

formis with Only Immunoglobulin G Anti-Desmocollin 3 Antibodies［J］Ann Dermatol,2016,28（1）: 102-106.

［11］ Mckee PH. 皮肤病理学-与临床的联系［M］.北京:北京大学医学出版社,2007:895.

［12］ 朱亚刚,张学军,杨森等.家族性慢性良性天疱疮 2 家系的基因突变分析[J].中国皮肤性病学杂志, 2012,26(3):189-191,199.

［13］ Cheng Y,Cheng YM,Zhao G,et al. A novel missense mutation of the ATP2C1 gene in a Chinese patient with Hailey-Hailey disease［J］. Biochem Biophys Res Commun,2011,406(3):420-422.

［14］ Xu Z,Zhang L,Xiao Y,et al. A case of Hailey-Hailey disease in an infant with a new ATP2C1 gene mutation ［J］. Pediatr Dermatol,2011,28(2):165-168.

［15］ Cheng TS,Ho KM,Lam CW. Heterogeneous mutations of the ATP2C1 gene causing Hailey-Hailey disease in Hong Kong Chinese［J］. J Eur Acad Dermatol Venereol,2010,24(10):1202-1206.

［16］ Ding YG,Fang H,Lao LM,et al. Genetic diagnosis of Hailey-Hailey disease in two Chinese families:novel mutations in the ATP2C1 gene[J]. Clin Exp Dermatol,2009,34(8):968-971.

［17］ 张慧娟,耿龙.无菌性脓疱类皮肤病 167 例临床分析［ J］.中国皮肤性病学杂志,2015,29(9): 919-921.

第十二章

真皮弹性纤维疾病
Dermal Elatosis

病例 52　丘疹性弹力纤维离解
（Papular Elastorrhexis）

【病例简介】 患者,女性,22 岁。临床皮损特征为白色非毛囊性坚实丘疹,局部无痤疮及其他炎症病史。组织病理示:表皮轻度增厚,真皮胶原纤维轻度增生;弹力纤维染色显示弹力纤维断裂、减少,局灶性消失。诊断:丘疹性弹力纤维离解。

1. 临床资料

患者,女性,22 岁。躯干泛发白色丘疹 3 周。患者 3 周前躯干出现较多白色丘疹,无瘙痒等不适,此前,局部无痤疮及其他炎症病史。既往体健,无糖尿病等代谢病史,无家族遗传病史。体检:系统检查未见异常。皮肤科情况:躯干大量白色米粒大小丘疹,圆形或多角形,无光泽,无鳞屑,皮损分布与毛囊无关,前胸及后背无痤疮等炎症皮损(图 52-1,图 52-2)。取前胸白色丘疹行组织病理检查示:表皮轻度增厚,真皮血管周围淋巴细胞、组织细胞、少量成纤维细胞浸润,胶原纤维轻度增生(图 52-3,图 52-4)。弹力纤维染色(Verhoeff 染色)示:弹力纤维断裂、减少,局灶性消失(图 52-5)。实验室检查:血、尿常规、手足 X 线均未见明显异常。诊断:丘疹性弹力纤维离解。未做处理,目前在随访中。

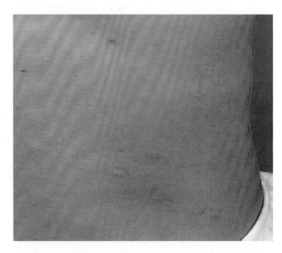

图 52-1　后背散在数个绿豆至黄豆大小白色丘疹,坚实,圆形或椭圆形,表面无鳞屑,皮损分布与毛囊无关

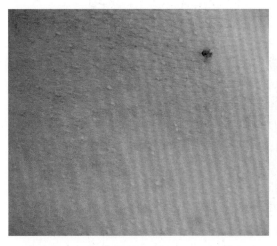

图 52-2 躯干大量白色米粒大小丘疹,圆形或多角形,无光泽,无鳞屑,皮损分布与毛囊无关

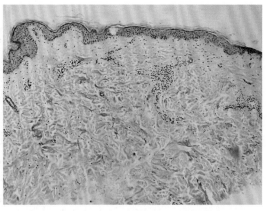

图 52-3 表皮轻度增厚,真皮血管周围淋巴细胞、组织细胞浸润,胶原纤维轻度增生(HE 染色×10)

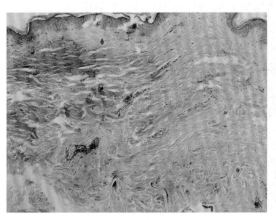

图 52-4 表皮轻度增厚,真皮血管周围淋巴细胞、组织细胞、少量成纤维细胞浸润,胶原纤维轻度增生(HE 染色×40)

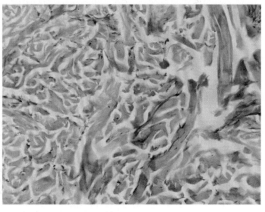

图 52-5 弹力纤维染色:弹力纤维断裂、减少,局灶性消失(Verhoeff ×400)

诊断:丘疹性弹力纤维离解。

治疗:未做处理,目前在随访中。

2. 讨论

丘疹性弹力纤维离解(papular elastorrhexis,PE)是一种弹力纤维减少性皮肤病,常发生于儿童或青少年,国内外仅十几例报道。本病不伴系统病变,不伴脆弱性骨硬化,女性为易感人群,男女发病比例为 1∶4。本病的发病机制尚不清楚,超微研究证实本病弹性纤维减少,胶原纤维正常。

PE 临床表现为大小不一的非毛囊性白色丘疹,坚实,非对称分布,与毛囊分布无关,皮损主要分布于躯干,其次四肢,头面部尚未见报道。组织病理特征为真皮胶原增生,弹力纤维染色可见弹力纤维断裂、减少。本病例为青年女性,临床表现为非毛囊性白色丘疹,组织病理表现为胶原增生,弹力纤维染色可见弹力纤维断裂,符合 PE 的诊断。

PE 应与发疹性胶原瘤、Buschke-Ollendorff 综合征、白色纤维样丘疹病、弹性纤维性假黄瘤样真皮乳头层弹性组织溶解症(PXE-PDE)、真皮中层弹性组织溶解、丘疹性痤疮瘢痕、斑状萎缩、点滴型硬斑病、星状自发性假疤等疾病相鉴别。Buschke-Ollendorff 综合征是结缔组织痣的一种特殊类型,为常染色体遗传,临床表现为黄色或白色丘疹或斑块,伴脆弱性骨硬化;X 线检查骨质呈斑点状改变,以长骨的两端和骨干为主,表现为长骨、骨盆、手足的多发圆形或椭圆形高密度灶;皮肤组织病理为胶原纤维增生,不伴弹力纤维减少。因此,病理学可以与 PE 鉴别。发疹性胶原瘤多发于躯干和四肢近端,为肉色或白色丘疹、结节或斑块,皮损的组织病理学示弹性组织减少,但胶原异常增粗。白色纤维性丘疹病为颈部白色坚实丘疹,组织病理为胶原纤维增生,弹力纤维染色未见异常可以与本病鉴别。PXE-PDE 是一种发生于老年女性的罕见疾病,认为是皮肤内在老化现象的表现,临床特征为黄色对称性非毛囊性质软丘疹,常融合成鹅卵石样斑块,多分布于颈部及锁骨上窝,亦可见于前臂曲侧、腋窝及下腹部,组织病理学特征为真皮乳头层弹力纤维溶解或减少,年龄及皮损、组织病理学特征可与本病鉴别。真皮中层弹性组织溶解为轻度皱缩的斑块,沿 Blaschko 线分布,或表现为毛囊周围呈橘皮样斑块,弹力纤维染色为网状真皮中层弹力组织减少或完全消失,大部分有暴露于强烈日光病史可与本病鉴别。丘疹性痤疮瘢痕皮损为毛囊性丘疹,色素减退,多数有痤疮病史,组织病理为毛囊周围胶原增生,弹力纤维染色可见毛囊周围弹力纤维断裂,在皮损表现、组织病理与本病有区别。斑状萎缩皮损为圆形或椭圆形萎缩、松弛的疝样斑,本病为坚实的丘疹或斑疹可以鉴别。点滴型硬斑病可见白色丘疹,增生的胶原位于真皮中下层,弹力纤维染色正常可以鉴别。星状自发性假疤多发于 70 岁以上老年人,分布于前臂伸侧及手背,皮损为白色星状瘢痕样斑,其年龄、部位及皮损可与本病鉴别。本病目前病因尚不清楚,无有效治疗手段,本例确诊后未做处理,目前仍在随访中。

(王红梅)

▶ 点评

1. PE 临床表现为大小不一的非毛囊性白色丘疹,坚实,非对称分布,与毛囊分布无关,皮损主要分布于躯干,其次四肢,头面尚未见报道。

2. 组织病理特征为真皮胶原增生,弹力纤维染色可见弹力纤维断裂、减少。

3. PE 相鉴别的疾病包括发疹性胶原瘤、Buschke-Ollendorff 综合征、白色纤维样丘疹病、PXE-PDE、真皮中层弹性组织溶解、丘疹性痤疮瘢痕、斑状萎缩、点滴型硬斑病、星状自发性假疤。

参 考 文 献

[1] 谭诚,朱文元,闵仲生. 丘疹性弹力纤维离解[J]. 临床皮肤科杂志,2010,39(9):550-560.

[2] 郝海水,张秀芳,刘艳,等. 丘疹性弹力纤维离解 1 例[J]. 中国皮肤性病学杂志,2010,24(7):652-653.

[3] Ryder HF, Antaya RJ. Nevus anelasticus , papular elastorrhexis , and eruptive collagenoma:clinically similar entities with focal absence of elastic fibers in childhood[J]. Pediatr Dermatol,2005,22(2):153-157.

[4] Choonhakarn C,Jirarattanapochai K. Papular elastorrhexis :a distinctvariant of connective tissue nevi or an incomplete form of Buschke-Ollendorffsyndrome[J]. Clin Exp Dermatol,2002,27(6):454-457.

第十三章

萎缩性皮肤病
Atrophic Dermatoses

病例 53　虫蚀状皮肤萎缩
（Atrophodermal Vermicularis）

【病例简介】 患者，男性，47 岁，鼻周、眉间、头部红色凹陷性瘢痕 5 年，无自觉症状。病理检查示：表皮棘层轻度增厚，真皮内局灶胶原纤维萎缩变薄，脂肪层上移，弹力纤维染色显示：病灶区弹力纤维减少。诊断：虫蚀状皮肤萎缩。

1. 临床资料

患者，男性，47 岁，鼻周、眉间、头部红色凹陷性瘢痕 5 年。5 年前患者头部皮肤出现淡红色改变，后鼻周，眉间相继出现红色凹陷性瘢痕（图 53-1，图 53-2），逐渐增多，无自觉症状。于当地医院就诊考虑脂溢性皮炎，予口服中药，外用药膏等治疗，病情较前减轻，停药后时有反复。2015 年 1 月来我院就诊，患者无外伤史，过敏史，否认家族中类似疾病史。

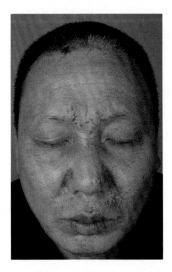

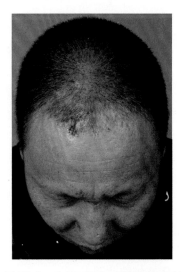

图 53-1　鼻周、眉间可见红色凹陷性瘢痕　　　图 53-2　头部可见红色凹陷性瘢痕

体检： 中年男性，一般情况好，系统检查未见明显异常。皮肤科检查：鼻周、眉间、头部可见多发性凹陷性萎缩，直径约 2～4mm，深约 0.5～1.0mm，皮损由正常皮肤相隔，局部呈现不规则筛孔状外观。皮损间皮肤弹性正常。实验室检查未见异常。组织病理检查：表皮棘层轻度增厚，真皮内局灶胶原纤维萎缩变薄，脂肪层上移（图 53-3，图 53-4）。弹力纤维染色显

示：病灶区弹力纤维减少（图 53-5）。

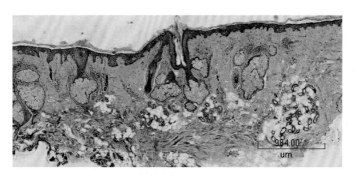

图 53-3　表皮轻度萎缩，毛囊扩大伴角质栓，真皮内局
灶性胶原纤维萎缩变薄，脂肪层上移（HE 染色×20）

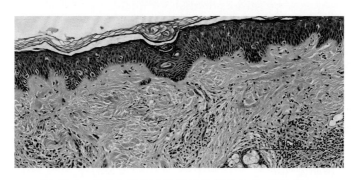

图 53-4　真皮内局灶性胶原纤维萎缩变薄，脂肪层上
移（HE 染色×100）

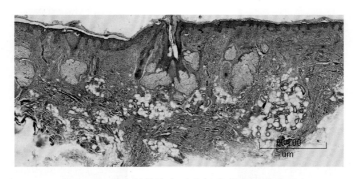

图 53-5　弹力纤维染色示皮损处弹力纤维减少

诊断：虫蚀状皮肤萎缩。

治疗：口服院内中药制剂疏肝活血颗粒每日两次，外用 0.025% 维 A 酸乳膏每晚一次，1
月后随访病情较前改善。

2. 讨论

虫蚀状皮肤萎缩（atrophoderma vermiculatum，AV）又称面部网状皮肤萎缩，网状红斑性
萎缩性毛囊炎，面部对称性网状皮肤萎缩或蜂窝状萎缩，是萎缩性毛周角化病（keratosis
pilaris atrophic，KPA）的一个类型。KPA 是以炎症性毛发角化后逐渐发展成为局部萎缩为特
征的一组疾病的统称，Neild 等依据皮损部位及炎症程度不同将其分为三种类型：面部萎缩

性毛周角化病、秃发性毛周角化症和虫蚀状皮肤萎缩。它们的共同点是：角化过度的毛囊性丘疹，不同程度的炎症和萎缩性瘢痕。AV 常于幼年发病，少数为青春期发病，女性较多。皮损均始发于头面部，最初可表现为针尖大小的红斑性毛囊性丘疹，随后于丘疹顶端出现一角质栓，角栓脱落后遗留圆形或不规则形的萎缩性小凹，小凹间有正常皮肤相隔，局部呈筛孔状或蜂窝状外观。病理表现为表皮轻度萎缩或呈局部轻度乳头瘤样增生，毛囊扩大伴角质栓，真皮内有较多数量的上皮囊肿，血管与毛囊周围有淋巴细胞浸润，胶原纤维嗜酸性变性，皮脂腺萎缩。本例患者无论从皮损表现还是病理改变均符合虫蚀状皮肤萎缩的诊断。

　　AV 在临床特征上需与寻常痤疮、水痘及人工皮炎等疾病鉴别，本例发生在头部、鼻周、眉间的虫蚀状皮肤萎缩还需与脂溢性皮炎相鉴别。寻常痤疮遗留的凹陷性瘢痕多发生于青春期，因毛囊皮脂腺炎症坏死而被破坏所形成；水痘常由于面部继发感染遗留萎缩性瘢痕；人工皮炎多有自虐倾向，可在患者划破皮肤的部位出现境界清楚的皮损；脂溢性皮炎多发生于面部多脂区域，发展缓慢，可伴瘙痒，但不会出现筛孔状的萎缩性瘢痕。本病目前无特殊治疗方法，国内外文献报道使用激光、紫外线照射、局部应用糖皮质激素等治疗有一定疗效。Clark 用脉冲染料激光（PDL）治疗患者，对 KPA 相关性红斑治疗效果明显，瘢痕效果不明显，但具有良好的耐受性和安全性。本例患者给予外用维 A 酸类药膏治疗可抑制角化过度，减少瘢痕形成，同时配合活血化瘀的中药使病情得到改善。

（聂振华）

▶ **点评**

　　1. 虫蚀状皮肤萎缩是萎缩性毛周角化病的一个类型。以炎症性毛发角化后逐渐发展成为局部萎缩为特征的一组疾病的统称，角化过度的毛囊性丘疹，不同程度的炎症和萎缩性瘢痕。

　　2. 病理特点：胶原纤维嗜酸性变性，皮脂腺萎缩。

　　3. 提示临床对于类似病例——寻常痤疮遗留的凹陷性瘢痕、水痘继发感染遗留萎缩性瘢痕等相鉴别。

　　4. 治疗可以外用维 A 酸类药物以及 IPL 脉冲激光改善瘢痕。

病例54　硬化萎缩性苔藓
（Lichen Sclerosus Atrophicus）

　　【病例简介】患者，女性，57 岁，胸背部及上肢白色丘疹 3 月余。皮损组织病理示：棘层萎缩，表皮突减少或消失，基底细胞灶性液化，真皮上部胶原纤维水肿和均一化变性。诊断：硬化性萎缩性苔藓。目前随访治疗中。

　　1. 临床资料

　　患者，女性，57 岁，主因胸背部及上肢白色丘疹 3 月余就诊于我院门诊。患者 3 个多月前无明显诱因胸背部出现散在粟粒大小粉红色丘疹，质地柔软，皮疹逐渐增多并增大至黄豆大小，质地变硬，呈瓷白色，无明显自觉症状。就诊于私人诊所，诊断为"湿疹"，予口服及外用药物治疗，具体药物不详，未见明显疗效，于 2014 年 7 月就诊于本院。家族中无类似疾病患者,既往高血压和糖尿病病史 3 年。

　　体检:老年女性,一般情况好。系统查体未见异常。皮肤科检查:胸背部及双上肢散在黄豆大小瓷白色扁平丘疹,圆形至椭圆形,质地较硬,周围有红晕(图 54-1,图 54-2),可见毛囊角栓。部分丘疹中心凹陷萎缩,表面呈羊皮纸样,外阴皮肤正常。右胸前皮损组织病理检查:表皮角化过度,棘层萎缩,表皮突减少或消失,基底细胞灶性液化,真皮上部胶原纤维水肿和均质化,真皮中层血管周围淋巴细胞和组织细胞片状浸润(图 54-3,图 54-4)。直接免疫荧光:基底膜带 IgG(-),IgA(-),C3(-)。

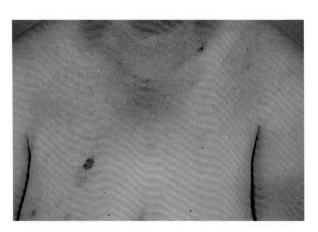

图 54-1　胸部散在黄豆大小瓷白色扁平丘疹,周围有红晕

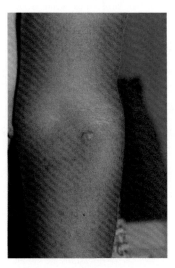

图 54-2　左上肢散在椭圆形瓷白色扁平丘疹,可见毛囊角栓

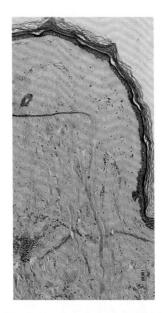

图 54-3　表皮角化过度,棘层萎缩,表皮突减少或消失,真皮上部胶原纤维水肿和均质化(HE 染色×10)

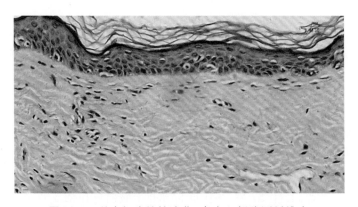

图 54-4　基底细胞灶性液化,真皮上部胶原纤维水肿和均质化,真皮中层血管周围淋巴细胞和组织细胞片状浸润(HE 染色×40)

诊断：硬化萎缩性苔藓。

治疗：口服转移因子6mg，每日3次，外用糠酸莫米松乳膏和他克莫司乳膏，每日1次，本院自制活血化瘀中药冲剂口服。

2. 讨论

硬化萎缩性苔藓（lichen sclerosus et atrophicus, LSA）是一种病因未明的少见病，为法国学者Hallopeau于1887年首次报道。本病可发生于两性任何年龄，多见于女性，以青春期前及绝经前后好发。患者中约半数损害局限于肛门生殖器部位，不到1/4病例别处亦有皮损，另1/4病例仅别处有皮损。外阴以外的损害常对称分布，好发于颈侧，锁骨上窝，胸背上部，腹部。初发损害为质地柔软的扁平粉红色丘疹，伴有红晕，逐渐发展为瓷白色或象牙色，质地变得坚实，损害发展到后期丘疹和斑片平伏，甚至下陷萎缩，可呈羊皮纸样外观。可有毛囊角栓。有时损害可有明显水肿，甚至出现水疱和糜烂面。有时出现毛细血管扩张和紫癜。国外学者报道口腔黏膜亦可受累。组织病理特点为表皮萎缩伴基底细胞液化，真皮浅层胶原纤维明显水肿和均一化变性，弹性纤维稀少。

本例LSA应与以下疾病鉴别①硬斑病，一般不高于皮面，表面无鳞屑，亦无毛囊角栓，组织象表皮虽可变薄，但无基底细胞液化变性，真皮无三层变化，炎症浸润不明显，皮肤附件萎缩。②萎缩性扁平苔藓，初期损害为紫红色扁平丘疹，逐渐变成青褐色或青紫色斑片，瘙痒明显而硬化不著，组织病理象真皮上层为密集的炎细胞浸润带，无结缔组织水肿和均质化。③斑状萎缩，为发生于躯干上部的淡蓝白色萎缩性斑片，触之有疝孔样感觉。④白癜风，仅为色素脱失斑，无萎缩和硬化。

LSA的病因和发病机制尚不清楚，许多证据表明，遗传，性激素和自身免疫是本病发病的三大因素。关于LSA与自身免疫的文献报道较多。LSA患者和其一级亲属常合并多种自身免疫性疾病，包括甲状腺疾病，类风湿关节炎，恶性贫血，白癜风，糖尿病，斑秃，原发性胆汁淤积性肝硬化等。患者体内可检测到多种自身抗体，包括抗甲状腺抗体，抗核抗体，抗平滑肌抗体，抗胃壁细胞抗体和抗线粒体抗体等。抗本例患者合并有糖尿病。在临床诊治中，应注意此类患者是否同时合并自身免疫性疾病。

LSA一般予对症治疗，无特效疗法。系统治疗可予免疫调节剂，避免刺激及接触变应原物质。局部可外用维A酸软膏。皮质激素软膏有暂时止痒作用，但久用可使皮肤更萎缩变薄，不宜长期应用。外用0.1%他克莫司乳膏治疗顽固性LSA安全有效，且无激素的不良反应。外生殖器皮损患者应定期随访，以便早期发现癌变。

（韩静倩）

▶ **点评**

1. 报道了一绝经期后女性患硬化性萎缩性苔藓病例，皮损形态典型，为瓷白色扁平丘疹，圆形至椭圆形，质地较硬，周围有红晕，可见毛囊角栓。部分丘疹中心凹陷萎缩，表面呈羊皮纸样。位于胸背部及双上肢，外阴皮肤未累及。

2. 病理为棘层萎缩，表皮突减少或消失，基底细胞灶性液化，真皮上部胶原纤维水肿和均质化。

3. 本例患者合并有糖尿病。在临床诊治中，应注意此类患者是否同时合并自身免疫性疾病。

4. LSA 一般予对症治疗,无特效疗法。外生殖器皮损患者应定期随访,以便早期发现癌变。

参 考 文 献

［1］ Khumalo N,Loo W,Hollowood K,et al. Keratosis pilaris atrophicans in mother and daughter［J］. Journal of the European Academy of Dermatology & Venereology,2002,16(4):397-400.

［2］ Cooper SM,Ali I,Baldo M,et al. The association of lichen sclerosus and erosive lichen planus of the vulva with autoimmune disease:a case-control study. Archives of Dermatology,2008,144(11):1432-1435.

［3］ Hengge UR,Krause W,Hofmann H,et al. Multicentre,phase II trial on the safety and efficacy of topical tacrolimus ointment for the treatment of lichen slerosus. British Journal of Dermatology,2006,155(5),1021-1028.

［4］ 赵辨. 临床皮肤病学. 第 3 版. 南京:江苏科学技术出版社,2001.

第十四章

皮肤血管炎
Cutaneous Vasculitis

病例55　结节性血管炎
（Nodular Vasculitis）

【病例简介】患者,男性,12岁,双下肢红斑、丘疹、结节伴疼痛2月余。皮损组织病理示:真皮内血管周围较多淋巴细胞、中性粒细胞浸润,皮下脂肪间血管壁纤维蛋白样变性,管腔闭塞,管内及管周大量中性粒细胞浸润,周边脂肪灶性坏死。诊断:结节性血管炎。

1. 临床资料

患者,男性,12岁,2月前无明显诱因出现双小腿胫骨内侧红斑、丘疹、结节伴疼痛。于当地医院诊为血管炎,给予抗组胺药物、复方甘草酸苷口服,卤米松外用,效不佳。于2015年2月就诊于我院门诊,家族中无类似疾病患者,余无特殊。

体格检查: 发育正常,营养良好,系统检查无异常。全身浅表淋巴结未触及增大,系统检查无异常发现。皮肤科检查:双小腿胫骨内侧散在红斑、皮下结节,左内踝上约10cm处有一1.5cm×2cm大小的暗红色斑片,中央破溃可见结痂,有明显压痛无瘙痒,斑片周边细屑,周围皮肤无触痛(图55-1,图55-2)。

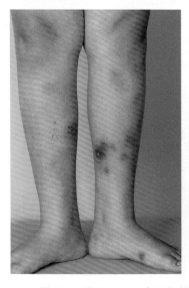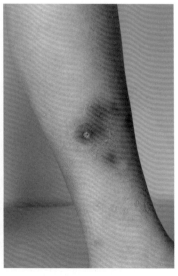

图55-1,图55-2　双小腿胫骨内侧散在褐色红斑、皮下结节

　　实验室检查：血常规：白细胞 $13.7\times10^9/L$（$4\sim10\times10^9/L$），中性粒细胞 0.95（$0.5\sim0.7$），血小板 $500\times10^9/L$（$100\sim300\times10^9/L$）。尿常规正常。右小腿胫侧皮损行组织病理检查：表皮角化过度，棘层肥厚，真皮内血管周围较多淋巴细胞、中性粒细胞浸润，皮下脂肪间血管壁纤维蛋白样变性，管腔闭塞，管内及管周大量中性粒细胞浸润，周边脂肪灶性坏死，脂肪间隔可见一较大血管，结构消失，部分管壁纤维蛋白样变性，管腔内大量中性粒细胞聚集（图 55-3～图 55-5）。

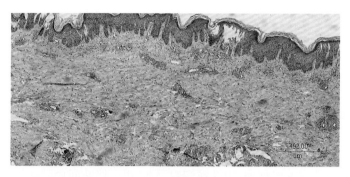

图 55-3　表皮角化过度，棘层肥厚，真皮内血管周围炎症细胞浸润（HE 染色×40）

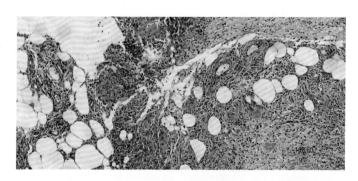

图 55-4　脂肪层血管管壁纤维蛋白样变性，管腔闭塞，管内及管周大量中性粒细胞浸润，周边脂肪灶性坏死（HE 染色×100）

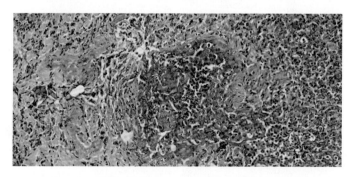

图 55-5　脂肪间隔可见一较大血管，结构消失，部分管壁纤维蛋白样变性，管腔内大量中性粒细胞聚集（HE 染色×200）

诊断:结节性血管炎。

治疗:支持治疗配合外用糖皮质激素,口服院内中药颗粒,皮损有改善,目前随访中。

2. 讨论

结节性血管炎又称 Whitfield 硬红斑,属于临床病理诊断性疾病,是慢性反复发作性的小叶脂膜炎伴脂肪间隔血管炎,主要累脂肪间隔小、中动脉,以下肢远端硬性结节伴疼痛为表现的疾病。1945 年由 Montgomery 等人首次描述,其发病原因尚不明确,目前认为可能是由细菌(链球菌、分支杆菌)、真菌、病毒所引起的变态反应。部分药物也会引起本病,治疗甲状腺功能亢进丙基硫氧嘧啶可诱发本病,有学者报道皮下注射依那西普(肿瘤坏死因子拮抗剂)治疗银屑病导致本病发生,停用药物后 3 个月病情得到控制皮损消退。此外,本病与自身免疫系统疾病和肿瘤也相关,有报道肿瘤和 SLE 的患者合并发生结节性血管炎。本病有较明显的性别特征,发病率女性多于男性,年龄在 13~66 岁,平均 37 岁。皮损多见于双下肢屈侧,表现为触痛性结节至较大浸润块,常发生溃破、渗液,后留有色素沉着。病理表现为血管全层炎症性浸润,早期以中性粒细胞为主,后期为淋巴细胞和组织细胞,动脉内膜增厚,管腔血栓形成,管腔闭塞,局部缺血性改变,脂肪小叶坏死形成脂肪囊。脂肪层局部坏死,化脓后穿透表皮,形成溃疡。本病主要与以下疾病相鉴别:①硬红斑:两者临床及病理上相似,难以区别,结节性血管炎若找到结核杆菌感染的证据即为硬红斑,Lever 等认为结节性血管炎仅是硬红斑的早期。②结节性红斑:属于间隔性脂膜炎,主要累及胫前,常对称分布,挫伤样红斑,一般不形成溃疡,愈后无萎缩和瘢痕形成。③变应性皮肤血管炎:病理表现以真皮上部小血管为中心的节段性分布的白细胞脆裂性血管炎,皮疹呈多样性,以下肢紫癜性丘疹、结节、坏死为主要临床特征,还常伴发热及关节肿痛,部分患者可累积内脏。

本病临床结合病理检查诊断不难,但应查明病因及合并症,对因进行治疗。常规药物以非甾体类抗炎药及糖皮质激素为主,支持治疗以卧床休息、抬高患肢,穿弹力袜局部加压为主。碘化钾是有效的治疗方法。药物治疗病情可得到控制,但停药后容易复发。本病一般不会累及系统,预后多良好。

(张理涛)

▶ **点评**

1. 报道了儿童男性结节性血管炎 1 例,皮损为双下肢屈侧触痛性结节至较大浸润斑块,常发生破溃结痂,后留有色素沉着。

2. 病理基本表现为小叶性脂膜炎伴脂肪间隔血管炎,主要累脂肪间隔小、中动脉。诊断的关键是必须具备大血管的炎症。

3. 结节性血管炎需要鉴别的疾病包括:硬红斑、结节性红斑、变应性血管炎、皮下结节性多动脉炎等。

4. 治疗上应查明病因及合并症,对因治疗,非甾体类抗炎药及糖皮质激素可缓解症状。

病例56　股臀皮肤血管炎
（Frmoro-Gluteal Cutaneous Vasculitis）

【病例简介】患者，男性，20岁，双股外侧和臀部紫红色红斑、结节，轻度瘙痒和压痛。皮损病理检查示：表皮角化过度，棘层肥厚，棘细胞内水肿，真皮内血管周围、皮下脂肪较多淋巴细胞、组织细胞浸润。诊断：股臀皮肤血管炎。

1. 临床资料

患者，男性，20岁，双股外侧和臀部紫红色红斑、结节，轻度瘙痒和微压痛，2个月。患者于2月前无明显诱因于双股外侧和臀部出现对称性紫红色红斑、结节，瘙痒、微压痛，曾与当地医院就诊，诊断为"冻疮"，予以冻疮膏治疗后无效，且随着时间推移，斑块数量增多，部分出现增大，为明确诊断来我院就诊。家族中无类似疾病患者，余无特殊。

体检：青年男性，一般情况好。系统检查无异常发现。皮肤科检查：股臀部较肥胖，双股外侧和臀部出现对称性紫红色红斑、结节，皮损边界清楚、大小不等，浸润感明显，肢端皮肤未见Raynaud's现象，面部和手足部无皮疹(56-1)。

实验室检查：血尿常规正常，肝、肾功能和免疫全项、冷球蛋白正常，乙肝、丙肝表面抗原阴性。行组织病理检查：表皮角化过度，棘层肥厚，棘细胞内水肿，真皮内血管周围、皮下脂肪较多淋巴细胞、组织细胞浸润。（图56-2，图56-3）。

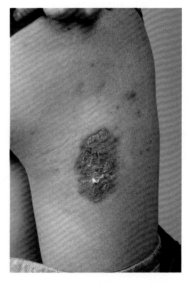

图56-1　右大腿外侧暗紫色红斑

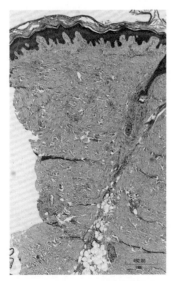

图56-2　表皮角化过度，棘层肥厚，棘细胞内水肿，真皮内血管周围、皮下脂肪较多淋巴细胞、组织细胞浸润(HE染色×40)

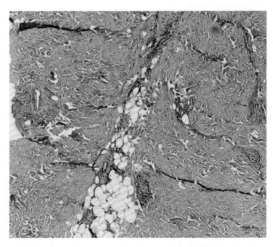

图56-3　真皮内血管周围、皮下脂肪较多淋巴细胞、组织细胞浸润(HE染色×100)

诊断:股臀皮肤血管炎。

2. 讨论

股臀皮肤血管炎本病好发于肥胖的中青年女性,多在寒冷季节,因裤子较薄,保温不够而诱发本病。皮疹多局限于股臀部,也可见于手足。部分患者伴冷球蛋白血症或 HBsAg 阳性。

股臀皮肤血管炎分为三型:①多形红斑型;②青斑性血管炎型;③结节红斑型。根据皮疹的发病部位和特点,结合病理,本患者可诊断为股臀皮肤血管炎。需和冷球蛋白血症、多形红斑、冷纤维蛋白原血病、白细胞碎裂性血管炎、冻疮相鉴别。本病目前尚无满意疗法,应注意保暖,避免受寒。合并原发病的患者应积极治疗。可试用糖皮质激素、维生素 C 和免疫抑制剂治疗。口服硝苯地平有效。局部对症治疗为主。

（张秀君）

> **点评**

1. 报道了股臀皮肤血管炎病例,皮肤损害为双股外侧和臀部紫红色红斑、结节。

2. 组织病理检查示真皮内血管周围、皮下脂肪较多淋巴细胞、组织细胞浸润。根据皮疹的发病部位和特点,结合病理诊断。

3. 鉴别诊断需和冷球蛋白血症、多形红斑、冷纤维蛋白原血病、白细胞碎裂性血管炎、冻疮相鉴别。

4. 本病目前尚无满意疗法,应注意保暖,避免受寒。局部对症治疗为主。

病例 57 不完全型白塞综合征
（Incomplete Behcet's syndrome）

【病例简介】患者,男性,44 岁,双上肢红斑、丘疹伴口腔溃疡 2 年。病理检查示:表皮灶性坏死,基底细胞液化,真皮内大量淋巴细胞浸润。诊断:白塞综合征(不完全型)。建议患者继续眼科检查,完善相关化验检查,现正在随访中。

1. 临床资料

患者,男性,44 岁,患者自述 2 年前因口腔黏膜及舌部出现溃疡,同时伴有双上肢散在红斑,就诊于口腔医院,诊断为"阿弗他溃疡",后就诊于某院风湿免疫科,查免疫全项及血常规后未见异常,未予系统诊治。平素自行至社区医院应用"喜炎平、头孢类抗生素、地塞米松"等输液治疗,口腔溃疡时轻时重,反复发作。半月前就诊于某院考虑"白塞综合征"行病理检查,后于 2015 年 7 月 15 就诊于我院。患者自发病以来神清,精神好,无发热,偶伴四肢关节不适,偶伴腹痛腹泻,否认眼部疾病,生殖器未见溃疡,针刺反应阴性,否认其他疾病史,否认药敏史,否认家族史,否认冶游史。

体检:中年男性,一般情况好。系统检查无异常发现。皮肤科检查:舌部右侧可见一黄豆大类圆形溃疡,边界不清,中央稍深,呈淡黄色坏死基底,周围有红晕(图 57-1)。左肘部可见两片蚕豆大小扁平斑块,表面附着少量白色粘着鳞屑(图 57-2)。

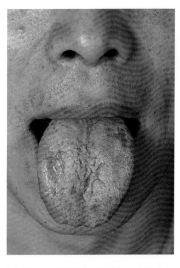

图 57-1　舌部右侧可见一黄豆大
类圆形溃疡,边界不清,中央稍深,
呈淡黄色坏死基底,周围有红晕

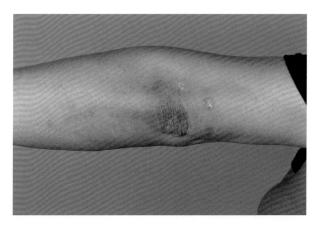

图 57-2　左肘部可见两片蚕豆大小扁平斑块,表面附着少
量白色黏着鳞屑

　　实验室检查:血常规、HIV、免疫全项未见异常。组织病理检查:表皮灶性坏死,基底细胞
液化,真皮内大量淋巴细胞浸润(图 57-3,图 57-4)。

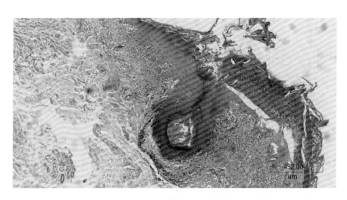

图 57-3　表皮灶性坏死,基底细胞液化,真皮内大量
淋巴细胞浸润(HE 染色×40)

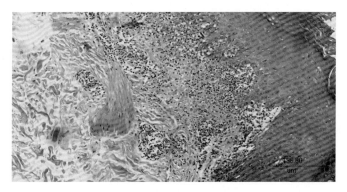

图 57-4　表皮灶性坏死,基底细胞液化,真皮内大量
淋巴细胞浸润(HE 染色×100)

诊断:不完全型白塞病。

建议:眼科就诊,完善相关化验检查后再行确定治疗方案。

2. 讨论

白塞综合征(Beheetsyndrome)是一种原因不明的以累及口腔、生殖器、眼、皮肤为主并有多系统受累的慢性血管炎性疾病,临床表现复杂多样。反复性口腔溃疡多为首发表现,而眼部损害、生殖器溃疡及皮肤损害可先后发生。可累及关节、肺、中枢和胃肠系统,约85.3%的患者出现生殖器溃疡,其中以外阴溃疡为主,另极少部分报道为宫颈溃疡。

白塞综合征的发病机制不清,可能与 HLA-B＊51、MICA、MEFV 及血小板膜蛋白基因等遗传易感性有关。并且,Th1 细胞介导的免疫反应、血管内皮细胞功能不良及自身免疫细胞凋亡异常等因素参与了白塞综合征的发病过程。

BD 由于其临床表现复杂,缺乏特异的实验室诊断标准及组织学改变,故易引起误诊、漏诊。日本厚生劳动省于 2005 年颁布了最新修订的白塞综合征诊断标准,具体如下:

(一) 主要症状

1. 口腔黏膜的复发性阿弗他溃疡。

2. 皮肤症状　①结节性红斑样皮疹;②皮下血栓性静脉炎;③毛囊炎样(痤疮样)皮疹;④皮肤的应激性增高作为参考。

3. 眼部症状　①虹膜睫状体炎;②视网膜葡萄膜炎(脉络膜炎),如有以下所见也视为①②:考虑系①②所致的虹膜后粘连,晶状体上有色素沉着,脉络膜萎缩,视神经萎缩,并发白内障,继发性青光眼,眼球结核。

4. 外阴部溃疡。

(二) 次要症状　①不伴有变形和强直性的关节炎;②附睾炎;③以回盲部溃疡为代表的消化道病变;④血管病变;⑤中等程度以上的中枢神经病变。

(三) 病型诊断标准

1. 完全型　病程中出现 4 个主要症状。

2. 不完全型　①病程中出现 3 个主要症状,或出现 2 个主要症状和 2 个次要症状。②病程中出现典型的眼部症状和其他 1 个主要症状或 2 个次要症状。

3. 疑似患者　虽有部分主要症状出现与消失,但不能满足不全型的诊断条件,或典型的次要症状反复发作或加重。

4. 特殊型白塞综合征　①肠道型白塞综合征,应记载有无腹痛及大便隐血反应。②血管型白塞综合征,应分别记载大动脉、小动脉,大、小静脉的损害。③神经型白塞综合征,应记载有无头痛、麻痹、脑脊髓病及精神症状等。

(四) HLA 检查　应作 1 次关于 HLA-B51(B5)检查,并记录 HLA 的分型。

(五) 作为参考的检查(并非必须)　①针刺反应阴性或阳性(应使用 22-18G 比较粗的注射针头)。②链球菌疫苗单刺试验阴性或阳性,因为白塞综合征患者往往对溶血性链球菌为主的口腔内链球菌呈现很高的过敏反应,用灭活链球菌抗原作单刺试验(26G 针头),20-24 小时后可见很强的红斑反应。③炎症反应:红细胞沉降率加快,血清 C 反应蛋白阳性,末梢血白细胞增多,补体增高。④HLA-B51(B5)阳性。⑤组织病理:急性期结节性红斑样皮疹可见脂肪间隔炎症,脂肪小叶间的浸润细胞为多核白细胞和单核细胞。在初期多形核细胞增加,单核细胞浸润为中心,可呈现淋巴细胞性血管炎的组织像。应注意有无坏死性血管炎的存在,若有则提示可能伴有全身性血管炎。

　　白塞综合征目前尚无根治方法,治疗的目的主要在于减轻症状,控制病情、防止重要脏器的不可逆损害。有关报道全身治疗以糖皮质激素和免疫抑制剂为主,也有观点认为中西医结合治疗的疗效明显优于单纯西医治疗的疗效。常用的药物有糖皮质激素,免疫抑制剂如甲氨蝶呤、环磷酰胺等,免疫调节剂如转移因子等,非甾体类抗炎药如阿司匹林等,改善微循环的药物如低分子右旋糖酐、双嘧达莫等,另外还可试用司坦唑醇、秋水仙碱、氨苯砜、沙利度胺、抗结核药等,局部和对症治疗,必要时外科治疗,中医治疗方面可据舌脉辨证论治。

(刘玉洁)

▶ 点评

　　1. 报道了不完全型白塞综合征病例,首发症状为反复发作的口腔溃疡。

　　2. 病理虽未见典型血管炎表现,但结合临床诊断为不完全型白塞综合征。

　　3. 提示临床对于类似病例——反复发作的口腔溃疡,一定要考虑到白塞综合征的可能。

　　4. 完善相关检查,尚无根治疗法,以对症治疗,保护重要脏器为主。

参 考 文 献

[1] 赵辨.临床皮肤病学[M].南京:江苏科学技术出版社,2010:882-884.

[2] 赵广,王毅侠.临床皮肤病学彩色图谱[M].人民军医出版社,2014:149-150.

[3] Seung-Bae Park,In-Kyu Chang,Myung Im,Young Lee,Chang-Deok Kim,Young-Joon Seo,Jeung-Hoon Lee. Ann Dermatol. Nodular Vasculitis That Developed during Etanercept(Enbrel)Treatment in a Patient with Psoriasis. 2015;27(5):605-607.

[4] Gilchrist H,Patterson JW. Erythema nodosum and erythema induratum(nodular vasculitis):diagnosis and management. Dermatol Ther,2010,23(4):320-327.

[5] William D. James,Timothy G. Berger,Dirk M. Elston. 安德鲁斯临床皮肤病学[M].北京:科学出版社,2015:479.

[6] 朱学骏,涂平.皮肤病的组织病理诊断.北京:北京医科大学出版社,2001.177.

[7] 左付国,金春林,李铁男.白塞综合征发病的分子机制研究进展[J].国际皮肤性病学杂志,2006,32(1):35-37.

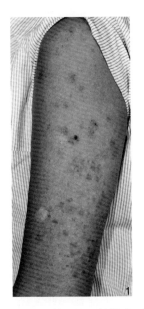

第十五章

皮肤脉管性疾病
Cutaneous Vascular Diseases

病例58　单侧痣样毛细血管扩张
(Unilateral Nevoid Telangiectasia)

【病例简介】　患者,女性,58岁。左上肢毛细血管扩张1年。家族中无类似疾病患者。皮肤科情况:左上肢外侧毛细血管扩张,皮损呈带状分布。皮损组织病理检查:表皮大致正常,真皮浅层可见毛细血管扩张。诊断:单侧痣样毛细血管扩张。

1. 临床资料

患者,女性,58岁。左上肢毛细血管扩张1年。患者1年前无明显诱因左肩部出现红色斑,无自觉症状,皮损沿上肢外侧向下逐渐增多。患者否认肝病、糖尿病等慢性病史,家族中无类似疾病患者。体检:系统检查未见异常。皮肤科检查:左上肢外侧毛细血管扩张,皮损呈带状分布(图58-1)。

图58-1　患者上肢见多处痣样毛细血管扩张,皮损呈带状分布

实验室检查:血、尿常规、肝肾功能、空腹血糖正常。各型肝炎抗体检查无异常,免疫全项检查基本正常。皮损组织病理检查:表皮大致正常,真皮上部可见毛细血管扩张(图58-2)。

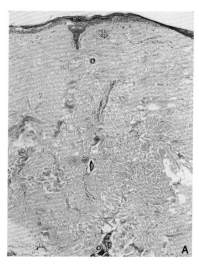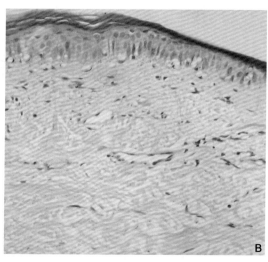

图 58-2 表皮大致正常,真皮上部可见毛细血管扩张(A HE 染色×100,B HE 染色×200)

诊断:单侧痣样毛细血管扩张。

2. 讨论

单侧痣样毛细血管扩张(Unilateral nevoid telangiectasia,UNT)于 1899 年由 Blaschko 首次描述。历史上曾有多个名称描述这一病症,包括获得性蜘蛛状毛细血管扩张(acquired spider telangiectases),单侧进行性特发性毛细血管扩张(microtelangiectasia essential progressive unilateral),单侧蜘蛛状痣(unilateral spider nevi)和线状毛细血管扩张(linear telangiectasias)。本病为先天性或获得性的细小线状毛细血管扩张,发生于单侧。先天性者于出生后不久即出现皮损,获得性者大多在 10-30 岁出现症状,皮损常位于三叉神经和 C3、C4 支配区域或其附近,右侧多于左侧,常呈线状、带状或扇状。据 Wenson 等对近百例文献报告的 UNT 患者统计,发病年龄从出生至 69 岁不等,平均 18 岁,男女之比约为 1∶2,15.5% 为先天性的,半数病例与青春期和妊娠相关,部分病例与肝病相关。关于 UNT 的皮肤外损害,虽然有个别病例报告发现 UNT 患者同时存在消化系统血管扩张,但由于这些患者同时存在慢性肝病、妊娠等能够引起消化系统病症的状况,所以不能确认其消化系统血管扩张是否真正与 UNT 相关。近期 Akman-Karakaş 等对 8 名 UNT 患者进行神经病学检查,发现所有患者的皮损区均存在感觉减退,其中两名患者的头部 MRI 检查存在异常(1 例 UNT 皮损位于唇和颈部,1 例 UNT 皮损位于面部),所以建议对 UNT 患者进行神经病学检查,以评价可能伴发的神经病变。

目前关于 UNT 确切的发病机制还不清楚,多种证据表明与高雌激素状态相关。女性患者多与孕期、青春期、口服避孕药相关,男性患者多与慢性肝病、甲状腺功能亢进等相关。一般推测 UNT 可能由于染色体镶嵌导致局部雌激素受体增多,当体内相对雌激素水平升高时表现出来,并沿 Blaschko 线分布。但由于存在一些无体内高雌激素状态或者雌激素受体异常的 UNT 患者,某些学者认为雌激素不是 UNT 的主要发病因素,特别是对于那些成年男性 UNT 患者。一些其他发病假说还有血液动力学障碍,神经结构改变,血管生长因子作用和血管外周结缔组织异常。

本病的组织病理表现为真皮中上部,亦可深达真皮深部,可见许多扩张的毛细血管,但内皮细胞不增生。根据临床皮损特点和组织病理表现,UNT 诊断不难。获得性者应与匐行性血管瘤相鉴别。后者临床特点为群集的、呈线状排列的点状血管损害,中央消退,外围新损害不断发生,形成环状或匐行性外观。组织病理为真皮乳头内可见管壁增厚的扩张的毛细血管。

　　本例患者临床表现典型,结合病理检查符合单侧痣样毛细血管扩张的诊断。患者无慢性病史,常规检查基本正常,可以除外肝病、免疫系统疾病引起本病的可能,其发病推测可能由于年龄增高后体内性激素水平变化而诱发。本病一般不需治疗,出于美容要求,脉冲染料激光治疗效果较好,但皮损时常复发。

（马铁牛）

▶ 点评

1. 皮损为上肢外侧毛细血管扩张,呈带状分布。
2. 病理表皮大致正常,真皮浅层可见毛细血管扩张。
3. 注意除慢性肝病外,本病可能伴发神经病变。
4. 本病一般不需治疗,出于美容要求,脉冲染料激光治疗效果较好易复发。

参 考 文 献

[1] Dadlani C,Kamino H,Walters RF,et al. Unilateral nevoid telangiectasia[J]. Dermatol Online J,2008,14(10):3.

[2] 赵辨.临床皮肤病学[M].4 版.南京:江苏科学技术出版社,2009:0912-0913.

[3] Wenson SF,Jan F,Sepehr A. Unilateral nevoid telangiectasia syndrome:a case report and review of the literature[J]. Dermatol Online J,2011,17(5):2.

[4] Akman-Karakaş A,Kandemir H,Senol U,et al. Unilateral nevoid telangiectasia Accompanied by neurological disorders[J]. J Eur Acad Dermatol Venereol,2011,25(11):1356-1359.

第十六章

皮下脂肪组织疾病
Diseases of Subcutaneous Fatty Tissue

病例 59　结节性发热性非化脓性脂膜炎
（Nodular Febrile Nonsuppurative Panniculitis）

【病例简介】患者,男性,58岁,四肢皮下结节伴疼痛7年,2天加重。皮肤组织病理:表皮轻度角化过度及棘层肥厚,真皮浅层血管周围少数淋巴细胞浸润,血管周围大量嗜中性白细胞浸润并可见核尘,变性的脂肪细胞周围还可见到组织细胞,泡沫细胞及多核巨细胞浸润。诊断:结节性发热性非化脓性脂膜炎。治疗予得宝松肌注及罗红霉素口服。经治疗后症状有所好转。

1. 临床资料

患者,男性,58岁。因四肢出现皮下结节伴疼痛,近2天加重而就诊。患者四肢出现皮下结节有7年,无季节性,发疹时疼痛,且伴有发热,曾测体温为38℃左右,且平日里伴有低血压,曾在其他医院就诊,并注射地塞米松退热,具体用量不详,热退后,结节消失。但病情经常反复,近期1~2天复发,故来我院门诊就诊。无特殊病史,否认过敏史,否认家族史。

体检:老年男性,发热,体温38℃,脉搏80/60mmHg,心肺无异常,腹软,肝脾未触及,脊柱正常,神经系统深浅反射无异常。皮肤科检查:四肢皮肤有多处大小不等结节,皮色较深,隆起皮面,中等硬度,境界清楚,上肢有两处表面肿胀呈潮红或暗红色结节,浸润较深,结节与皮肤粘连,有明显触痛,腹股沟可触及有黄豆粒大小的淋巴结,触之滑动,不与皮肤粘连(图59-1,图59-2)。

实验室检查:血常规:白细胞$12.4×10^9$/L,红细胞$4.36×10^{12}$/L,血红蛋白136g/L,血小板$322×10^9$/L,混合细胞群绝对值$0.6×10^9$/L,中性粒细胞绝对值$10.7×10^9$/L,淋巴细胞比率9.1%,中性粒细胞比率85.8%;尿常规基本正常;血生化:ALT 41IU/L,ALB/GLO 1.40,CK 213U/L,HBDH 193U/L,HDL 1.59nmol/L,其余正常。皮肤组织病理:表皮轻度角化过度及棘层肥厚,真皮浅层血管周围少数淋巴细胞浸润,其主要病变位于皮下脂肪,血管周围大量嗜中性白细胞浸润并可见核尘,变性的脂肪细胞周围还可见到组织细胞,泡沫细胞及多核巨细胞浸润(图59-3,图59-4)。

诊断:结节性发热性非化脓性脂膜炎。

治疗:给予得宝松1ml,肌注;并予罗红霉素0.15g,每日2次;见其皮疹色潮红或暗红、肿痛明显,且反复发作,久治不愈,提示有热毒及瘀血的症状,故合用清热解毒的消炎一号方及祛风利湿活血化瘀的永安止痒方,每日两次。经治疗后症状有所好转。

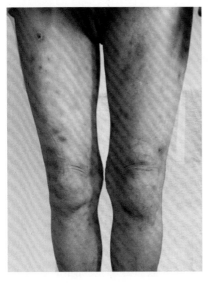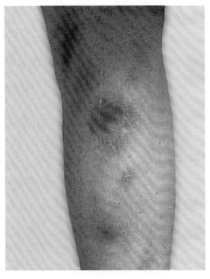

图 59-1，图 59-2　四肢皮肤多处大小不等结节，皮色较深，隆起皮面，中等硬度，境界清楚，上肢部分结节暗红色，浸润较深，与皮肤粘连，有明显触痛

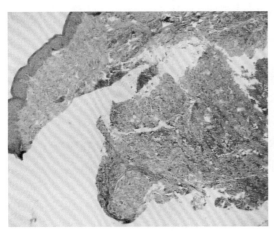

图 59-3　表皮轻度角化过度及棘层肥厚，真皮浅层血管周围少数淋巴细胞浸润（HE 染色×40）

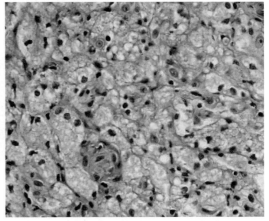

图 59-4　变性的脂肪细胞周围可见到泡沫细胞及多核巨细胞浸润（HE 染色×400）

2. 讨论

结节性发热性非化脓性脂膜炎又称特发性小叶性脂膜炎、weber-christian 综合征或回归性（复发性）发热性非化脓性脂膜炎。国外最早由 Pfeifer 报告 1 例，国内由江绍基首先报告 1 例，以后各地陆续有报告。它是一种以反复发作的皮下脂肪变性、坏死，炎症细胞浸润为病理基础的伴发热等全身症状为特征的一种自身免疫性疾病。临床较少见，好发于青壮年女性，反复发作。

此病病因不明，可能与下列因素有关：①免疫反应异常：异常的免疫反应可由多种抗原的刺激所引起，如细菌感染、食物等。发病前可有反复发作的扁桃腺炎，也有报道本病发生于空回肠分流术后，其盲曲内有细菌大量增殖。②药物因素：卤素化合物如碘、溴等药物、磺胺、奎宁和锑剂等均可能诱发本病。③脂肪代谢障碍：有报道显示，本病与脂肪代谢过程中某些酶的异常有关。例如血清脂酶轻度增加或在皮损中可测出具活性的胰酶和脂酶。有的研究还发现本病有 α-1 抗胰蛋白酶缺乏。但这种抗胰蛋白酶的缺乏并不可能直接引起脂膜炎。此外，本病还会伴有其他一些独立疾病，比如全身性红斑狼疮、胰腺疾病、淋巴肿瘤、感染、外伤等。此疾病除了会引起皮肤改变及其他全身症状如发热、疲劳、恶心、呕吐、体重减轻、关节痛等以外，还会影响身体的其他器官，造成心脏、肺、肾、肝、和/或脾的损害。

此病的组织病理改变以脂肪细胞的坏死和变性为特征。病理变化可分 3 期：第 1 期为急性浸润期，此期较短，有脂肪细胞变性伴嗜中性粒细胞、淋巴细胞和组织细胞浸润。第 2 期为吞噬期，除少数淋巴细胞和浆细胞外，不少组织细胞吞噬了溶解的脂肪滴而成为泡沫细胞和噬脂性巨细胞，本期有诊断价值。第 3 期为纤维化期，泡沫细胞减少，除淋巴细胞和一些浆细胞外，纤维母细胞增生，最后大量胶原纤维增殖而纤维化。

本病尚无特效治疗。首先要清除体内感染灶，停用可疑致敏药物，应用氯化喹啉、沙利度胺、吲哚美辛、氨苯砜等有一定疗效。在急性炎症期或有高热等情况下，应用糖皮质激素和非甾体抗炎药有明显效果。国外也有报道，应用大量糖皮质激素治疗此种疾病疗效较好。亦有使用霉酚酸酯治疗 Weber-Christian 病，取得很好疗效。还有应用环孢素 A 治疗此病，其机理是 T 细胞免疫反应是此病的致病因素，而环孢素 A 可以通过抑制 T 细胞反应有效对抗疾病。此外，还可采用中医药辨证治疗此疾病。

（李　隽）

▶ 点评

1. 本例报道了结节性发热性非化脓性脂膜炎的病例，皮疹为肿胀性暗红色结节，浸润较深，有明显触痛，伴发热等全身症状。

2. 此病的组织病理改变以脂肪细胞的坏死和变性为特征。

3. 本病尚无特效治疗。首先要清除体内感染灶，停用可疑致敏药物，可应用糖皮质激素和非甾体抗炎药治疗，还可采用中医药辨证治疗此疾病。

参 考 文 献

［1］赵辨．临床皮肤病学［M］．第 3 版．南京：江苏科学技术出版社，2001：905．

［2］Khan GA，Lewis FI. Recognizing Weber-Christian disease［J］. Tenn Med. 1996，89（12）：447-449.

［3］孙越，黄秋萍，韩菁，吴瑞勤，朱光斗．结节性发热性非化脓性脂膜炎 1 例［J］．中国麻风皮肤病杂志，2006，22（4）：325-326.

［4］Hyun SH，Kang YM，Kim CD，Lee JM，Kim IT，Kim NS. Weber-Christian disease presenting with proptosis：a case report［J］. J Korean Med Sci. 2000，15（2）：247-250.

［5］Baskan EB，Saricaoglu H，Tunali S，Tolunay S. Effective treatment of relapsing idiopathic nodular panniculitis（Pfeifer Weber-Christian disease）with mycophenolate mofetil［J］. J Dermatolog Treat. 2003，14（1）：57-60.

［6］Iwasaki T，Hamano T，Ogata A，Hashimoto N，Kakishita E. Successful treatment of a patientwith febrile，lobular panniculitis（Weber-Christian disease）with oral cyclosporin A：implications for pathogenesis and therapy［J］. Intern Med. 1999，38（7）：612-614.

第十七章

非感染性肉芽肿
Noninfectious Granuloma

病例60　手部环状肉芽肿
(Hand Granuloma Annulare)

【病例简介】患者,男性,28岁,双手指、掌多发红色斑块6年。皮损病理检查示:表皮轻度角化过度及棘层肥厚,真皮胶原疏松,间隙增宽,其间散在较多组织细胞呈栅状排列,偶见多核巨细胞。浅层血管周围较多淋巴细胞,浆细胞浸润,阿新兰染色:±。诊断:手部环状肉芽肿。给予口服中药制剂痒疹及疏肝颗粒,抗组胺药,局部外用皮质类固醇激素结合N光治疗,1月后皮疹明显变平,部分消退。

1. 临床资料

患者,男性,28岁,双手指、掌多发红色斑块6年。6年前无明显诱因患者双手指及掌部出现米粒大小红色丘疹,无自觉症状,未予重视。皮损逐渐增多,部分扩散融合成片状及环状斑块,1年前手指侧缘出现相同皮损,皮损增厚处自觉胀痛不适,遂来就诊。否认特殊物质接触史及日光暴晒史,否认糖尿病及肝病等病史。家族中无糖尿病及类似皮肤病史。体检:系统检查未见明显异常。皮肤科情况:双手指及手掌可见散在分布的绿豆至蚕豆大淡红色平顶丘疹,质坚,部分呈环状或半环状浸润性斑块,中央凹陷,周边隆起,表面光滑无鳞屑,有光泽,质硬,以掌指关节处为著,口腔黏膜无损害(图60-1)。

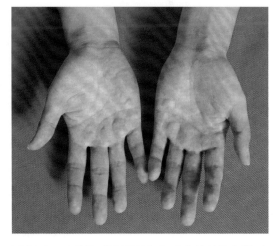

图60-1　双手指、掌可见淡红色丘疹呈环状皮损,中央凹陷,周边隆起,表面光滑无鳞屑

实验室检查:血尿粪常规、肝肾功能、血脂、血糖、电解质、肿瘤标志物及甲状腺功能全套均正常,RPR,TPPA,HIV和乙肝表面抗原均(-),心电图、胸片及腹部B超未见明显异常。

组织病理示:表皮轻度角化过度及棘层肥厚,真皮胶原疏松,间隙增宽,其间散在较多组织细胞呈栅状排列,偶见多核巨细胞。浅层血管周围较多淋巴细胞,浆细胞浸润。阿新兰染色:±(图60-2~60-4)。

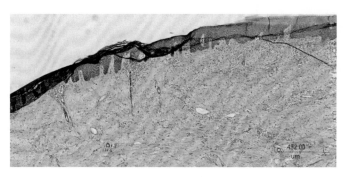

图 60-2　表皮轻度角化过度及棘层肥厚,真皮胶原疏松,间隙增宽,其间散在较多组织细胞呈栅状排列(HE 染色×40)

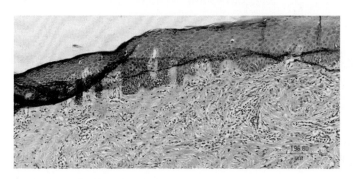

图 60-3　真皮胶原疏松,间隙增宽,其间散在较多组织细胞、多核巨细胞呈栅状排列

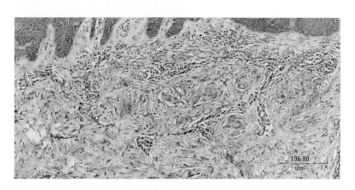

图 60-4　阿新蓝染色示胶原束间可见嗜碱性颗粒状或纤维丝状黏液性物质沉积(阿新蓝染色×100)

诊断:手部环状肉芽肿。

治疗:给予口服中药制剂痒疹及疏肝颗粒,抗组胺药,局部外用皮质类固醇激素结合 N 光治疗,1 月后皮疹明显变平,部分消退(图 60-5)。

2. 讨论

环状肉芽肿是以环状分布的丘疹或结节性损害为特征的慢性皮肤病。该病病因不明,

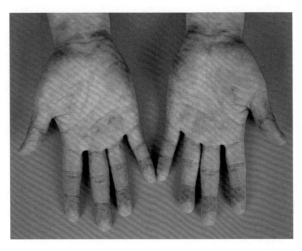

图60-5　环状肉芽肿治疗后皮疹明显变平,部分消退

可能与外伤、昆虫叮咬、日光照射、压迫、药物、病毒感染等有关。其病理机制可能与免疫细胞介导的迟发型超敏反应及各种促发因素导致真皮和皮下组织胶原变性有关。本病有很多亚型,包括局限型、泛发型或者播散型、皮下型和穿通型等。局限型大多患者<30 岁,男女比例为1∶2,无种族差异,约占 GA 的 75%。临床表现病程呈慢性经过,皮损可自然消退,一般不留痕迹,但约 40% 在原位复发。春秋季可加重。通常无症状,可以瘙痒,手掌 GA 患者可出现疼痛。本病应与结节病、扁平苔藓、类脂质渐进性坏死及色素性荨麻疹等鉴别,组织病理检查有助于其诊断及鉴别诊断。因临床表现多样,本病尚未确定首选治疗方案。治疗方法较多,其中局部外用糖皮质激素、钙调神经磷酸酶抑制剂、冷冻、PUVA、光动力疗法、富马酸酯、异维 A 酸、生物制剂等治疗方法有效。本例患者采用口服活血中药、抗组胺药及外用曲安奈德乳膏,结合 N 光治疗 1 个月后取得满意的疗效。陈昆等曾对43 例 GA 患者进行分析,发现其中 2 例自觉日晒可诱发或加重病情。夏季病情加重而冬季缓解,因此考虑患者发病与紫外线有关。本病患者应考虑避光,以防止诱发及加重病情。

（郭海霞）

▶ **点评**

1. 报道了青年男性手部环状肉芽肿 1 例,皮疹损害为淡红色平顶丘疹,呈环状或半环状浸润性斑块,中央凹陷,周边隆起,表面光滑无鳞屑,有光泽,质硬,以掌指关节处为著,口腔黏膜无损害。

2. 病理为组织细胞排列成的栅栏状肉芽肿,阿新蓝染色可见黏蛋白沉积。

3. 提示临床对于类似病例——以环状分布的丘疹或结节性损害为特征的慢性皮肤病,春秋季可加重,应考虑本病。本病应与结节病、扁平苔藓、类脂质渐进性坏死及色素性荨麻疹等鉴别,组织病理检查有助于其诊断及鉴别诊断。

4. 治疗以对症治疗为主,并注意避光。

病例61 播散型环状肉芽肿
（Generalized Granuloma Annulare）

【病例简介】患者,男性,54岁。因躯干、双上肢起皮疹半年来我院就诊。左上肢皮疹行组织病理示:表皮轻度角化过度,棘层水肿,真皮浅层胶原纤维变性,四周可见栅栏状排列的组织细胞,并有较多淋巴细胞及少量的多核巨细胞浸润。诊断:播散型环状肉芽肿。

1. 临床资料

患者,男性,54岁。躯干、双上肢起皮疹半年,患者于半年前无明显诱因躯干、双上肢出现针尖至米粒大小的红色丘疹,无明显自觉症状。曾在当地医院予对症治疗(具体不详),病情无好转,皮疹逐渐增多、增大,形成环状,于2011年2月28日来我院就诊。工作中接触溴素、氯气。既往史:患有糖尿病史、血脂异常及转氨酶增高史,未行药物治疗。否认肝炎、结核等病史。家族中无类似疾病患者。

体检:一般情况良好,系统检查未发现异常。皮肤科检查:躯干、双上肢可见泛发的粟粒至米粒大小的红色、暗红色丘疹,形成环状,边缘隆起,部分皮疹融合,对称分布,以双上肢为重(图61-1,图61-2)。

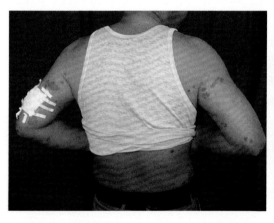

图61-1 双上肢、躯干泛发红色、暗红色丘疹,呈环状,部分融合成片

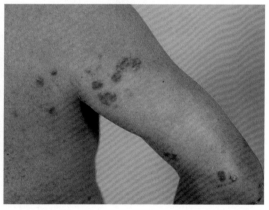

图61-2 右上肢可见红斑、丘疹,皮疹呈环状

实验室检查:血、尿常规、血沉、梅毒未见明显异常;肝功能:r-谷氨酰转氨酶:75U/L;血脂:甘油三酯:2.5mmol/L,胆固醇7.0mmol/L,低密度脂蛋白:4.09mmol/L,空腹血糖6.79mmol/L。肝胆胰脾双肾B超:脂肪肝(中度)。病理检查:表皮轻度角化过度,棘层水肿,真皮浅层胶原纤维变性(图61-3),周围可见栅栏状排列的组织细胞,并有较多淋巴细胞及少量的多核巨细胞浸润(图61-4)。

诊断:播散型环状肉芽肿。

治疗:局部外用皮质类固醇激素软膏,皮疹部分消退。

2. 讨论

环状肉芽肿(Granuloma annulare,GA)是以环状丘疹或结节性损害为特征的慢性皮肤病,病因尚不明确,可能与昆虫叮咬、外伤、结核、日晒、遗传、病毒感染[如EB病毒(Epstein-

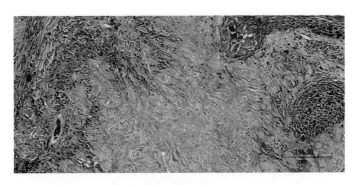

图61-3 真皮浅层胶原纤维变性(HE染色×100)

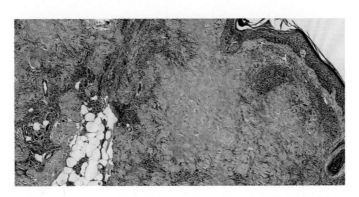

图61-4 表皮轻度角化过度,棘层水肿,真皮浅层胶原纤维变性,
四周可见栅栏状排列的组织细胞,并有较多淋巴细胞及少量的多
核巨细胞浸润(HE染色×40)

barr Virus,EBV)、水痘-带状疱疹病毒、丙型肝炎病毒、人类免疫缺陷病毒(Human Immuno-deficiency Virus,HIV)等]、系统性疾病等有关。GA临床主要分为:局限型、泛发型、穿通型、皮下型、巨大型、丘疹型等。播散型环状肉芽肿即泛发型环状肉芽肿,临床上较少见,皮疹易发生于曝光部位,较少累及头面部。本文患者皮疹以双上肢曝光部位为重,考虑与日晒有关,日常工作中接触溴素和氯气,本病是否与接触这些物质有关尚不可知,且未见到类似报道。

播散型环状肉芽肿与其他类型相比,伴发糖尿病及血脂异常等疾病的几率更高,有研究认为12%的GA患者与糖尿病有关,并且糖尿病患者的GA更易表现为慢性、复发性。越来越多的报道表明播散型环状肉芽肿的发病与恶性肿瘤有关,最常见的肿瘤是恶性淋巴瘤,特别是霍奇金淋巴瘤,故环状肉芽肿患者皮疹泛发且对治疗抵抗时应注意排除系统性疾病。本例患者为中老年男性,有糖尿病、血脂异常病史,皮疹泛发,组织病理可见真皮浅层栅栏状肉芽肿及胶原纤维变性,确诊为播散型环状肉芽肿。给予醋酸曲安奈德乳膏外用,半月后复诊部分皮疹消退。

GA具有自限性,一般2年左右可自行消退,不留瘢痕。治疗上尚无特效药物,治疗后易复发,糖皮质激素、异维A酸、氨苯砜、烟酰胺、碘化钾、冷冻、光化学疗法等治疗也有一定疗效。

(王彩霞)

▶ **点评**

1. 本例患者皮疹泛发,躯干、双上肢可见红色、暗红色丘疹,部分呈环状。

2. 提示临床对于类似疾病——皮疹泛发,呈环状,病理可见栅栏状肉芽肿结构可考虑本病。

3. 治疗:本病为自限性疾病,治疗可以予糖皮质激素、光疗、冷冻等方法。

病例62 异物肉芽肿
(Foreign Body Granuloma)

【病例简介】患者,女性,54 岁,右外眼睑淡黄色斑块 3 个月余,无自觉症状。病理检查示:表皮正常,真皮内可见异物,周围有大量组织细胞和异物巨细胞,无干酪样坏死,无异物被吞噬现象。诊断:异物肉芽肿。治疗:本院建议患者眼科医院会诊,必要时眼科手术切除。患者多次就诊于眼科医院,未行手术切除,予以盐酸左氧氟沙星滴眼液治疗,皮疹较前好转,现正在随访中。

1. 临床资料

患者,女性,54 岁,右外眼睑淡黄色斑块 3 个月余,无自觉症状。患者于 2014 年 8 月无明显诱因右外眼睑出现淡黄色扁平斑块,无自觉症状,既往发现血糖高有 2 年,双眼皮水肿,眼睑痒 2 年,1 年前曾于双侧下眼睑及外眼角注射美容针,无药物食物过敏史,家族中无类似疾病患者,余无特殊。于 2014 年 12 月到我院皮肤科就诊,取病理活检。

体检:中年女性,一般情况好。系统检查无异常发现。皮肤科检查:右外眼睑可见 2mm×7mm 淡黄色扁平斑块(图 62-1)。

实验室检查:糖化血红蛋白:8.6% ↑;生化全项:胆固醇 7.39mmol/L↑,高密度脂蛋白 1.91mmol/L↑,低密度脂蛋白 3.98mmol/L↑,葡萄糖 9.94mmol/L↑。局部组织病理检查示:表皮正常,真皮内可见异物周围有大量组织细胞和异物巨细胞,无干酪样坏死,无异物被吞噬现象(图 62-2,图 62-3)。

诊断:异物肉芽肿。

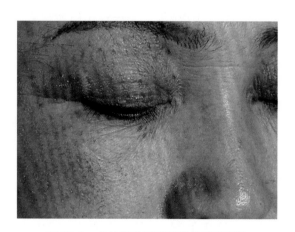

图 62-1 右外眼睑可见淡黄色扁平斑块

治疗:本院建议患者眼科医院会诊,必要时眼科手术切除。患者多次就诊于眼科医院,未行手术切除,予以盐酸左氧氟沙星滴眼液治疗,患者较前好转,右外眼睑皮疹较前略变平,双眼皮仍水肿,眼睑痒好转,现正在随访中。

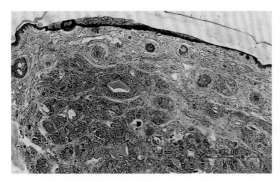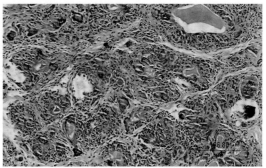

图 62-2，图 62-3　表皮正常，真皮内可见异物，周围有大量组织细胞和异物巨细胞，无干酪样坏死，无异物被吞噬现象（图 62-2：HE 染色×40；图 62-3：HE 染色×100）

2. 讨论

异物反应是指机体对内在或外来的异物表现出的一种特殊的炎症性组织反应，内源性异物指人体内生的物质，如痛风结节中的尿酸盐、钙化上皮瘤中的角化物质、各种囊肿破裂后流出的内容物等。外源性异物是指一切从外部进入人体的物质，如各种矿物、植物、寄生虫、异体动物和化学物质等。

非变应性异物反应常为单发，和异物侵入部位有一定关系，异物进入后发生皮疹的时间较短，常见的异物为丝线、尼龙线、石蜡、硅、淀粉等；变应性异物反应又称异物肉芽肿，为异物引起的过敏反应，仅发生于有异物过敏素质者，异物反应时间一般较长，皮疹常为多发，钴、铍及某些注入人体的染料可以引起这类反应。非变应性肉芽肿的病理表现为巨噬细胞和异物巨细胞包绕着异物，四周有淋巴样细胞和浆细胞浸润；变应性肉芽肿的病理表现为结核样结节，由上皮样细胞构成，异物巨细胞和干酪样坏死可有可无，一般见不到异物被吞噬现象。该患者是因出现皮疹前 1 年于眼周注射美容针引起，病理表现为真皮内可见异物，周围有大量组织细胞和异物巨细胞，无干酪样坏死，无异物被吞噬现象，所以其皮疹应属于异物肉芽肿。

及时去除异物是预防和治疗异物反应的最佳手段，从治疗结果来看，一旦异物肉芽肿被彻底或大部清除后，症状体征迅速消失或好转，辅以相应的治疗手段往往能获得较满意的疗效，另外，手术的长期疗效仍有待于进一步观察。手术切除较彻底，但切口较大，影响美观，甚至影响组织和器官的形状和功能。本例患者担心手术会影响美观，所以一直未进行手术切除。

（朱海莲）

▶ 点评

1. 该患者发病诱因为 1 年前眼周注射美容针，结合其临床表现及病理特点，可诊断为异物肉芽肿。

2. 病理表现为真皮内可见异物周围有许多组织细胞和异物巨细胞，无干酪样坏死，无异物被吞噬现象。

3. 及时去除异物是预防和治疗异物反应的最佳手段，但发生于面部的皮损，切口可能影响美观，所以手术还需权衡利弊。

病例63　结节病
（Sarcoidosis）

【病例简介】患者,女性,57岁,因全身多处丘疹、结节2年余,无自觉症状。皮损组织病理检查示:真皮内可见大量上皮样细胞、多核巨细胞形成的肉芽肿结构,阿新兰染色(-),嗜银纤维染色显示嗜银纤维包围肉芽肿。胸部CT:纵隔、左肺门多发淋巴结肿大伴双肺多发结影。诊断:皮肤结节病。

1. 临床资料

患者,女性,57岁,全身多处丘疹、结节2年余,无自觉症状。患者2年前发现左侧臀部出现数个黄豆大小的皮下结节,后逐渐增大,中等硬度。无自觉症状。皮疹逐渐增多、增大、并蔓延至躯干及四肢,皮损紫红色。曾于当地医院诊断为结节性痒疹,予以雷公藤多苷20mg 3次/日配合卤米松外用1月后无明显好转。为明确诊断来我院就诊。既往慢性气管炎病史30余年,家族中无类似疾病患者,余无特殊。

体检:各系统检查无异常,浅表淋巴结未触及。全身散在多处棕红色黄豆至豌大的结节(图63-1,图63-2),触之坚韧,边缘不规则,与周围皮肤部分粘连。

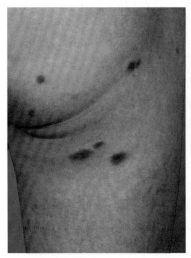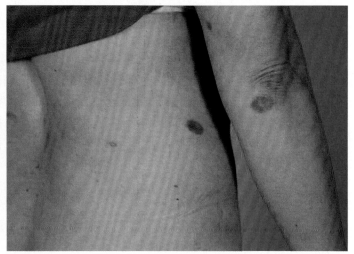

图63-1,图63-2　躯干及四肢多处棕红色丘疹、结节,大小不一。皮损境界清楚,质地中等,浸润明显,多散在分布

实验室检查:血尿常规正常,肝肾功正常,PPD实验弱阳性。胸部CT:纵隔、左肺门多发淋巴结肿大伴双肺多发结节影。

皮肤组织病理:表皮角化过度,棘层灶性变薄,真皮内可见大量上皮样细胞、多核巨细胞形成的肉芽肿结构(图63-3,图63-4),阿新兰染色(-)(图63-5),嗜银纤维染色:嗜银纤维包围肉芽肿(图63-6)。

诊断:皮肤结节病。

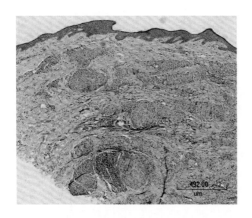

图 63-3 真皮内可见大量上皮样细胞、多核巨细胞形成的肉芽肿结构（HE 染色×40）

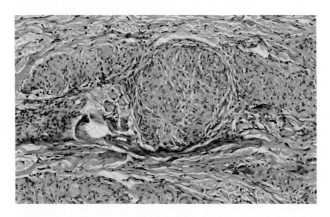

图 63-4 真皮内见上皮样细胞团块,团块中央及周围有少许淋巴细胞浸润,并可见多核巨细胞和小灶性纤维素性坏死,中央无干酪样坏死（HE 染色×100）

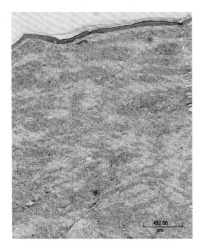

图 63-5 阿新蓝染色阴性（阿新蓝×40）

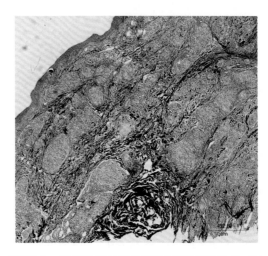

图 63-6 嗜银纤维包围肉芽肿（嗜银纤维染色×40）

2. 讨论

皮肤结节病是一种累及多系统的无干酪样坏死的上皮样细胞肉芽肿性疾病,其中以皮肤、肺和淋巴结最易受累。挪威 Caesar Boeck 首先描述了皮肤结节病。本病发以青年和中年期呈双峰表现,男女比例约为 1∶1.7。结节病的病因仍不明确,目前的研究及流行病学调查表明可能与遗传、职业、环境、感染及免疫因素等相关。

结节病属全身性疾病,多为慢性病程,几乎可侵犯全身任何器官或组织。系统损害多侵犯肺和淋巴结。根据皮肤组织学上有无肉芽肿可将结节病分为特异性和非特异性两种。特异性皮疹好发于面、颈、躯干、指端及外伤处,从皮疹形态可分为丘疹型、斑块型、环状型、冻疮样狼疮型、瘢痕型、皮下结节型等;非特异型常发生于下肢伸侧的结节性红斑,多呈急性发作。结节病的诊断标准包括:①X 线片显示双侧肺门及纵隔对称性淋巴结肿大,伴或不伴有肺内网状、结节状、片状阴影;②组织病理学检查证实或符合结节病;③Kveim 试验阳性;④血清血管紧张素转换酶抑制剂活性升高;⑤结核菌素试验为阴性或弱阳性反应;⑥高血钙、高尿钙症,碱性磷酸酶和血浆免疫球蛋白增高,支气管肺泡灌洗液中 T 淋巴细胞数量增加,CD4$^+$T 细胞/CD8$^+$T 的比值上升。具有①②或①③条者,可诊断。第④⑤⑥条为重要的参考标准。本例患者符合①②条,故可诊断。该病临床上极易误诊,需与环状肉芽肿、皮肤结核、钱币状湿疹、扁平苔藓、银屑病、红斑狼疮等疾病相鉴别。结节病预后较好,有一定自愈性,但仍有大约 50% 的患者存在轻度、永久性器官功能损害,约 10% 呈慢性进行性发展。结节病的病死率为 1% ~4% ,肺、心脏和中枢神经系统受累是其主要致死原因。本病肺部损害早期无症状,多在行皮肤病理后行影像学检查发现肺部病变,为早期系统治疗提供有力证据。本病例亦是行病理后发现肺部病变。结节病皮疹的治疗主要避免毁容性病变,特别是冻疮样狼疮型,容易形成典型的疤痕并破坏面部结构。目前标准的治疗方法是糖皮质激素,在病灶局部重复注射糖皮质激素可以有效治疗局限于皮肤的结节病。口服糖皮质激素可治疗严重损毁型皮肤性结节病和全身泛发性结节病。免疫抑制剂也是治疗皮肤结节病的有效药物。治疗皮肤结节病的二线药物包括抗疟药羟氯喹、甲氨蝶呤、四环素、异维 A 酸和环孢素。有报道光动力学疗法治疗皮肤结节病疗效理想且不良反应小,是一种有效的替代疗法。

(张秀君)

▶ 点评

1. 报道了皮肤结节病病例,皮损全身多处丘疹、结节 2 年余。

2. 皮损组织病理检查示:真皮内可见大量上皮细胞、多核巨细胞、淋巴细胞形成的肉芽肿结构,阿新兰染色(-),嗜银纤维染色显示嗜银纤维包围肉芽肿。胸部 CT:纵隔、左肺门多发淋巴结肿大伴双肺多发结节影。

3. 该病临床上极易误诊,需与环状肉芽肿、皮肤结核、钱币状湿疹、扁平苔藓、银屑病、红斑狼疮等疾病相鉴别,本病皮肤病理、胸片、Kveim 试验阳性是重要的诊断依据。

4. 结节病预后较好,有一定自愈性,但仍有部分患者存在永久性器官功能损害。本病肺部损害早期无症状,应尽早行影像学检查发现肺部病变,为早期系统治疗提供有力证据。

病例64　结节病2例
（Sarcoidosis）

【病例简介】病例1　患者,女性,63岁,四肢皮下多发结节伴灼热肿痛2月余。胸片:右下肺结节影。胸部CT:纵隔淋巴结肿大,右肺门钙化灶。PPD试验阴性。下肢皮损组织病理检查:表皮内未见明显改变。真皮下部及脂肪间可见大量上皮样细胞、多核巨细胞形成的肉芽肿结构。诊断:结节病。治疗:在当地口服中药汤剂2个月,皮疹消退。现正在随访中。病例2 患者男,48岁,四肢伸侧散在暗红色丘疹、结节,无自觉症状1年。胸片:双肺纹理增多,双肺可见片状阴影。PPD试验阴性。下肢皮损组织病理检查:表皮棘层轻度肥厚,真皮内大量上皮样细胞、组织细胞形成肉芽肿,呈结节状分布。抗酸染色阴性。银染阴性。诊断:结节病。治疗:口服强的松30mg/天半年,结节消退,肺部阴影消失,激素逐渐减量,停药后未见复发。

1. 临床资料

病例1

患者,女性,63岁,四肢多发皮下结节伴灼热肿痛2个月余。于2015年9月16日就诊于我院会诊中心。患者就诊前2月余前双下肢出现多处红色皮下结节,皮疹坚硬,少数较大质硬的结节有灼热感和肿痛。曾就诊于黄骅当地医院,诊治情况不详。1月前皮疹增多就诊于我院,取病理活检,并建议查胸片、CT、PPD等相关检查。患者自发病以来无发热、咳嗽,无浅表淋巴结肿大。既往高血压病史2年,血压控制尚可。否认药物及食物过敏史。否认家族中有类似病史。

体检:老年女性,一般情况好。系统检查无异常发现。皮肤科检查:双下肢枣至核桃大小的红色皮下结节,质硬,新出的结节肿胀有压痛,陈旧的结节颜色暗红,表面皮肤萎缩,可见细小鳞屑(图64-1,图64-2)。

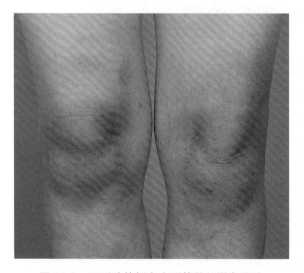

图64-1　双下肢伸侧大小不等的红褐色斑片

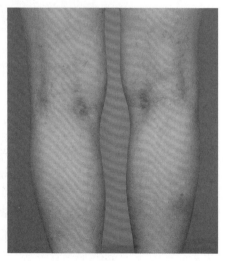

图64-2　双下肢屈侧大小不等的红褐色斑片

　　实验室检查：血尿常规正常，肝、肾功能和血糖、血脂正常。血肾素 1.28ng/ml/h，血管紧张素 36pg/ml，醛固酮 161.61pg/ml，Ca 2.5mmol/l，ALP 104U/L。胸片：双肺纹理增多，右下肺结节影。胸部 CT：双肺纹理增多，双下肺纹理增粗，纵隔淋巴结肿大，右肺门钙化灶。PPD 试验阴性。下肢皮损组织病理检查：表皮内未见明显改变。真皮下部及脂肪间可见大量上皮样细胞、多核巨细胞形成的肉芽肿结构，周边可见少许淋巴细胞（64-3、64-4）。

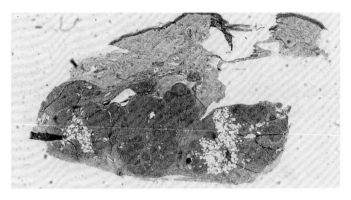

图 64-3　低倍镜下见真皮层内多个有上皮样组织细胞聚集形成的结节（HE 染色×40）

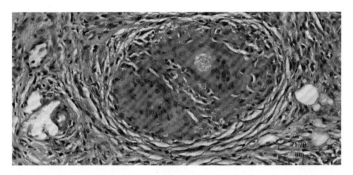

图 64-4　高倍镜下可见结节内多核上皮样组织细胞，及其内的嗜碱性包涵体（Schaumann 小体）（HE 染色×100）

　　诊断：结节病。

　　治疗：在当地口服中药汤剂 2 个月，皮疹消退。目前未见复发。

　　病例 2

　　患者，男性，48 岁，四肢伸侧散在暗红色丘疹、结节，无自觉症状 1 年，于 2015 年 7 月 8 日于就诊于我院会诊中心。患者就诊前 1 年无明显诱因四肢伸侧出现散在丘疹、结节，逐渐增多，无自觉症状。未予特殊治疗。1 周前在我院门诊就诊，行病理活检。患者自发病以来无发热、咳嗽，无浅表淋巴结肿大。既往体健。否认药物及食物过敏史。否认家族中有类似病史。

　　体检：中年男性，一般情况好。系统检查无异常发现。皮肤科检查：四肢泛发豆大的红色丘疹、结节，部分色深呈暗红色（图 64-5、64-6）。

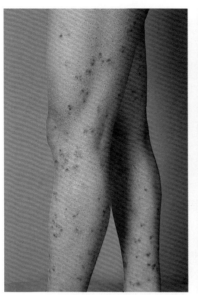
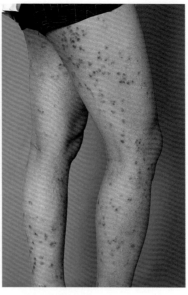

图64-5,图64-6 双下肢豆大的红色丘疹、结节

实验室检查:血尿常规正常,肝、肾功能和血糖、血脂正常。胸片:双肺纹理增多,双肺可见片状阴影。PPD试验阴性。下肢皮损组织病理检查:表皮棘层轻度肥厚,真皮内大量上皮样细胞、组织细胞形成肉芽肿,呈结节状分布(图64-7,图64-8)。抗酸染色阴性,银染阴性(图64-9,图64-10)。

诊断:结节病。

治疗:口服强的松30mg/天半年,结节消退,肺部阴影消失,激素逐渐减量,停药后未见复发。

2. 讨论

结节病是一种病因不明的多系统炎症性疾病,累及多脏器,其严重程度和自然病史及非干酪性肉芽肿的病理改变有关。T淋巴细胞参与炎症过程,尤其是I型辅助性T细胞(Th1

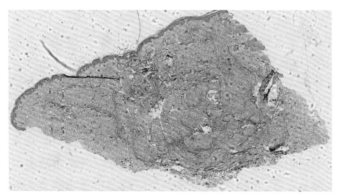

图64-7 低倍镜下可见非干酪样上皮细胞样肉芽肿(HE染色×40)

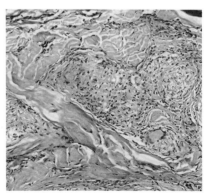

图64-8 高倍镜示"裸结节",有大量上皮样细胞组成,可见少量巨细胞(HE染色×100)

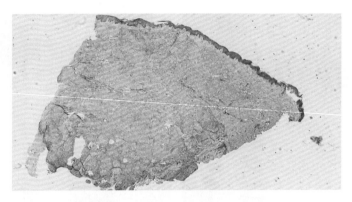

图 64-9　抗酸染色阴性（抗酸染色×40）

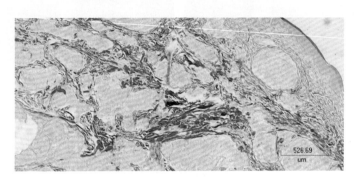

图 64-10　银染阴性（银染×100）

细胞）、巨噬细胞和细胞因子。不同的研究已经显示了遗传背景的重要性。最近的研究表明，膜联蛋白 Annexin A11 在结节病遗传易感性上起重要作用。Annexin A11 通过影响凋亡相关通路 Caspase 和 p53 在结节病的发病机制中起关键作用，可以成为结节病治疗的新靶点。结节病与遗传因素相关，有研究发现 FCGR3A（由 FcγRⅢA 编码）拷贝数变异是女性结节病发病的主要危险因素，FCGR3B（由 FcγRⅢB 编码）拷贝数变异也是一个主要危险因素，但无性别差异。有病例报告伴有胸腺病变的糖皮质激素治疗疗效不佳的患者，行胸腺切除术后，病情缓解。由此推论胸腺可能在某些患者对疾病的发病机制中起关键作用。

　　结节病是一种多系统疾病，肺部病变较为常见。应用胸部 X 片或胸部 CT 可以发现结节影像。结节病很少涉及上呼吸道，导致声音嘶哑，吞咽困难，喉麻痹，上呼吸道梗阻。偶有报告发生在罕见部位如鼻咽部的结节病。肺结核与结节病是两种疾病具有相似的临床和病理表现，两种疾病也可以共同发生。肉芽肿性病变患者，抗结核治疗无效，医生必须警惕共存结节病的可能性。

　　有研究观察了神经系统结节病的临床特点和诊断策略，发现慢性无菌性脑膜炎是最常见的神经系统结节病的表现，其次是颅神经病变。神经系统结节病患者可以出现血清血管紧张素转换酶和溶菌酶含量升高。大部分患者通过治疗可以缓解，只有 2% 的患者恶化。一线治疗是糖皮质激素，二线治疗是抑制细胞生长的药物，近 20% 患者需要肿瘤坏死因子-α 抑制剂治疗。多数患者出现慢性脑膜炎神经系统结节病之前无其他系统损害的病史，因此诊断困难，临床易误诊，应提高警惕。

大多数病例是急性、自限性的或服用糖皮质激素短期疗程治疗有效。然而发展到危及生命的闭塞性纤维化型或出现肺、心脏、眼、中枢神经系统受累的严重损害时,生物制剂已在难治性器官威胁结节病治疗上有成功的病例。尽管结节病的进展仍然是难以捉摸的,避免结节病的发病率和死亡率,生物制剂的有效作用毋庸置疑。

(詹庆霞)

▶ 点评

1. 结节病是一种病因不明的多系统炎症性疾病,累及多脏器,本2例患者是以皮肤症状为首发表现,通过病理符合结节病诊断,完善系统检查发现肺部损害而确诊。

2. 结节病病理表现为非干酪样肉芽肿损害,但此种表现并非其特有,故结节病的诊断需要病例与临床的结合。结节病的诊断为排除性诊断,组织学需除外多种感染性疾病:如结核、梅毒及真菌病等;异物反应和淋巴瘤也需要除外。

3. 单独皮肤损害不可诊断结节病,需要至少存在一个器官系统的非干酪肉芽肿的组织学表现方可确诊。

4. 2例患者中有一例病史短病情轻者仅应用中药治疗即痊愈,另一例皮疹泛发、病史长,应用小剂量糖皮质激素半年才好转,目前两例都尚未复发,随访中。

病例65 瘢痕型皮肤结节病
(Cicatricial Sarcoidosis)

【病例简介】患者,女性,57岁。面部陈旧瘢痕处红斑肿胀、变硬、触痛、微痒1个月。皮肤科情况:右额、眼睑、上唇人中沟原有瘢痕处淡红色浸润性肿胀隆起。下牙龈中部呈红色隆起结节。右眉弓皮损组织病理示:真皮内上皮样细胞构成的裸结节,境界清楚,周围散在淋巴细胞浸润,无干酪样坏死。陈旧性瘢痕出现活动表现为红肿、结节、触痛,可为诊断结节病的重要线索。

1. 临床资料

患者,女性,57岁。因面部陈旧瘢痕处红斑肿胀、变硬、疼痛伴微痒1个月就诊。患者38年前因外伤致面部瘢痕,无自觉症状,多年皮损无变化,未做任何治疗。1个月前无明显诱因在原瘢痕处出现红斑肿胀,逐渐隆起形成斑块、结节,自觉轻度疼痛和瘙痒,因局部不适来院就诊。患者既往体健,家族中无结核、肿瘤、真菌等疾病史,系统检查无异常。皮肤科情况:右额1处条索状淡红色增生性瘢痕,约1cm×2.5cm。表面较光滑,边界清楚,右上眼睑有2处损害:外侧为隆起皮下结节约0.8cm×0.8cm,内侧淡红色增生性斑块,约1cm×1cm边界较明显。上唇人中沟左侧红色浸润性隆起瘢痕约1cm×2cm,口腔内下牙龈中间根部有1cm×1cm结节,与牙龈颜色相同。触诊皮损有坚实弹性感,肿胀处触痛明显(图65-1~图65-3)。实验室检查显示:血、尿常规、生化全项均正常,血沉、血钙、胆固醇均正常。血清血管紧张素转化酶略高于正常,结核菌素试验阴性,胸部X线、CT检查无异常,腹部B超无异常。右眉弓上方组织病理显示：表皮棘层轻度萎缩，皮突变平，真皮浅层胶原嗜碱性变，血管周围可见上皮样细胞，朗格汉斯细胞，构成肉芽肿性浸润，淋巴细胞较少未见干酪样坏死。嗜银纤维染色显示：嗜银纤维围绕肉芽肿四周并深入其中（图65-4，图65-5）。抗酸染色未见病原体。

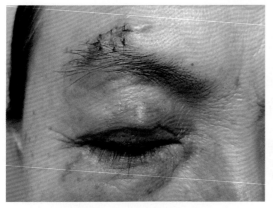

图65-1　右额部上眼睑皮损

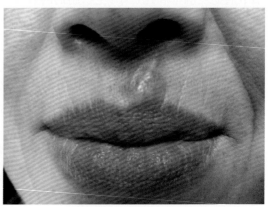

图65-2　上唇人中皮损

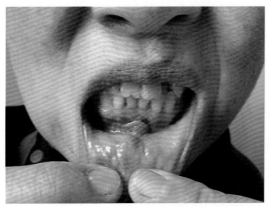

图65-3　下牙龈损害

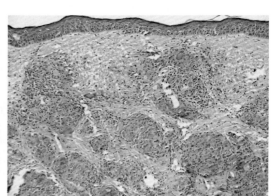

图65-4　皮损组织病理（HE染色×10）

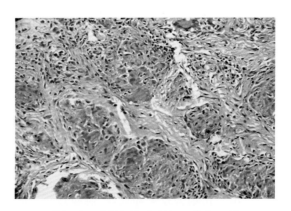

图65-5　皮损组织病理（HE染色×20）

诊断: 瘢痕型皮肤结节病。

治疗: 羟氯喹 200mg,3 次/天,曲尼司特 100mg,3 次/天,外涂糠酸莫米松软膏 1 次/天,多磺酸黏多糖乳膏(喜疗妥)1~2 次/天,治疗 1 个月后,瘢痕隆起损害及触痛减轻,瘙痒症状消失,定期随访,酌情做红宝石激光进一步治疗。

2. 讨论

结节病是一种原因不明的以非干酪性坏死的上皮样细胞肉芽肿为病理特征的系统性疾病。20%~25% 可出现皮肤损害,结节病的皮肤损害临床表现多样,可以表现为丘疹、斑丘疹、斑块、结节、冻疮样狼疮、瘢痕样、红皮病样等。其中,瘢痕性皮肤结节病相对少见,国外以欧洲报道较多,国内沈斌等于 2011 年首次报道 1 例。瘢痕性结节病是结节病皮损发生在瘢痕组织上,即结节样肉芽肿组织浸润到陈旧性皮肤瘢痕内。临床特征为原有的陈旧性瘢痕上出现红肿、结节和隆起,并沿着瘢痕部位扩张,机体其他部位也可出现结节。瘢痕结节病的皮损可以出现在机械性外伤、静脉穿刺、手术、纹身、带状疱疹等多种原因导致的瘢痕中,其形成可能与瘢痕形成时异物污染诱发形成的肉芽肿有关。

本例患者 38 年前因外伤致面部多处瘢痕,其后局部无明显变化,也无自觉症状,本次就诊时,右侧眉弓、上睑及人中沟左侧原瘢痕处出现红斑肿胀,局部隆起形成斑块结节,自觉轻度瘙痒和疼痛,触之质硬并有触痛,临床易误诊为瘢痕疙瘩,但组织病理学表现无瘢痕组织特征,而是呈现肉芽肿改变,结合 PPS 染色及 PPD、血管紧张素转化酶结果,诊断为瘢痕性结节病。值得注意的是,本患者除原瘢痕处发生结节病,下牙龈处也发生结节,提示瘢痕性结节病皮损不局限于瘢痕处。该病可以发生在结节病系统性损害之前,也可以同时或随后发生,可伴有甲状腺炎、肝炎、白癜风等自身免疫性疾病。陈旧瘢痕出现活动变化提示结节病活动或复发,虽然皮损与系统性损害的关系尚不能确定,但需要常规系统性检查和长期随访。本例患者经系统性检查无明显异常发现,但仍需长期随访。

皮肤病结节病无特效治疗方法,目前的治疗包括糖皮质激素、抗疟药、沙利度胺、甲氨蝶呤、来氟米特等,有研究认为,外用他克莫司或吡美莫司等钙调神经磷酸酶抑制剂和维 A 酸乳膏或阿达帕林凝胶等维甲酸类药物也有较好疗效。此外红宝石激光治疗瘢痕型结节病,疗效较快,副作用少,病人容易接受。本病例治疗中服用羟氯喹、曲尼司特,外用糠酸莫米松、喜疗妥,能控制疾病活动期皮损,缓解症状,择期用红宝石激光进一步治疗,并定期随访以早期发现可能出现的结节病系统性损害。

(潘小钢)

▶ **点评**

1. 结节病的皮肤损害临床表现多样,可以表现为丘疹、斑丘疹、斑块、结节、冻疮样狼疮、瘢痕样、红皮病样等。其中,瘢痕性皮肤结节病非常少见。

2. 瘢痕性结节病临床特征为原有的陈旧性瘢痕上出现红肿、结节和隆起,并沿着瘢痕部位扩张,机体其他部位也可出现结节。

3. 病理表现为非干酪性坏死的上皮样细胞肉芽肿组织浸润到陈旧性皮肤瘢痕内。

4. 文献报道红宝石激光治疗瘢痕型结节病,疗效较快,副作用少。

病例66　丘疹型皮肤结节病
（Papular Sarcoidosis）

【病例简介】患者,男性,45岁。全身泛发丘疹、少许红斑、微痒4年。胸部皮肤组织病理示:真皮内由大量上皮样细胞组成的"裸结节"呈弥漫分布,其中可见散在的多核巨细胞,结节周围见少量淋巴细胞浸润,未见干酪样坏死。网状纤维染色示网状纤维包绕肉芽肿其纤维细胞伸入肉芽肿内。抗酸染色阴性。诊断:丘疹型皮肤结节病。经治疗患者全身红斑丘疹减少,皮疹较密集处明显,瘙痒症状基本消失,目前仍在随访中。

1. 临床资料

患者,男性,45岁。主因泛发丘疹,少许红斑、微痒4年,加重3个月,于2012年3月12日来我院就诊。患者于4年前无明显诱因面部、躯干、四肢出现红色丘疹、红斑,轻度瘙痒,继而皮疹逐渐增多,于多家医院就诊均未明确诊断,期间未做任何治疗。患者既往体健,家族中无类似病史,发病前未服用任何药物,否认特殊物质及化学原料接触史,否认结核病、真菌病接触史。

查体:血、尿、血生化全项、血钙、血管紧张素转化酶(ACE)均正常,结核菌素试验阴性,胸部X线检查无异常,腹部B超无异常,皮肤科检查示面、胸、腹、背、腰、四肢泛发红色丘疹,少许斑丘疹。丘疹为限局性隆起皮面的实质性损害,约0.2～0.5cm,丘疹和斑丘疹顶部为尖或圆形,皮疹未相互融合成片,散发红斑,少许抓痕,腰部皮疹较密集(图66-1)。触诊皮损有坚实弹性感,无压痛,玻片压迫见有中心结节,针挑时有坚实感,未挑出内容物,未见浸润性斑块、水疱、出血、坏死、结痂、瘢痕;皮肤无色素性改变。头皮、眼、口腔黏膜、四肢关节、指趾甲无损害。

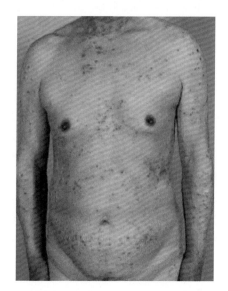

图66-1　胸、腹部和上肢泛发红色丘疹、斑丘疹

胸部皮肤组织病理示:真皮内由大量上皮样细胞组成的"裸结节"呈弥漫分布,其中可见散在的多核巨细胞,结节周围见少量淋巴细胞浸润,未见干酪样坏死(图66-2A～66-2B)。网状纤维染色示网状纤维包绕肉芽肿其纤维细胞伸入肉芽肿内(图66-3)。抗酸染色阴性。

诊断:丘疹型皮肤结节病。

治疗:羟氯喹200mg/次,3次/天,曲尼斯特胶囊100mg/次,3次/天,口服;外用0.1%糠酸莫米松乳膏、0.05%维A酸乳膏。60天后患者泛发的丘疹、斑丘疹明显好转,散在的红斑大部分消失。患者改用复方甘草酸苷胶囊、丹参酮胶囊;痒疹冲剂(院内制剂)6g/次,2次/天。1个月后患者全身红斑丘疹减少,皮疹较密集处明显,瘙痒症状基本消失,目前患者仍在随访中。

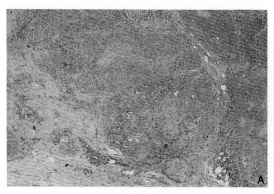
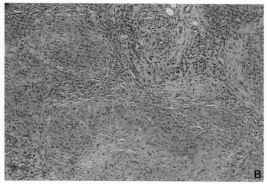

图66-2 (A~B)胸部皮损病理图:真皮内由大量上皮样细胞组成的"裸结节"呈弥漫分布,其中可见散在的多核巨细胞,结节周围见纤维组织包绕及少量淋巴细胞浸润

2. 讨论

结节病是一种可累及多系统的无干酪样坏死的上皮样细胞肉芽肿性疾病,其病因未明。皮肤结节病是仅累及皮肤的慢性病,皮疹形态多样,缺乏特异性。本例为泛发性丘疹性皮肤结节病,临床较少见。目前有研究认为皮肤结节病是遗传性易感性个体暴露于不明环境,因人类白细胞抗原刺激。而产生的慢性免疫性反应,可分为特异性和非特异性两种,前者组织学特征呈非坏死性上皮细胞肉芽肿浸润,后者多为非诊断性炎症性反应。皮肤结节病炎症反应中主要呈

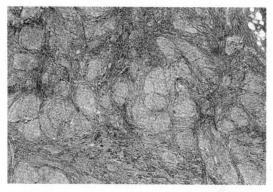

图66-3 胸部皮损病理图:网状纤维呈网状包绕上皮样细胞肉芽肿并伸入其中(网状纤维染色×20)

现 CD4⁺淋巴细胞和皮肤树突状细胞。特异性皮肤结节病大部分无自觉症状、少有瘙痒、疼痛,疹型多样,有结节斑块、丘疹、斑片疹、皮下结节及红斑结节,少见皮损有浸润性瘢痕、冻疮样狼疮样损害和混合性皮疹,并可累及肺、眼、胃肠、唾液腺。患者组织病理学特征多为患者真皮内有大量上皮样细胞组成的结节,周围常有纤维组织围绕,散在淋巴细胞浸润,且多为 CD4⁺,少许 CD8⁺淋巴细胞和成熟的巨噬细胞,形成典型的裸结节,其境界清楚,大小和形状较一致,有时可延伸到皮下组织层。另有研究认为,患者皮肤结节内可混有多核巨细胞和组织细胞,中央可见纤维蛋白样变性,但无干酪样坏死。网状纤维染色可有助于结核样肉芽肿鉴别。本例患者全身泛发丘疹、斑丘疹、散在红斑、轻度瘙痒,无其他脏器损害,符合丘疹型皮肤结节病。本病的诊断需与寻常性痒疹、痒疹样营养不良型大疱性表皮松解症和泛发性发疹性组织细胞瘤相鉴别。

目前临床多采用口服激素类治疗本病,但易受激素治疗抵抗和禁忌证较多等影响,常用抗肉芽肿药物(DMASDs)作为替代治疗方案,主要为羟氯喹、氯喹、氟米特(LEF)、甲氨蝶呤(MTX)等单药和(或)联合用药。有研究认为,外用他克莫司和吡美莫司等钙调神经磷酸酶抑制剂或维 A 酸乳膏和阿达帕林凝胶等维甲酸类也有较好疗效。本例治

疗方案中未选用口服激素以避免其不良反应,采用羟氯喹口服,日间外用糠酸莫米松以达皮疹较快消退的临床疗效,晚间外用维A酸乳膏,缓解皮肤损伤,并减少了外用激素用量。

(潘小钢)

> **点评**

1. 结节病皮疹形态多样,本例为泛发性丘疹性皮肤结节病,临床较少见。表现为周身泛发坚实性红色丘疹,玻片压迫见有中心结节。

2. 组织病理示:真皮内由大量上皮样细胞组成的"裸结节"呈弥漫分布。

3. 目前临床多采用口服激素类治疗本病,也可用羟氯喹、氟米特、甲氨蝶呤等单药或联合用药。本例采用羟氯喹口服,外用激素类药膏取得良好疗效。

病例67 结节性耳轮软骨皮炎
(Chondrodermatitis Nodularis Helicis)

【病例简介】患者,男性,67岁。左耳轮疼痛性结节6年余。皮损组织病理示:表皮角化过度伴灶性角化不全、棘层肥厚,真皮内局灶性胶原纤维均一化变性,纤维素样坏死,毛细血管增生,肉芽组织形成,软骨周围结缔组织呈增生性改变、均化变性,伴有大量组织细胞、浆细胞、成纤维细胞、淋巴细胞浸润。诊断:结节性耳轮软骨炎。

1. 临床资料

患者男,67岁,双耳部结节6年余,伴压痛并加重1年。6年前患者因日晒后左耳的耳轮出现一绿豆粒大小丘疹,质硬,微隆起,有鳞屑,受压后剧烈疼痛,当地医院以"日光性皮炎伴感染"予丁酸氢化可的松乳膏和克拉霉素胶囊治疗,无效。后多次就诊,均未明确诊断。后疑因帽沿摩擦,出现新发皮疹,疼痛加重。近1年来,自觉耳轮其余部位有压痛,轻压皮内有数个小结节,当地医院予糠酸莫米松乳膏外用,并口服雷公藤片,也无效。既往体健;家族无类似患者,也无特殊遗传病史。

体检:系统检查未见明显异常。皮肤科情况:左耳的耳轮可见2个绿豆大小椭圆形肤色结节,上覆有黏着性灰白色鳞屑,界清,质硬,移动度差,周围有红晕,耳轮其余部位轻压有颗粒感(图67-1)。

实验室检查:血、尿常规,全生化检查均正常。皮肤组织病理示:表皮角化过度伴灶性角化不全,棘层肥厚,真皮内局灶性胶原纤维均一化变性,纤维素样坏死,毛细血管增生,肉芽组织形成,软骨周围结缔组织呈增生性改变、均化变性,伴有大量组织细胞、浆细胞、成纤维细胞、淋巴细胞浸润(图67-2)。

诊断:结节性耳轮软骨炎。

治疗:两处较大皮疹予手术切除治疗,余较小皮疹以高频电刀烧灼,嘱患者对侧卧位。1个月后已无压痛,随访3个月,仍未见新发皮疹。

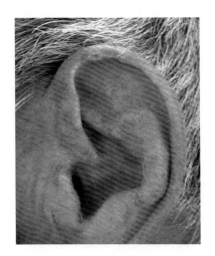

图 67-1　左耳见椭圆形肤色结节，上覆有黏着性灰白色鳞屑

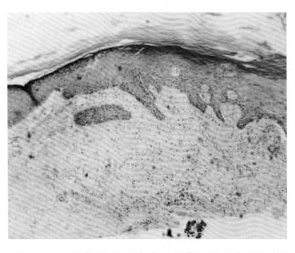

图 67-2　组织病理：表皮角化过度伴灶性角化不全，棘层肥厚，真皮内局灶性胶原纤维均一化变性，纤维素样坏死，毛细血管增生，肉芽组织形成，软骨周围结缔组织呈增生性改变、均化变性，伴有大量组织细胞、浆细胞、成纤维细胞、淋巴细胞浸润（HE×100）

2. 讨论

结节性耳轮软骨炎为一种发生在耳部的结节，触碰可引发剧烈疼痛，对患者生活质量造成极大影响。该病最早于 1915 年由 Winkler 报道，国内仅在 1996 年杨素华及 1997 年王振业各报道 1 例，连同本例，该 3 例均有多年的误诊和误治史。目前本病的病因尚未有明确定论，可能与耳轮暴露在外，缺少脂肪的保护，血供较差，易受外界刺激而发病；或与肌肉的退行性病变有关 Newcomer 等观察到 20 例 CNH 患者耳部肌肉均发生退行性变；寒冷可能为本病的诱因，国外医学报道部分病例有冻疮病史；Lawrence 报道睡姿固定的人常在的受压侧发生本病，变更睡姿对侧也可发生本病，考虑发病与压力有关，减轻耳部受压可缓解本病；Halter 等认为局部反复受压、摩擦、寒冷等引起血液循环异常可能为本病发生的重要原因。临床特点为发生在耳轮的疼痛性小结节，多发于中年以上男性，呈慢性经过，皮损境界清楚，隐没或高出皮肤，直径 0.5～2.0cm，有黏着鳞屑或结痂，揭去痂皮后可见小溃疡，表面皮肤正常或灰白色，小结通常不能移动，可绕一圈狭窄的充血区，镜下可见表皮角化过度和棘层肥厚，结节中心处可见角化不全，或见局部下限和溃疡形成，有时表皮呈假性上皮瘤样增生。真皮水肿，胶原纤维均质化和纤维素样坏死，坏死区被肉芽组织代替，病变部位有不同程度的炎症细胞浸润，软骨周围的结缔组织可发生纤维素样变性和增生性改变，软骨基质和软骨细胞肿胀、肿胀消退后形成间隙，并含有无定型嗜酸性物质。

临床上需与下疾病相鉴别：①皮肤纤维瘤：为质地坚硬并高出皮肤表面的结节，表面光滑或呈角化状损害，病理表现为：表皮棘层肥厚，基底层黑素细胞增加，真皮中下部大量不成熟的胶原纤维和成纤维细胞平行排列；②光化性角化病：为日晒后皮肤上发生的正常肤色或淡红色的扁平丘疹或结节，皮疹轻微隆起呈疣状增殖，质硬，表面光亮或有轻微黏着性鳞屑，一般无自觉症状或有轻痒，有皲裂时疼痛；③痛风：尿酸盐结晶形式沉积于组织可形成痛风石，好发于耳轮、肘部及指趾关节，急性期有剧痛，组织病理可见真皮及皮下组织可见大小不等、境界清楚的淡褐色针形尿酸盐结晶。避免日晒、寒冷、机械刺激，睡眠时放置保护性垫子,可有效缓解疼痛。国内外对此病的治疗主要用皮质类固醇类激素封闭或手术切除治疗:杨素华采用曲安奈德无菌混悬液加2%利多卡因局部封闭2次,随访半年未见复发;Cox用泼尼松龙封闭治疗60例,有效率为75%,长期治愈率为33%;Lawrence用手术切除治疗短期治愈率耳轮可达到90%对耳轮可达到70%;Hudson-Peacock用将突出的软骨切除,保留平整的边缘并连接,短期治愈率耳轮可达到84%,对耳轮可达到75%,6个月的复发率为11%;胶原注射、CO_2激光、冷冻疗法有治疗成功的案例,近年来非介入填充治疗被认为是有效的方法;Pelllegrino报道用光动力治疗两次后疼痛可基本消失。

(王红梅)

▶ 点评

1. 本病的特点为:在耳轮的游离缘疼痛性小结节,皮损境界清楚,隐没在皮内或高出皮肤,直径0.5~2cm,有黏着鳞屑或结痂,揭去痂皮后可见小溃疡。

2. 皮肤组织病理特征:小结中央其下真皮有裂隙、纤维素样坏死,软骨周围均化变性,病变周围可见炎症细胞浸润,以淋巴细胞和浆细胞为主,软骨周围结缔组织增厚,蛋白变性。

3. 本病的预防为避免日晒、寒冷、机械刺激,治疗可用皮质类固醇类激素封闭治疗或手术切除治疗。

参 考 文 献

[1] 赵辨.临床皮肤病学[M].第4版.江苏:江苏科学技术出版社,2011:1221.

[2] 刘艳萍,张晶,杨凌云,等.泛发性环状肉芽肿1例[J].临床皮肤科杂志,2008,37(9):567.

[3] Piana S,Pizzigomi S,Tagliavim E,et al. Generalized granuloma annulare associated withscabies[J]. Am J Dermatopathol,2010,32:518-520.

[4] Marchell RM,Judson MA. Cutaneous sarcoidosis. Semin Respir Crit Care Med,2010,31(4):442-451.

[5] Mehdi Mirsaeidi,Sanaz Gidfar,Ann Vu,et al. Annexins family:insights into their functions and potential role in pathogenesis of sarcoidosis. J Transl Med. 2016 Apr 12;14(1):89. doi:10.1186/s12967-016-0843-7.

[6] Wu J,Li Y,Guan W,FCGR3A and FCGR3B copy number variations are risk factors for sarcoidosis. Hum Genet. 2016 Apr 8.[Epub ahead of print]

[7] Erer OF,Erol S,Anar C1,et al. Contribution of cell block obtained by endobronchial ultrasound-guided transbronchial needle aspiration in the diagnosis of malignant diseases and sarcoidosis. Endosc Ultrasound. 2016 Apr 28. doi:10.4103/2303-9027.180763.[Epub ahead of print]

[8] Peter K,Mehdi M,Nadera JS. Nonsteroidal therapy of sarcoidosis[J]. Pulmo Med,2013,19(5):516-523.

[9] Marcoval J,Mana J,Rubio M. Specific cutaneous lesions in patients with systemic sarcoidosis:relationship to severity and chronicity of disease[J]. Clin Exp Dermatol,2011,36(3):739-744.

[10] Jung YJ,Roh MR. Clinical and histopathological analysis of specific lesions of cutaneous sarcoidosis in Korean patients[J]. J Dermatol Treat,2011,22(2):11-17.

[11] Pellegrino M,Taddeucci P,Mei S,et al. Chondrodermatitis nodularis chronica helicis and photodynamic therapy:a new therapeutic option[J]. Dermatol Ther,2011,24(1):144-147.

第十八章

皮肤附属器疾病
Diseases of the Skin Appendages

病例68　毛囊闭锁三联症
（Follicular Occlusion Triad）

【病例简介】患者，男性，18 岁，头面、躯干丘疹、结节、脓疱反复发作 3 年。皮肤科检查：头面部泛发粟粒至黄豆大小毛囊性炎性丘疹、结节、囊肿及脓疱，头皮皮损处毛发脱落，成淡红色表面光滑紧张的隆起。双侧腋窝及肛周可见多个排列成条索状的硬结节，部分破溃有脓液溢出，瘢痕明显。诊断：毛囊闭锁三联症。

1. 临床资料

患者，男性，18 岁，因头面、躯干丘疹、结节、脓疱反复发作 3 年，加重 2 个月就诊于我院。患者 3 年前无明显诱因自头面部出现毛囊性丘疹、结节、脓疱，就诊于多家医院，均诊断为毛囊炎，予以治疗（具体不详）病情可暂缓。3 年来病情时有反复，夏重冬轻。2 月前病情再次加重，皮损增多累及躯干四肢，并出现脓肿破溃。父母非近亲结婚，其父亲及祖父有类似病史。

系统检查未见异常。皮肤科检查：头面部泛发粟粒至黄豆大小毛囊性炎性丘疹、结节、囊肿及脓疱，头皮皮损处毛发脱落，成淡红色表面光滑紧张的隆起（图 68-1）。双侧腋窝及肛周可见多个排列成条索状的硬结节，部分破溃有脓液溢出，瘢痕明显（图 68-2）。躯干四肢泛发粉刺、丘疹、脓肿及结节（图 68-3）。

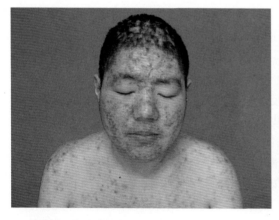

图 68-1　头面部见毛囊性炎性丘疹、结节、囊肿及脓疱

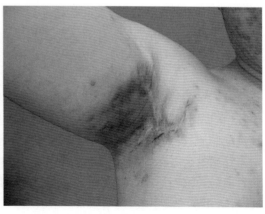

图 68-2　腋下见多个排列成条索状瘢痕

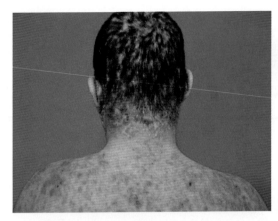

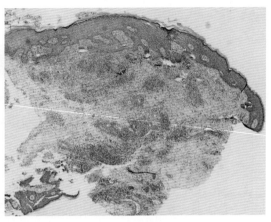

图68-3　躯干泛发粉刺、丘疹、脓肿及结节　　　图68-4　皮损组织病理（HE染色×4）

皮损组织病理示:表皮角化不全,中性粒细胞聚集,棘层肥厚,真皮水肿,毛细血管增生,扩张,出血,血管周围弥漫性中性粒细胞,浆细胞,淋巴细胞浸润(图68-4,图68-5)。

家系调查:该家系3代共11人,患者5例,其中男4例,女1例。每代均有个体发病,符合常染色体显性遗传模式。该家系中患者的初发年龄均为13～15岁,初发2年内病情较轻,青春期病情加重,50岁后症状逐渐减轻。该家系中患者病情轻重有所差异,先证者病情最重。

诊断:毛囊性闭锁性三联症。

2. 讨论

本病包括头部脓肿性穿掘性毛囊周围炎、聚合性痤疮及化脓性汗腺炎,临床上可有三联症表现不全型。另外,藏毛窦跟上述三种疾病具有相似的发病机制

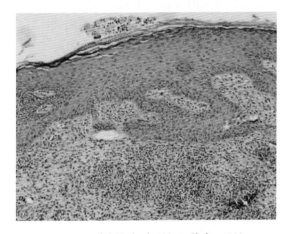

图68-5　皮损组织病理（HE染色×100）

与组织病理学改变,故新版皮肤病学将以上4种疾病称为毛囊闭锁性四联症。本病为常染色体显性遗传,亦可为散发。有家族遗传史者通常发病较早,一般在11～12岁时开始发病,而散发者多数在20岁后开始发病。1q21.3～23.2(9.8cM)是本病的致病基因连锁区域。该病确切病因及发病机制不明,目前认为是由毛囊闭锁、遗传因素、免疫、感染、激素水平变化及外因刺激等多种因素共同作用所致。以反复发生皮肤脓肿、窦道及瘢痕形成为特征性表现,新皮损不断发生,同一患者可见到多种皮损同时存在,最终形成瘢痕。由于长期的慢性炎症刺激,皮损处可发生鳞状细胞癌。本病的诊断主要依靠临床表现,但需与克罗恩病、增殖性脓皮病等相鉴别,组织病理检查不是诊断该病的主要依据,但可以排除早期恶变。本病目前尚无统一治疗方法或标准方案,早期明确诊断和治疗有助于控制病情,阻止病情的发展,可选用系统维甲酸、抗雄激素、糖皮质激素、抗生素、氨苯砜、生物制剂如肿瘤坏死因子-α拮抗剂以及中医中药治疗,局部外用抗生素,皮损内注射激素、抗生素、聚维酮碘溶液等治疗,必要时手术切开引流。该患者15岁发病,病程3年,病情反复,初发症状较轻未被重视,

本次来诊病情较重,确诊后予甲泼尼龙24mg/d 一周,米诺环素50mg/d 及异维 A 酸40mg/d,外用本院制剂甲硝唑克林霉素凝胶及氯柳酊,配合我院自制中成药皮炎 2 号及消炎 1 号,4 周后患者病情逐渐缓解。

(高　琴)

点评

1. 报道了毛囊性闭锁性三联症 1 例,临床表现及病理都很典型。
2. 患者自幼发病,有家族史,首先要考虑遗传性疾病。
3. 本病严重影响患者生活质量,需积极干预治疗,中西医结合治疗效果突显。

病例69　20甲营养不良
(Twenty-Nail Dystrophy)

【病例简介】甲营养不良(nail dystrophy):是一种病因不清的甲损害。常累及指、趾甲。表现为患者指(趾)甲变薄,浑浊,变形,易碎,病甲甲板失去光泽,粗糙。可伴有甲剥离、甲纵嵴等。真菌显微镜镜检阴性,如20 个指趾均受累,称20 甲营养不良。国内有散在病例报道,现仍缺乏有效治疗方法。我们应用当归益气颗粒治疗一例20 甲营养不良,取得较好疗效,现报告如下。

1. 临床资料

患者,女性,11 岁,学生。双手、双足全部指趾甲发病6 个月。患者无明显诱因所有的指(趾)甲板在6 个月内相继指(趾)甲变薄,浑浊,变形,易碎。甲表面失去光泽,粗糙,自述无任何主观不适。曾经多次在当地医院就诊以"甲癣"治疗均未能取得明显疗效。在疾病的发展过程中,曾经出现症状自行减轻,但是每次均有反复,20 个指趾甲曾经多次作直接镜检及真菌培养均阴性。患者无家族遗传病史,健康状况良好。皮肤科检查:10 指甲板近端粗糙,甲表面失去光泽,甲变薄,浑浊,变形,易碎。远端损毁变薄有纵嵴。10 趾甲甲板失去光泽,变薄、表面粗糙,甲周甲下未见其他异常(图69-1,图69-2)。周身皮肤无异常,无斑秃、银屑病等相关皮肤病,舌质淡,脉细。实验室检查:刮取20 个病甲碎屑分别作真菌直接镜检及真菌培养,均未发现真菌及真菌生长。血尿常规及肝肾功能检查均无异常。

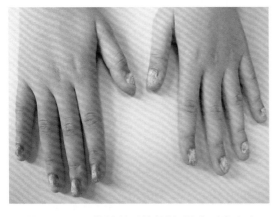

图69-1　10 指甲板近端粗糙,甲表面失去光泽,甲浑浊,变形,易碎

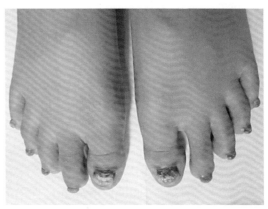

图69-2　10 趾甲甲板失去光泽,变薄、表面粗糙

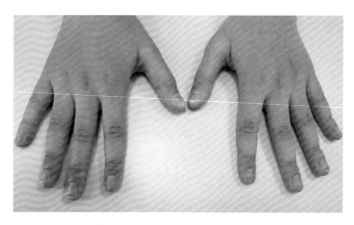

图 69-3　治疗后 10 指甲恢复正常

诊断:20 甲营养不良,中医证型:血虚型。

治疗:给予本院制剂当归益气颗粒,3 克,每日两次,治疗 12 周,指甲全部恢复正常(图 69-3),趾甲未痊愈,治疗随访中。

2. 讨论

1977 年首先由国外学者 HaZelrigg 描述,命名为儿童 20 甲营养不良后,有作者陆续发现本病也可见于青年和成人,改称为 20 甲营养不良,本病病因尚不清楚,推测其可能是一种多因素的甲病。部分病例可以是银屑病、扁平苔藓、斑秃、特应性皮炎、鱼鳞病的症状之一,但多数病例无明显病因可寻,缺乏有效的治疗方法。当归益气颗粒剂是我院的院内制剂。组成:当归 15g、白芍 9g、生地 3g、熟地 9g、何首乌 12g、玉竹 12g、黄芪 15g、川芎 7.5g、白芥子 6g、荆芥 6g、防风 6g、甘草 3g。经工艺加工成颗粒剂。有养血润燥、益气祛风之功效,其中当归、白芍、生熟地、首乌、玉竹养血润燥;黄芪补气升阳;荆芥、防风祛风解表;川芎、白芥子活血行气,祛血中之风;甘草补中。在临床中用于治疗甲营养不良、鱼鳞病等有较好的疗效,本例患者应用当归益气颗粒,每次 3g,每日两次,治疗 12 周,取得了满意的疗效,值得临床中进一步应用观察。

（谢艳秋）

▶ **点评**

1. 报道 1 例儿童 20 甲营养不良,皮损特点为 20 个指(趾)甲变薄,浑浊,变形,易碎,甲板失去光泽,粗糙伴甲剥离、甲纵嵴。

2. 真菌检查阴性。

3. 本病目前缺乏有效的治疗方法,本例中药治疗满意,值得临床应用观察。

病例 70　伴皮角样损害的先天性厚甲症
（Pachyonychia Congenita with Cutaneous Horn）

【病例简介】患儿,女性,10 岁,出生后双手(足)指(趾)甲肥厚,8 个月时皮肤出现疣状皮损;皮损随年龄增长逐渐加重。同时伴随掌跖多汗、角化性斑块,行走时疼痛;复发性口腔、舌黏膜糜烂,覆白膜。诊断:Ⅰ型先天性厚甲症伴皮角样损。

1. 临床资料

患儿,女性,10岁。主诉:出生后双手(足)指(趾)甲肥厚,8个月时皮肤出现疣状皮损。患儿出生后双手(足)指(趾)甲肥厚,呈黄褐色,随年龄增长甲肥厚加重,甲板变硬,远端翘起,呈污褐色。8个月大时,臀部出现多个疣状角化性皮损,呈圆锥状,坚硬,用力摩擦后,末端可脱落。皮损不断增多,于腰部、肘膝关节伸侧出现角化性丘疹,无自觉症状。患儿自幼掌跖多汗,跖部逐渐形成角化性斑块,行走时疼痛。患儿经常反复发生口腔黏膜、舌黏膜糜烂,并覆白膜。家族史:患儿系足月顺产,家族中无类似疾病患者,父母非近亲结婚。

体格检查:发育、智力正常,营养中等,系统检查未见异常。皮肤科检查:双手(足)指(趾)甲板均高度角化增厚,远端上翘,两侧向内弯曲,游离端突出,呈污褐色(图70-1),甲板坚硬。掌跖潮湿多汗,跖部多个角化性斑块,呈淡黄色(图70-2);臀部密集疣状角化性皮损,形似皮角,其末端角化明显(图70-3),质地坚硬;双肘、膝关节伸侧和腰背部散在粟粒大角化性丘疹,呈灰黑色;躯干部散在点状褐色沉着斑。右口角有一圆锥状角化性皮损(图70-4)。毛发、牙齿未见异常,眼角膜、结膜未见异常,口腔黏膜无异常。实验室及辅助检:甲真菌镜检和培养均阴性,血、尿常规及肝功能均正常。

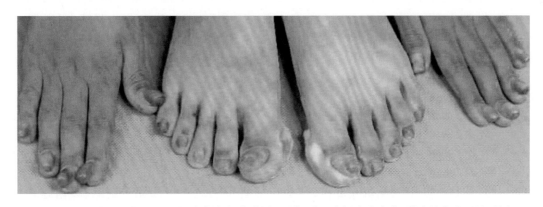

图70-1　双手(足)指(趾)甲板均高度角化增厚,远端上翘,内侧向内弯曲,游离端突出,呈污褐色

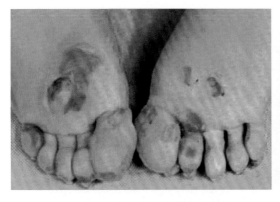

图70-2　跖部多个淡黄色角化斑块

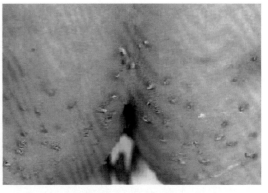

图70-3　臀部密集疣状角化性皮损,形似皮角,其末端角化明显

诊断：Ⅰ型先天性厚甲症伴皮角样损害。

治疗：维胺酯 10mg，每日 3 次口服，维生素 AD 胶丸口服，他扎罗汀封包病甲，维 A 酸霜外用于周身角化性皮损，中药浸泡足底。目前正在治疗观察中。

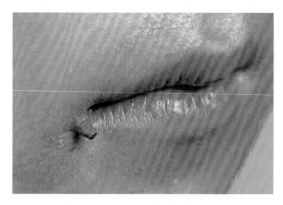

图70-4　右口角一圆锥状角化性皮损

2. 讨论

先天性厚甲症是一种罕见的常染色体显性遗传性疾病，近年研究表明是由于角蛋白 K16、K17 或 K16a、K16b 基因突变所致。该病发病无性别差异，临床表现为出生时或出生后不久 20 甲均高度肥厚，甲营养不良，并伴外胚叶缺陷的临床症状。

Schonfeld 认为本病宜称为先天性厚甲综合征，并将它分为 3 型：①Ⅰ型或 Jadassohn-Lewandowsky 综合征，此型最多见，其特征为出生时或出生后不久，所有指、趾甲对称性发硬，增厚，变色；掌跖角化，多发生于受压处；毛囊性角化，肘、膝伸面及臀部有角化性丘疹；肢端大疱、掌跖多汗；口腔黏膜白斑。②Ⅱ型或 Jackson-Sertoli 综合征，除Ⅰ型症状外，尚有胎生牙和多发性囊肿，且多为多发性脂囊肿。③Ⅲ型或 Schafer-Brunauer 综合征，极罕见，除Ⅰ型症状外，尚伴有眼角膜白斑（角化不良）1987 年 Tidman 等又报告一种新类型，甲肥厚和角化病伴皮肤淀粉样变及皮肤过度色素沉着。本例属于Ⅰ型，此外，本例特点除 20 甲高度肥厚外，臀部长出密集皮角样皮损，较为罕见。

本病尚无特效治疗方法。通常有下述几种方法：①外用角质松解剂及糖皮质激素软膏封包治疗。②内服维生素 A、D、E，维 A 酸治疗亦有效。有时可将甲、甲床、甲母质全部切除，移植皮肤组织至切除部位，或拔甲后将甲母质和甲床完全刮除，以阻止病甲生长。

（张峻岭）

 点评

1. 报道伴皮角样损害的先天性厚甲症 1 例，本例除 20 甲高度肥厚外，臀部长出密集皮角样皮损，较为罕见。

2. 先天性厚甲症是一种罕见的常染色体显性遗传性疾病，与角蛋白 K16、K17 基因突变有关。该病发病无性别差异，临床表现为出生后不久 20 甲均高度肥厚，甲营养不良，并伴外胚叶缺陷的临床症状。

3. 本病尚无特效治疗方法。可外用角质松解剂及糖皮质激素软膏封包治疗；内服维 A 酸治疗亦有效。

参 考 文 献

[1] 杨建强,高敏,王培光.毛囊闭锁三联征 1 例及家系调查[J].中国皮肤性病学杂志,2010,24(2):160-161.

[2] 谌宏远,张信江.20 甲营养不良并发白癜风 1 例[J].中国皮肤性病学杂志,2013,27(2):186-187.

[3] 杨国亮,王侠生.现代皮肤病学[M].上海:上海医科大学出版社,1998.772.

第十九章

内分泌障碍性疾病
Dysendocrinic Dermatoses

病例71　石化耳
（Petrified Ear）

【病例简介】 患者,女性,52 岁,双侧耳廓僵硬 2 年伴右耳廓溃疡 1 年。病理学检查:表皮棘层肥厚,真皮内可见多个钙化灶,钙沉着区域周围炎症稀疏。免疫荧光检查阴性;X 线检查:耳廓 X 线照片显示双耳廓多灶性高密度影,诊断符合石化耳——双侧耳廓钙化。给予疏肝活血,局部雷尔湿敷,停用助听器。1 个月后复诊患者症状明显减轻。

1. 临床资料

患者,女性,52 岁,因发现双侧耳廓僵硬 2 年伴右耳廓溃疡 1 年来我院就诊。患者于 2 年前从右侧耳廓上方开始出现面积约 1cm×1cm 范围的硬化区,之后逐步发展累犯整个耳廓,触之坚硬如石,弯曲活动受限,睡眠压迫后不适,难以侧卧,1 年前右耳轮中部皮肤溃破并有流脓,局部出现挛缩。半年前左侧耳廓亦受累,但硬变程度较轻。双耳无明显疼痛,曾就诊外院,诊断为复发性耳软骨炎,给予外用药(具体不详),无明显效果。为求明确诊治遂就诊于我院。自述 5 岁时摔伤,听力受损,发病前 1 年曾带助听器,发病后听力无明显变化,否认冻伤史、近期外伤史、蚊虫叮咬及放射治疗等。否认甲状腺、甲状旁腺及肾上腺疾病史;否认痛风、风湿及类风湿。糖尿病史 2 年。

体检: 系统检查心肺腹未见明显异常,浅表淋巴结及甲状腺不肿大。皮肤科检查双侧耳廓明显增厚,不对称,感觉(温、触、压、痛)正常。右侧耳舟、对耳轮上 2/3 及三角窝、耳甲艇触之硬如板,失去正常耳廓的柔韧性,只能作为一整体平行移动;耳轮中部轻度挛缩,其中央可见 1.0cm×2.5cm 溃疡区,底部鲜红色,周边色素沉着(图 71-1),右耳廓背面亦见 0.3cm×0.5cm 的皮肤缺损区及明显色沉(图 71-2),耳廓后沟未受累;左侧耳廓硬变程度较轻,可以稍有弯曲,耳轮与耳轮脚延续处可见 0.5cm×0.8cm 皮肤缺损。舟状窝内可见一皮色的略带光泽的稍隆起的区域,面积约 1.5cm×3cm(图 71-3),在该处取病理。双侧耳垂未受累。耳鼻喉科检查外耳道有污垢,鼓膜正常,听力减退。鼻腔及喉检查未见异常。

病理学检查:表皮棘层肥厚,真皮内可见多个钙化灶(图 71-4),钙沉着区域周围炎症稀疏。免疫荧光检查基底膜 IgG(−)、IgM(±)、IgA(−)、C3(−)。X 线检查:耳廓 X 线照片显示双耳廓多灶性高密度影(图 71-5)。

诊断: 石化耳——双侧耳廓钙化。

治疗: 嘱患者按医嘱服用降糖药物,给予内服疏肝活血颗粒及院内制剂皮炎颗粒(Ⅲ)均早晚各 3g,温水送服,局部雷尔湿敷,停用助听器。1 个月后复诊患者症状明显减轻。

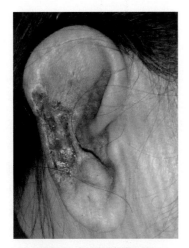

图71-1 右侧耳廓皮损

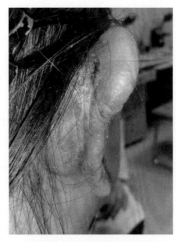

图71-2 右耳廓背面

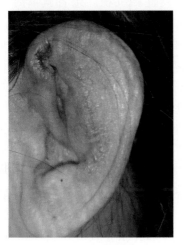

图71-3 左耳廓皮损

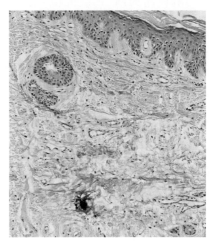

图71-4 组织病理学显示真皮内可见多个钙化灶(HE染色×100)

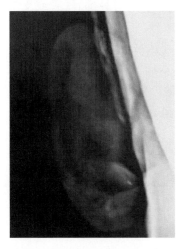

图71-5 X线照片显示右耳廓多个小灶性高密度影(骨窗)

2. 讨论

石化耳(Petrified Ear)临床比较少见,可以局部钙化,也可整个耳廓全部骨化而失去弹性。由Bochdalek于1866年首先报道,1899年Wassmund又报道了其X线表现。之后约有140例石化耳通过影像学或组织学发现耳廓的钙化或骨化。其临床表现可以有变异,但耳廓的钙化和骨化之间没有差异。临床表现是耳廓僵硬,弯曲活动受限,大部分的病人没有自觉症状,有些病人在感受压力的情况下如睡眠压迫会出现不适。双侧受累比单侧受累更加常见,男性多于女性。溃疡少见,耳垂较少受累,患者很少有主观或客观的听力受损。在耳道受累的情况下,病人可有耳痛的情况发生。皮肤科检查耳廓外观可以正常或增厚,触之僵硬或发现无痛性小结节。诊断要依靠放射线检查或组织学检查。病理改变主要是发生在耳廓或软骨的异位钙化或骨化。Nicholas 等指出,88% 的石化耳患者是钙盐沉积导致的,仅有 12% 的病例找到骨小梁或哈弗管的板层骨可以作为骨化的证据。

　　石化耳发病原因不清楚,局部致病因素有机械性创伤、光化性损伤、蚊虫叮咬、冷冻伤、放射性损伤、复发性软骨炎或软骨膜炎等,各种致病因素中,以冷冻伤最多。以上这些因素均可导致局部的损伤或软骨的坏死,损伤局部的碱性增高,细胞内钙升高,局部钙化。全身因素有内分泌紊乱和系统性疾病导致血清钙磷水平的升高等,但其导致钙化的机理不明。内分泌疾病中埃迪森氏病最常见,其次是糖尿病,垂体功能减退,甲状腺功能减退和肢端肥大症;系统性疾病常见于寒冷超敏反应、高血压、硬皮病和系统性软骨软化。本病例患者否认有外伤、冻伤等局部致病因素,系统检查血钙磷及碱性磷酸酶水平正常,甲状腺及甲状旁腺等功能正常,但糖尿病史两年,末梢循环较差,加之发病前 1 年佩戴压力性助听器,加重了耳廓局部血液循环障碍,导致导致耳廓局部受损、破溃挛缩,钙磷代谢失调,钙盐沉积,因此本例考虑为继发性钙沉积。患者就诊时右侧耳廓溃疡挛缩,难于取材,只能在相对病变较轻左耳廓取材,真皮内可见多个小的钙化灶,钙沉着区域周围炎症稀疏,影像学检查可见多个高密度影,符合特发性皮肤钙沉着的特点。

　　对疑为该病的患者,应当进行全面系统的检查,包括全血分析,血清钙磷水平,血糖血脂检查,碱性磷酸酶,甲状腺功能和甲状旁腺功能,肾上腺皮质功能检测,耳廓的影像学检查很必要,但病理学检查是非强制性的。鉴别诊断:结节性耳轮软骨皮炎:好发于男性对耳屏,表现为单个圆顶状的小结节,结节中央为小的糜烂面或细小的通道,疼痛症状比较明显,寒冷或创伤是主要致病原因,组织活检具有典型的特征,皮损中央表皮坏死或缺失,其下为纤维素样坏死,周边为肉芽组织和慢性炎细胞浸润。另外还需与复发性耳廓多软骨炎鉴别,该病常见于 30～50 岁的女性,外耳、鼻、关节及喉软骨占 80%,急性期患区红肿,触痛,以后变松软,耳廓受累时呈牛肉样红色,可因耳廓肿胀导致传导性耳聋,鼻中隔受累导致鼻出血鼻塞,气管或支气管受累导致声嘶、咳嗽、呼吸困难,局部反复感染。而本例患者耳廓从发病开始即表现为增厚和变硬,色素沉着,且随时间推移,逐渐僵硬不能弯曲,但从无红肿、触痛,亦无松软的表现,患病后听力无明显差异,同时鼻部、气管或支气管均无受累表现。

　　由于大部分的患者没有自觉症状,临床上也无特殊的疗法或具体的治疗原则,因此如为局部因素所致,症状不明显时,一般不需特殊处理;当本病为全身因素引起时,积极治疗代谢、内分泌或系统性疾病同控制局部症状一样关键。症状明显,影响日常生活时,可局部耳廓楔形切除术。本例患者给予内服疏肝活血药物,外用药物,患者明显好转。

(顾安康)

▶ 点评

　　1. 报道了石化耳——耳廓钙化病例,皮肤损害为双侧耳廓僵硬伴右耳廓溃疡。

　　2. 病理学检查真皮内可见多个钙化灶,耳廓 X 线照片显示双耳廓多灶性高密度影。

3. 对疑为该病的患者,应当进行全面系统的检查,包括全血分析,血清钙磷水平,血糖血脂检查,碱性磷酸酶,甲状腺功能和甲状旁腺功能,肾上腺皮质功能检测,耳廓的影像学检查很必要,但病理学检查是非强制性的。鉴别诊断结节性耳轮软骨皮炎及复发性耳廓多软骨炎。

4. 由于大部分的患者没有自觉症状,临床上也无特殊的疗法或具体的治疗原则,症状明显,影响日常生活时,可局部耳廓楔形切除术。

病例72 融合性网状乳头瘤病(1)
(Confluent and Reticulate Papillomatosis)

【病例简介】患者,女性,20岁,主因躯干部褐色斑丘疹伴瘙痒半年。皮肤科情况:胸腹部、背部密集淡褐色斑丘疹,以胸腹部为重。皮损组织病理示:表皮轻度角化过度,棘层部分肥厚,基底层色素增加,真皮浅层血管周围少量淋巴细胞、中性粒细胞浸润。PAS染色未查见真菌。诊断:融合性网状乳头瘤病。治疗:米诺环素胶囊50mg每日2次口服,0.1%维A酸乳膏外用,4周后患者皮疹基本消退,随访半年,无复发。

1. 临床资料

患者,女性,20岁,主因躯干部褐色斑丘疹伴痒半年。半年前无明显诱因自下腹部出现褐色米粒大小斑丘疹,自觉瘙痒,就诊于外院考虑过敏反应,予口服药物治疗,具体不详,后瘙痒减轻,停药反复,皮疹逐渐蔓延至上腹部、前胸及背部,再次就诊于外院,考虑"融合性网状乳头瘤病",予"复方甘草酸苷、阿达帕林凝胶、司他斯汀"治疗,瘙痒减轻,皮疹减退,患者停药后又出现反复。既往体健,有青霉素过敏史。无家族性遗传病史。

体格检查:各系统检查未见异常。皮肤科检查:胸腹部、背部密集淡褐色斑丘疹,融合成网状,以胸腹部为重(图72-1)。

皮损组织病理示:表皮轻度角化过度,棘层部分肥厚,基底层色素增加,真皮浅层血管周围少量淋巴细胞、中性粒细胞浸润(图72-2,图72-3)。PAS染色未查见真菌。

诊断:融合性网状乳头瘤病。

治疗:米诺环素胶囊50mg每日2次口服,0.1%维A酸乳膏外用,4周后患者皮疹基本消退,再次给予米诺环素胶囊50mg每日2次,口服2周,巩固治疗,随访半年,无复发。

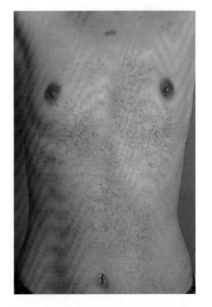

图72-1 胸腹部可见淡褐色斑丘疹,融合成网状

2. 讨论

融合性网状乳头瘤病是一种临床上相对少见的皮肤疾病,又名皮肤乳头瘤病(cutaneous

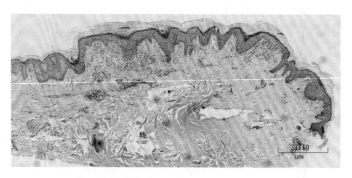

图72-2　表皮轻度角化过度,棘层部分肥厚,基底层色素增加,真皮浅层血管周围少量淋巴细胞、中性粒细胞浸润(HE 染色×40)

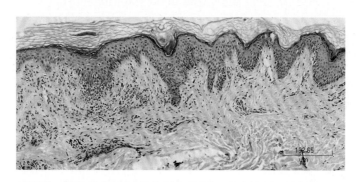

图72-3　表皮角化过度,基底层色素增加,真皮浅层血管周围少量淋巴细胞、中性粒细胞浸润(HE 染色×100)

papillomatosis)、Gougerot-Carteaud 综合征。由 Gougerot 和 Carteaud 于 1927 年首先报道,并在 1932 年将其分为三个亚型:即斑点状着色性疣状乳头瘤病、融合性网状乳头瘤病和钱币状融合性乳头瘤病。本病病因不明,可能与角化异常、马拉色菌或细菌感染、内分泌疾病(如糖尿病和甲状腺疾病)、紫外线辐射、皮肤淀粉样变性以及遗传等因素有关。目前多数学者认为本病是一种角化异常性疾病。好发于青少年,女性多见。初为淡红色扁平或球型小丘疹,逐渐增大而呈灰褐色,表面角化略粗糙,丘疹逐渐增多、增大,密集成片而布满躯干,可相互融合成网状或旋涡状,淡棕色、乳头瘤状外观。以两乳间和脐周最明显。患者一般无症状,有的可出现轻微瘙痒。组织病理示:轻度角化过度、乳头瘤样增生,表皮突增宽融合,棘层肥厚,基底层色素增加。真皮水肿且有围管性炎细胞浸润。本例患者未见到典型的乳头瘤样增生,考虑有可能与患者曾使用外用药,与病理取材时机有关。结合临床表现、组织病理,本例患者诊断明确。临床上应与花斑癣、脂溢性角化症、毛囊角化症、色素性痒疹和黑棘皮病等鉴别。

本病目前无标准治疗方案,已报道治疗方案包括:①抗菌药物;②抗真菌药物;③维 A 酸类药物;④维生素 D 衍生物;⑤中药。目前多数学者推荐米诺环素 50～100mg,每日 2 次口服,疗程 1～3 个月,皮损可获基本消退,且复发率低。米诺环素治疗融合性网状乳头瘤病的机制包括阻滞角质形成细胞蛋白和 DNA 合成,抑制淋巴细胞转化、抗体和补体产生、中性粒细胞趋化、脂肪酶和胶原酶活性等多种途径,发挥抗炎和免疫抑制作用。蒋国方等报告 1 例抗真菌治疗融合性网状乳头瘤病,病理 PAS 染色查见真菌孢子,选用抗真菌方案,得到显著疗效。本例患者 PAS 染色未查见真菌,采用米诺环素口服和维 A 酸乳膏外用联合治疗,收到了显著的治疗效果。本例患者既往治疗过程中,用药不详,虽有效,但停药后反复,考虑有可能与用药疗程不足有关。

(李群燕)

▶ 点评

1. 融合性网状乳头瘤病目前多数学者认为本病是一种角化异常性疾病,皮损为扁平或球型小丘疹,以两乳间和脐周最明显。

2. 组织病理示:轻度角化过度、乳头瘤样增生,表皮突增宽融合,棘层肥厚,基底层色素增加,真皮水肿且有围管性炎细胞浸润。

3. 本病目前无标准治疗方案,包括抗菌药物、抗真菌药物、维 A 酸类药物、维生素 D 衍生物等,临床上联合用药可收到不错效果。

病例73 融合性网状乳头瘤病(2)
(Confluent and Reticulate Papillomatosis)

【病例简介】患者,男性,33 岁,双腋下褐色斑丘疹半年余。左腋下组织病理检查示:表皮角化过度,棘层肥厚,呈乳头瘤样增生,真皮浅层血管周围较少淋巴细胞浸润。诊断:融合性网状乳头瘤病。经治疗后症状好转,现正在随访中。

1. 临床资料

患者男,33 岁,双腋下深褐色斑丘疹,伴局部粗糙半年就诊。患者于半年前双侧腋下出现褐色斑丘疹,逐渐增多,表面角化,略粗糙,不痒,于公安医院就诊,查真菌阳性,予以抗真菌治疗后,复查真菌阴性,但症状未见明显缓解,后于我院就诊,查真菌阴性,予以裂得灵,头逸液,咪霜,润肤霜等外用药物治疗,并予以疏肝活血颗粒,皮炎三号,消炎二号口服中药治疗,未见好转,予以行病理活检。家族中无类似疾病患者,余无特殊。

体检:青年男性,一般情况好。系统检查无异常发现。皮肤科检查:双侧腋下可见褐色斑丘疹,呈花斑状(图 73-1),颈部可见新发淡褐色斑疹,表面角化略粗糙(图 73-2)。

左腋下行组织病理检查:表皮角化过度,棘层肥厚,呈乳头瘤样增生,真皮浅层血管周围较少淋巴细胞浸润(图 73-3,图 73-4)。

诊断:融合性网状乳头瘤病。

治疗:给予外用复方硝酸益康唑凝胶及维 A 酸乳膏,口服疏肝活血颗粒 3g,2 个月后双腋下深褐色斑丘疹颜色减轻,现正在随访中。

2. 讨论

融合性网状乳头瘤病(confluent and reticulate papillomatosis,CRP)在临床上比较少见,最早是由 Gougerot 和 Carteaud 于 1927 年报告。其病因不明,发病机制可能与感染(马拉色菌或痤疮杆菌)、内分泌疾病(糖尿病或甲状腺疾病)、角化异常、紫外线照射、遗传及皮肤淀粉样变等有关。

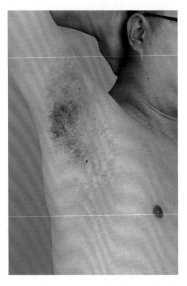

图73-1 腋下可见褐色斑丘疹

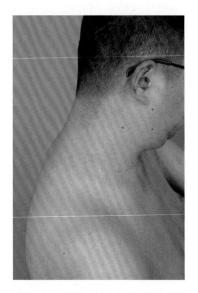

图73-2 颈部可见新发淡褐色斑疹

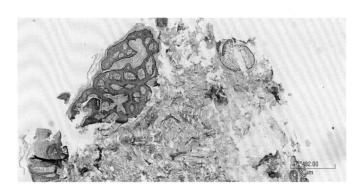

图73-3 表皮角化过度,棘层肥厚,呈乳头瘤样增生,真皮浅层血管周围较少淋巴细胞浸润(HE,×40)

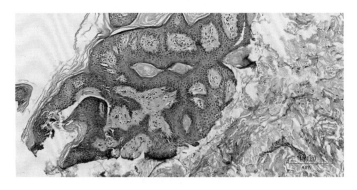

图73-4 表皮角化过度,棘层肥厚,呈乳头瘤样增生(HE,×100)

本病发病无性别差异,但国外有研究表明本病好发于男性及印度种族。皮损部位于躯干,后蔓延累及颈部或两侧。一般无自觉症状,发病缓慢。典型皮疹表现为密集分布的褐色苔藓样丘疹和斑疹,融合呈中央斑片状或网状,表面无鳞屑或覆着细薄鳞屑。临床上分三型:点状色素性疣状乳头瘤病、融合性乳头瘤病、钱币状融合性乳头瘤病。需与花斑癣、黑棘皮病、毛囊角化症、脂溢性角化症相鉴别。

融合性网状乳头瘤病无标准的治疗方案,已报道的有效口服药物最多为米诺环素,其他抗生素包括夫西地酸,克拉霉素,红霉素等,及维A酸药物,包括异维A酸和阿维A。外用药物包括维A酸乳膏,卡泊三醇和他卡西醇等。Tseng HW等国外学者报道两例CRP患者对口服米诺环素和局部外用他扎罗汀反应良好,分别随访了8个月和12个月。本例患者外用维A酸乳膏,病情好转,随访中。

（石　晶）

▶ 点评

1. 本病例报道了年轻男性的融合性网状乳头瘤病,皮损损害为双腋下及颈后褐色斑丘疹,呈花斑状,表面角化略粗糙。

2. 皮损呈褐色斑丘疹,融合成网状或花斑状,临床查真菌阳性,不可排除融网的诊断,效果不佳可行病理活检或皮肤CT进一步检查。

3. 该病行真菌检查,有助于协助诊治,效果不佳可加用维A酸乳膏及米诺环素治疗。

病例74　融合性网状乳头瘤病（3）
(Confluent and Reticulate Papillomatosis)

【病例简介】患者,女性,15岁,胸、腹、肩颈部褐色扁平丘疹5年。病理检查示:表皮角化过度,棘层肥厚,呈轻度乳头瘤样增生,基底层色素增加,真皮浅层中等量淋巴细胞、组织细胞浸润,PAS染色:角质层内偶见真菌孢子。诊断:融合性网状乳头瘤病。予维A酸乳膏、酮康唑洗剂外用,自行口服中药汤剂治疗,随访患者,两年来皮疹无明显变化。

1. 临床资料

患者,女性,15岁,胸、腹、肩颈部褐色扁平丘疹5年。5年前无明显诱因患者自胸部出现褐色扁平丘疹,无自觉症状。皮疹逐渐增多,蔓延至腹部、肩颈部。于2014年8月到我院就诊。患者既往体健,无糖尿病、高血压等病史,家族中无类似疾病患者,余无特殊。

体检:青少年女性,一般情况好。系统检查无异常发现。皮肤科检查:胸、腹、肩颈部褐色扁平丘疹,融合成网状（图74-1）。

病理检查:表皮角化过度,棘层肥厚,呈轻度乳头瘤样增生,基底层色素增加,真皮浅层中等量淋巴细胞、组织细胞浸润,PAS染色:角质层内偶见真菌孢子。（图74-2～图74-4）。皮损处真菌镜检:阴性。

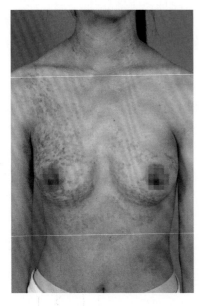

图 74-1 胸、腹、肩颈部褐色扁平丘疹,融合成网状

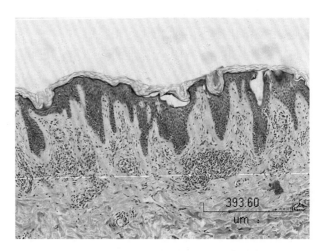

图 74-2 表皮角化过度,棘层肥厚,呈轻度乳头瘤样增生,基底层色素增加(HE 染色×40)

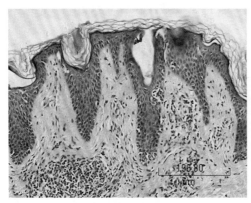

图 74-3 表皮角化过度,棘层肥厚,呈轻度乳头瘤样增生,基底层色素增加,真皮浅层中等量淋巴细胞、组织细胞浸润(HE 染色×100)

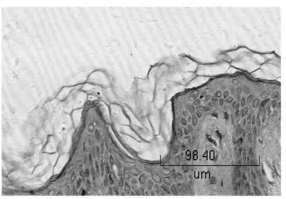

图 74-4 角质层内偶见真菌孢子(PAS 染色×200)

诊断:融合性网状乳头瘤病。

治疗:维 A 酸乳膏、酮康唑洗剂外用,自行口服中药汤剂治疗,随访患者,两年来皮疹无明显变化。

2. 讨论

融合性网状乳头瘤病是一种病因不明的少见皮肤病。可能与宿主对寄生的马拉色菌或痤疮丙酸杆菌的异常反应、遗传、肥胖、内分泌和代谢性疾病有关,预后较好。国外有兄妹同患此病的报道。本病呈慢性经过,迁延不愈,常发生于年轻人,皮损多位于两乳及两肩胛之间,为直径小于 5mm 的扁平疣状或乳头瘤样丘疹,伴有色素沉着,相邻丘疹可互相融合,形成不规则网状。皮损典型组织病理表现为轻度角化及乳头瘤样增生,棘层肥厚,真皮血管周围见非特异性慢性炎症细胞浸润。治疗尚无特效办法。皮损查真菌证实有马拉色菌时,可采用花斑癣的治疗办法。近年来已报道的局部治疗办法有米诺环素、阿维 A、他扎罗汀等口服,5-氟尿嘧啶、酮康唑、他克莫司、水杨酸外用等。部分学者认为,米诺环素除了对痤疮棒状杆菌有抑制作用外,还具有抑制淋巴细胞转化、抗体的产生、中性粒细胞的趋化、抗代谢以及抑制补体、脂肪酶和胶原酶的活性等作用。换句话说,米诺环素治疗本病的主要机制是其抗炎作用,而不是其抗菌作用。

(梁俊梅)

▶ **点评**

1. 融合性网状乳头状瘤病临床典型皮疹为网状发布的疣状褐色扁平丘疹,多为慢性病程,皮疹好发于两乳及两肩胛间,结合组织病理及病原学检查不难诊断。

2. 本病病理表现为轻度角化及乳头瘤样增生,棘层肥厚,真皮血管周围见非特异性慢性炎症细胞浸润。

3. 本病尚无特效治疗办法。可常规试验性抗真菌治疗;口服米诺环素等大环内脂类抗生素及阿维 A 等调节角质细胞增生类药物临床亦证实有效。

4. 临床上需与花斑癣、黑棘皮病、玫瑰糠疹等鉴别。本病极易误诊为花斑癣,尤其是真菌镜检阳性时。花斑癣多夏季发作,病程较短,抗真菌治疗效果好。对于此类皮疹迁延不愈者,应及时行病理组织学检查。

参 考 文 献

[1] Buikema KE,Adams EG. A rare case of petrified ear[J]. Case Rep Dermatol Med,2012,2012:410601.

[2] Laguna EV,Martinez AA,Burgos F. Petrified Ear-A Case of Calcinosis Cutis[J]. Acta Derm Venereol,2009,89(5):527-528.

[3] Kim SY,Hong DK,Im M,et al. A case of auricular ossification[J]. Ann Dermatol,2011,23(2):261-263.

[4] Mastronikolis NS,Zampakis P,Kalogeropoulou C,et al. Bilateral ossification of the auricles:an unusual entity and review of the literature[J]. Head Face Med,2009,1(5):17.

[5] 赵辨. 临床皮肤病学[M]. 南京:江苏科学技术出版社,2010,1427-1429.

[6] Mckee PH,Calonje E,Granter SR. 皮肤病理学与临床的联系[M]. 3 版. 朱学骏,孙建方,译. 北京:北京大学医学出版社,2007:338-339.

[7] R.B. 奥多姆,W.D. 詹姆斯,T.G. 伯杰,著. 徐世正,译. 安德鲁斯临床皮肤病学[M]. 第9版. 北京:科学出版社,2004:382.

[8] Scheinfeld N. Confluent and reticulated papillomatosis:a review of the literature[J]. Am J Clin Dermatol,2006,7(5):305-313.

[9] Poskitt L,Wilkinson JD. Clearance of confluent and reticulate papillomatosis of Gougerot and Carteaud with minocycline[J]. Br J Dermatol,1993,129(3):351-353.

［10］蒋国方,胡飞虎,韦珍. 抗真菌治疗融合性网状乳头瘤病一例［J］. 中华皮肤科杂志,2011,44(11)：819.

［11］Davis MD, Weenig RH, Camilleri MJ. Confluent and reticulate papillomatosis (Gougerot-Carteaud syndrome) : Aminocyclineresponsive dermatosis without evidence for yeast in pathogenesis. A study of 39 patients and a proposal of diagnostic criteria. Br J. Dermatol. 2006;154:287-93.

第二十章

代谢、营养障碍性皮肤病
Metabolic and Dysnutritional Dermatoses

病例75 结节性黄瘤病
(Xanthoma Tuberosum)

【病例简介】患者,男性,38岁,四肢黄色丘疹,结节1年余。皮损组织病理示:表皮未见异常,真皮内可见多处泡沫细胞浸润性团块,部分团块内可见Touton多核巨细胞,细胞团块周围可见胶原纤维组织围绕。阿新蓝染色阳性。生化检查:空腹血糖6.13mmol/L(正常值3.9～6.1mmol/L),胆固醇20.84mmol/L(正常值2.4～5.5mmol/L),甘油三酯10.47mmol/L(正常值0.22～1.65mmol/L)。诊断:结节性黄瘤。治疗:局部皮损予液氮冷冻或二氧化碳激光治疗,内科降脂治疗并动态监测血脂。

1. 临床资料

患者男,38岁,主因四肢黄色丘疹,结节1年余就诊于我院。患者于1年多前无明显诱因四肢出现散在粟粒大小黄色丘疹,逐渐融合并增大成黄豆大小结节,无明显自觉症状。曾就诊于当地医院,予冷冻治疗,口服与外用药物(具体不详),未见明显疗效,后皮疹自行消退。一个月前四肢再次出现同样皮损,逐渐增多,遂就诊于我院门诊。患者既往体健,无食物药物过敏史,无家族遗传病史。

体检:中年男性,一般情况好,系统查体未见异常。皮肤科检查:上臂,大腿,肘,膝,臀部等处可见散在粟粒至黄豆大小黄色及黄红色丘疹,结节,质地较坚实,表面呈半球状(图75-1,图75-2)。

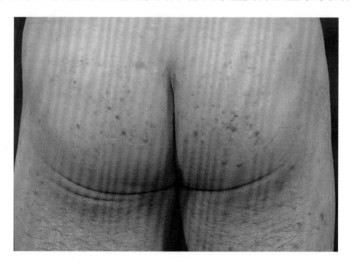

图75-1 臀部可见散在粟粒至黄豆大小黄色及黄红色丘疹,结节

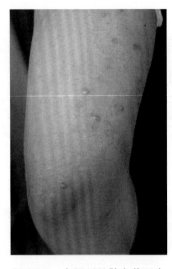

图 75-2 大腿可见散在黄豆大小黄色结节，表面呈半球状

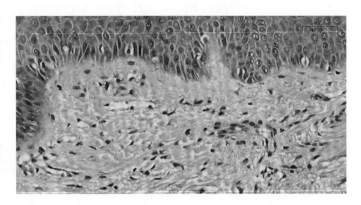

图 75-3 表皮未见异常，真皮内可见泡沫细胞浸润性团块，细胞团块周围可见胶原纤维组织围绕（HE，×40）

实验室检查：空腹血糖 6.13mmol/L（正常值 3.9～6.1mmol/L），胆固醇 20.84mmol/L（正常值 2.4～5.5mmol/L），甘油三酯 10.47mmol/L（正常值 0.22～1.65mmol/L）。

臀部皮损组织病理检查：表皮未见异常，真皮内可见多处泡沫细胞浸润性团块，部分团块内可见 Touton 多核巨细胞，细胞团块周围可见胶原纤维组织围绕（图 75-3，图 75-4）。阿新蓝染色阳性（图 75-5）。

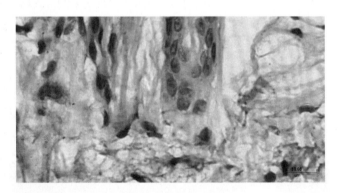

图 75-4 泡沫细胞团块内可见 Touton 多核巨细胞（HE 染色×100）

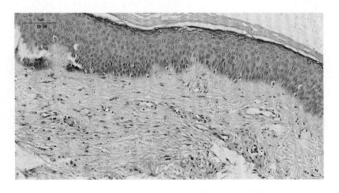

图 75-5 皮损组织阿新兰染色阳性（阿新蓝染色×40）

诊断：结节性黄瘤。

治疗：局部皮损予液氮冷冻或二氧化碳激光治疗，内科降脂治疗并动态监测血脂。

2. 讨论

黄瘤（xanthoma）是指由真皮、皮下组织及肌腱中含脂质的组织细胞-泡沫细胞（又称黄瘤细胞）聚集而形成的一种棕黄色或橘黄色皮肤肿瘤样病变。患者常有全身性脂质代谢紊乱和其他系统的异常而出现一系列的临床症状。临床类型可有睑黄瘤，结节性黄瘤，发疹性黄瘤，结节性发疹性黄瘤，扁平黄瘤，腱黄瘤，小结节性黄瘤等。本病可分为原发性高脂蛋白血症引起的黄瘤病和继发性黄瘤病。前者系某一种或两种特殊的脂蛋白增多而引起的高脂蛋白血症，Frederikson 将其分为Ⅰ、Ⅱ、Ⅲ、Ⅳ、Ⅴ 5 型，世界卫生组织在此基础上又修订为Ⅰ、Ⅱa、Ⅱb、Ⅲ、Ⅳ、Ⅴ 6 型。各型都伴有不同类型的黄瘤和其他临床表现，都有家族遗传性。后者指由于某些疾病引起的继发性高脂蛋白血症而出现的黄瘤病。结节性黄瘤患者常伴有高脂蛋白血症Ⅱ型或Ⅲ型，表现为血浆胆固醇和（或）甘油三酯的增高，也可伴有其他疾病如糖尿病，肥胖，胰腺炎，慢性肾衰，甲状腺功能减退等所致的继发性高脂蛋白血症。患者可有动脉硬化性性血管病变如心绞痛，心肌梗死和周围血管功能不全。

黄瘤病根据皮损特征和组织病理容易诊断，重要的是明确是否伴有高脂蛋白血症和其他全身性疾病。可根据临床类型，家族史和相关实验室检查如血清甘油三酯，胆固醇，LDL，VLDL，HDL 等作出判断。治疗首先应予低脂低糖饮食，饮食治疗不能控制者须采用降脂药物治疗，同时治疗相应疾病，使黄瘤逐渐消退。局部治疗可采用液氮冷冻，二氧化碳激光或手术切除等。

（韩静倩　张理涛）

▶ 点评

1. 报道了一中年男性患结节性黄瘤病例，皮损为粟粒至黄豆大小黄色及黄红色丘疹，结节，质地较坚实，表面呈半球状，位于上臂，大腿，肘，膝，臀部等处。

2. 病理为真皮内多处泡沫细胞浸润性团块，部分团块内可见 Touton 多核巨细胞，阿新蓝染色阳性。

3. 患者血胆固醇及甘油三酯均明显升高。

4. 黄瘤病根据皮损特征和组织病理容易诊断，重要的是明确是否伴有高脂蛋白血症和其他全身性疾病。

5. 治疗首先应予低脂低糖饮食，饮食治疗不能控制者须采用降脂药物治疗，局部治疗可采用液氮冷冻，二氧化碳激光或手术切除等。

病例76　高脂蛋白血症 Ⅱa 伴多发性结节性黄色瘤
（Hyperlipoproteinemia with Multiple Xanthoma Tuberosum）

【病例简介】全身散发黄色结节病史 14 年，无自觉症状。组织病理检查表皮变薄，真皮中可见大量泡沫细胞，部分泡沫细胞呈群集浸润，符合黄色瘤。诊断为高脂蛋白血症Ⅱa 伴多发性结节性黄色瘤。

1. 临床资料

患者,女性,14 岁。主因全身散发黄色结节,逐渐增多,无自觉症状,病史 14 年,于 2003 年 12 月 31 日来我院就诊。患者于 1 岁开始在臀部出现小的黄色丘疹,以后在四肢,尤其是关节伸侧出现相同皮疹,皮疹呈进行性发展。患者发病后曾先后到外院诊断为"黄色瘤",给予降血脂药物治疗,未能阻止病情发展。追问病史,在家族中其祖母和姑姑有"睑黄瘤"史;其父有"高脂血症",并于 2002 年发生中风;弟有先心病及先天性脑瘫。非近亲结婚。常规查体心肺未见异常。皮肤科情况:皮疹分布四肢,以关节处为重。在臀及大腿后侧均有皮疹。基本损害为黄色斑疹,从五分硬币到巴掌大小不等。在指关节伸面、肘关节、膝关节及踝关节的斑疹上可见花生米到鸡蛋大小不等的结节,见图 76-1、图 76-2。质硬、无压痛。表面光滑,呈不规则状。

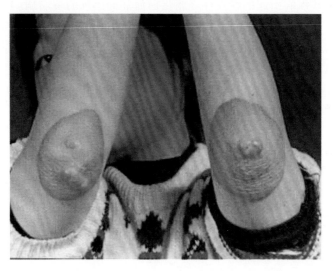

图 76-1　高脂蛋白血症Ⅱa 伴发多发性结节性黄色瘤肘部皮疹

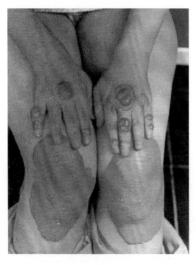

图 76-2　高脂蛋白血症Ⅱa 伴发多发性结节性黄色瘤手膝关节皮疹

心电图报告:窦性心律,正常心电图。心脏多谱勒未见异常。血流变学未见异常。血脂检查:甘油三酯(TG)0.61mmol/L(正常值 0.45 ~ 1.71mmol/L),总胆固醇(TC)11.7/L(正常值 3.10 ~ 5.7mmol/L),TC/TG = 11.7/.0612 = 19.1,高密度脂蛋白(HDL)1.2mmol/L(正常值 1.6mmol/L),低密度脂蛋白(LDL)10.3mmol/L(正常值 3.1mmol/L),极低密度脂蛋白(VLDL)0.2mmol/L(正常值 0.88mmol/L),血糖 4.9mmol/L(正常值 3.9 ~ 6.1mmol/L)。组织病理检查表皮变薄,真皮中可见大量泡沫细胞,部分泡沫细胞呈群集浸润,符合黄色瘤。

诊断为高脂蛋白血症Ⅱa 伴多发性结节性黄色瘤。

治疗:给予绞股蓝总贰 4 片,2 次/d。并给予饮示指导。

2. 讨论

高脂蛋白血症是各种原因引起的血浆脂质浓度高出正常范围。一般分为原发和继发性两种。本例有明显的家族史,因此属于原发性。根据 WHO 的诊断标准,该患者家族中有高脂血症史,本人血清总胆固醇增高,甘油三酯正常,TC/TG>1.5,低密度脂蛋白(LDL)(β-脂蛋白)增高,符合家族性高脂蛋白血症Ⅱa 型。因本型以 β-脂蛋白增高为主,又称高 β-脂蛋白血症家族性高胆固醇血症。本型病因在于细胞膜上 LDL 受体缺乏。LDL 受体功能的正常运转对保持体内胆固醇代谢平衡起重要作用。当该受体发生异常后,LDL 在血液中堆积,高浓度 LDL 可损伤动脉内皮,因其颗粒较小,容易进入内皮下,动脉壁内皮细胞、平滑肌细胞及巨噬细胞含有多种酶,如 LPL、胆固醇酯酶、各种磷脂酶和脂肪氧化酶,使进入到血管内皮下的 LDL 发生脂质过氧化,产生氧化性 LDL(OX-LDL)。OX-LDL 可作为一种化学趋化因子,吸引更多单核细胞进入表皮,并抑制滞留在内皮下的巨噬细胞迁移出内皮,使巨噬细胞吞噬OX-LDL,形成泡沫细胞;OX-LDL 本身还有细胞毒作用,使内皮细胞失去完整性。当高胆固醇血症等存在时,LDL 脂质过氧化敏感性增强,在动脉壁受损时更易发生 LDL 脂质过氧化,所以,OX-LDL 可促进动脉粥样硬化的形成。血清总胆固醇和低密度脂蛋白-胆固醇过高有强致动脉粥样硬化作用。在家族性高胆固醇血症中又有纯合子与杂合子两种。在纯合子中患者细胞膜上不存在 LDL 受体,可在 10 岁时候出现严重的冠状动脉粥样硬化性心脏病并发症,20 岁之前死于心血管疾病;杂和子患者细胞膜上有正常人一半的 LDL 受体,30~40 岁左右出现冠状动脉粥样硬化性心脏病症状。结合该患者非近亲结婚,目前心血管检查未见异常,无心血管系统的症状,可能属于杂合子遗传。尽管尚未发现心血管系统疾患,但有患该病的高风险,因此早期治疗对延缓发生冠状动脉硬化性心脏病尤为重要。在治疗上,主要是饮食控制。应多吃水果蔬菜果类,少吃动物内脏蛋黄贝类软体动物(长碳链饱和脂肪酸),少吃糖,食单不饱和脂肪酸(橄榄油和菜子油),多食多不饱和脂肪酸(玉米油、麻油、葵花子油、红花油、豆油),同时服用降血脂药物如阻断胆固醇合成的烟酸,影响肠内脂质吸收的胆酪胺,影响脂质合成的安妥明,促进脂肪排泄的右旋甲状腺素等。

(乔树芳　张峻岭)

▶ 点评

1. 报道高脂蛋白血症Ⅱa 伴多发性结节性黄色瘤病例,皮疹特点全身散发黄色结节。

2. 组织病理:表皮变薄,真皮中可见大量泡沫细胞,部分泡沫细胞呈群集浸润。

3. 病例特点:黄色斑块性皮疹,有相关家族史,血脂升高结合组织病理可明确诊断。

4. 治疗:控制饮食;降脂药;促脂代谢药物。

病例 77　结节性原发性皮肤淀粉样变
(Primary Nodular Cutaneous Amyloidosis)

【病例简介】患者,男性,36 岁,右上唇须部小肿物 2 年余。组织病理:真皮全层可见较多呈淡粉红色均匀一致的团块状沉淀物，其间有裂隙；结晶紫染色淀粉样蛋白呈鲜明紫红色；透射电镜真皮内小血管周围及胶原纤维间可见纤细、排列无序的淀粉样纤维。诊断：结节性限局性原发性皮肤淀粉样变。经⁹⁰锶局部贴敷治疗消退。

1. 临床资料

患者男，36岁。右上唇须部小肿物2年余，渐增大，轻痒。体检：神志清楚，系统检查未见异常。皮肤科情况：右上唇须部可见数个绿豆至黄豆大小的暗红色或紫红色疣状增生物，呈串珠状排列，部分融合，有轻微痒感（图77-1）。表面光滑，质地柔软，可活动无粘连，面、胸背部有散在的黑白头粉刺，部分有脓头，无明显的蜡样结节或斑块，无紫癜样皮损和瘀斑。

实验室检查：血 WBC 6.2×10^9/L，RBC 4.5×10^{12}/L，Hb 140g/L，PLT 200×10^9/L，外周血嗜酸性粒细胞计数 0.2×10^9/L，血沉：3mm/h。尿、粪常规、肝肾功、胸部正侧位片、胸、腹部CT、ECG 均正常。

组织病理：真皮全层可见较多呈淡粉红色均匀一致的团块状沉淀物，其间有裂隙（图77-2）。结晶紫染色有异染现象，淀粉样蛋白呈鲜明紫红色（图77-3）。透射电镜示：真皮内小血管周围及胶原纤维间可见纤细、排列无序的淀粉样纤维（图77-4）。

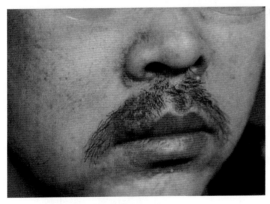

图77-1　右上唇须部疣状增生物呈暗红或紫红色

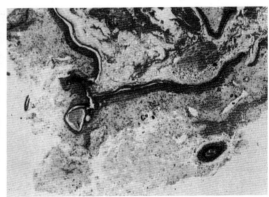

图77-2　真皮全层可见均匀一致的淡粉色团块状沉淀物，其间有裂隙（HE染色×40）

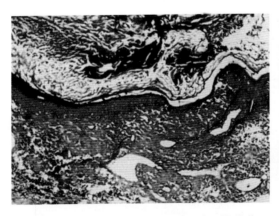

图77-3　淀粉样蛋白呈鲜明紫红色（结晶紫染色×100）

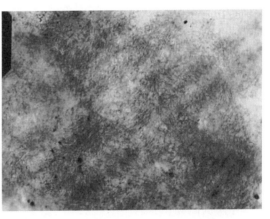

图77-4　透射电镜下，真皮小血管周围及胶原纤维间可见纤细排列无序的淀粉样纤维

诊断:结节性限局性原发性皮肤淀粉样变。

治疗:外院给予去炎松 5mg 局部封闭每周 1 次,外用 0.025% 迪维霜,治疗 2 个月无效。得保松 2mg 每 2 周局封 1 次,共 2 次,疗效不明显。本院给予^{90}锶局部贴敷治疗,5 分钟/次,每周 1 次,共 6 周,皮损局部变平,随访 6 个月无复发。

2. 讨论

皮肤淀粉样变中淀粉样物是由一种或多种蛋白质与粘多糖结合组成的蛋白复合体,沉积于血管壁纤维组织、黏膜和腺体等的基底膜处,可使血管壁增厚,管腔狭窄,膜和腺体的基底膜增宽。目前其发病原因与机制尚未完全明了,多数学者认为可能与机体免疫机制紊乱、浆细胞功能亢进、球蛋白的积累及沉积、瘙痒及日晒、环境变化、季节、精神等因素有关,可直接继发于急性湿疹也可因自身抗体导致变态反应从而引起皮肤淀粉样变。皮肤淀粉样变的确诊需要组织病理,HE 染色表现为纤维组织内可见团块状或条索状红色均匀无结构物,周围常有浆细胞浸润和异物巨细胞反应。淀粉样变性与玻璃样变性在普通 HE 染色时不易区别,本例结晶紫染色呈紫红色可排除玻璃样变性。病变限局在真皮乳头,可排除胶样粟丘疹,尿本周氏蛋白阳性可排除继发性淀粉样变。免疫组化抗 λ 链抗体阳性,抗 K 抗体阴性。透射电镜可见在无定形基质内嵌有直形、不分支、宽 6~10μm、长约 350~450μm、方向不一致、部分排列成束的淀粉样蛋白。目前淀粉样蛋白的形成尚无统一看法,因此,没有较满意的治疗方法。复习近年来国内外报道的 57 例,男女比例 5:3,平均发病年龄 47 岁,发病部位在前额、眼睑、鼻、颊、口角、下颌、肘、背部、踝部、外阴,平均病程 9 年,采用手术切除、液氮冷冻、电灼、刮除及皮损内激素局封,治疗效果不满意易复发。大多数患者预后好,只有 7% 的结节性原发性皮肤淀粉样变发展成系统性皮肤淀粉样变,应进行长期随访,以排除系统性皮肤淀粉样变和隐匿性的浆细胞病变。本例给予^{90}锶局部贴敷治疗,5min 次,每周 1 次,共 6 周,皮损局部变平,随访 6 月没有复发。

(马秀亮)

▶ **点评**

1. 报道了结节性限局性原发性皮肤淀粉样变 1 例,皮疹为右上唇须部绿豆至黄豆大小的暗红色结节,呈串珠状排列,表面光滑,有轻微痒感。

2. 皮肤淀粉样变的确诊需要组织病理,HE 染色表现为纤维组织内可见团块状或条索状红色均匀无结构物,结晶紫染色呈紫红色。

3. 本病应进行长期随访,以排除系统性皮肤淀粉样变和隐匿性的浆细胞病变。

4. 本例给予^{90}锶局部贴敷治疗,取得良好疗效。

病例 78　皮肤异色病样淀粉样变病
(Poikilodermalike Cutaneous Amyloidosis)

【病例简介】患者,女性,22 岁,躯干、四肢伸侧皮肤色素沉着及色素减退斑 12 年,蔓延至面部 1 个月。皮肤科检查:面部、躯干及四肢伸侧网状色素沉着及色素减退斑伴毛细血管扩张,部分可见苔藓样丘疹。皮损组织病理:表皮角化过度,棘层增厚,基底细胞灶性液化,小裂隙形成,真皮乳头增宽,可见均质的嗜酸性团块样物质。结晶紫染色显示团块样物质阳性。诊断:皮肤异色病样淀粉样变病。

1. 临床资料

患者,女性,22岁。因躯干、四肢伸侧皮肤色素沉着及色素减退斑12年,加重1月就诊于我院门诊。患者12年前无明显诱因双上肢伸侧出现散在米粒大色素减退斑,无明显自觉症状,后皮损逐渐扩大至躯干并出现色素沉着斑及毛细血管扩张,1月前蔓延至面部。患者既往体健,无其他系统疾病史,胞妹15岁无此证,家族中无类似病史。否认过敏史。

体格检查:一般情况良好,各系统检查未见异常,全身浅表淋巴结未触及。皮肤科检查:面部、躯干及四肢伸侧网状色素沉着及色素减退斑伴毛细血管扩张,苔藓样丘疹不明显(图78-1,图78-2)。

皮损组织病理示:表皮角化过度,棘层增厚,基底细胞灶性液化,小裂隙形成,真皮乳头增宽,可见均质的嗜酸性团块样物质,血管周围较多淋巴细胞、组织细胞、噬色素细胞浸润,(图78-3)。结晶紫染色显示团块样物质阳性(图78-4)。

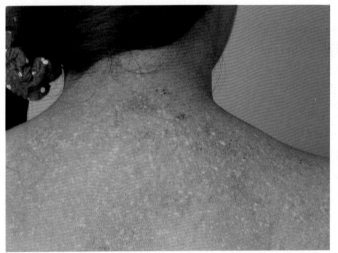

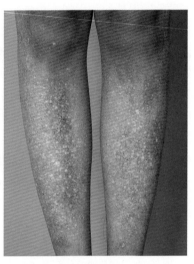

图78-1　背部见网状色素沉着及色素减退斑伴毛细血管扩张　　　图78-2　双下肢皮肤异色样改变

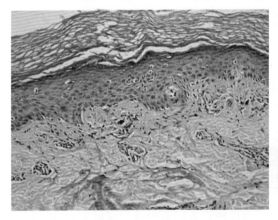

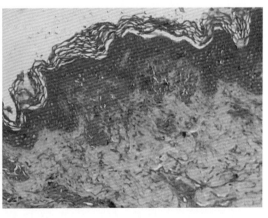

图78-3　表皮角化过度,棘层增厚,基底细胞灶性液化,真皮乳头可见均质的嗜酸性团块样物质(HE染色×40)

图78-4　真皮乳头层淀粉样物质沉积(结晶紫染色×40)

诊断：依据临床表现及组织学特点诊断为皮肤异色病样淀粉样变病。

2. 讨论

皮肤异色病样淀粉样变病（Poikiloderma-like cutaneous amyloidosis，PCA）为原发性皮肤淀粉样变病的一型，1959 年 Rockl 将其正式命名为皮肤异色病样淀粉样变病。本病属于常染色体隐性遗传病，男性多见，临床分为一般类型和 PCA 综合征。临床表现为发病年龄早，主要发生于四肢的皮肤异色症样改变，毛细血管扩张，可有苔藓样丘疹，皮肤真皮乳头部的淀粉样物质沉积，同时可伴有光敏感，身材矮小及掌跖角化过度。本例患者女性，发病年龄较小，苔藓样丘疹不明显，光敏感不明显，身材中等，未发现明显的水疱及掌跖角化过度，但发病年龄早是诊断 PCA 综合征的重要标准，吴成等报道 2 例患者色素沉着斑处亦无明显的苔藓样丘疹，临床结合病理仍可诊断为 PCA 综合征。该病较为少见，临床易误诊，需于遗传性泛发性色素异常症、血管萎缩性皮肤异色病、着色性干皮病及 Kindler 综合征等相鉴别。

本病病因尚不明确，目前尚无特殊的治疗手段，主要是对症处理。有报道称，口服羟氯喹联合外用糖皮质激素软膏有一定疗效。本例患者目前给予口服本院中药制剂疏肝活血颗粒，维生素 E 及维生素 C 及外用润肤霜治疗，并嘱患者避免日晒，目前仍在随访中。

（高　琴）

▶ **点评**

1. 报道了皮肤异色病样淀粉样变病 1 例，皮损特点：面部、躯干及四肢伸侧网状色素沉着及色素减退斑伴毛细血管扩张，苔藓样丘疹不明显。

2. 患者女性，发病年龄早，临床少见，容易误诊。

3. 本病为遗传性疾病，防治关键是检测其致病基因，进行产前筛查，预防下一代患者的发病。

病例 79　毛囊黏蛋白病
（Follicular Mucinosis）

【**病例简介**】患者，男性，34 岁。因前额、眼睑红斑伴瘙痒 4 个月，加重 2 个月。皮肤科情况：前额近双眉、眉间部及眼睑区域可见浸润性红色斑块，表面少许脱屑，边界清晰，皮疹处眉毛稀疏。组织病理：表皮角化不全，毛囊上皮网状变性，形成囊腔，真皮毛囊周围大量密集淋巴细胞、组织细胞、及嗜酸性白细胞浸润，可见多核巨细胞。阿新蓝染色（+），毛囊外根鞘细胞黏液样物质沉积明显。直接免疫荧光（−）。诊断：毛囊黏蛋白病。

1. 临床资料

患者。男性，34 岁。因前额、眼睑红斑伴瘙痒 4 个月，加重 2 个月，于 2003 年 12 月来本院就诊。患者半年前无明显诱因，额部双眉及眉间出现散在淡红色丘疹，微痒，随后眼睑周围发现同样皮疹并逐渐扩大，融合成斑块，日晒后稍加重。外院曾诊为"日光性皮炎"、"脂溢性皮炎"，服用脱敏药及外用激素药间断治疗，症状部分改善，但皮疹仍有发展，2 个月前局部皮损增多。

体检：一般情况好，系统检查未见异常。浅表淋巴结未触及肿大。皮肤科情况：前额近双眉、眉间部及眼睑区域可见浸润性红色斑块，表面少许脱屑，边界清晰，皮疹处眉毛稀疏。

无触痛、毛细血管扩张及感觉障碍。未见脱发及头皮损害，其他部位无同样皮损。口腔、鼻未见异常（图79-1）。

实验室检查：血、尿常规正常，真菌镜查（－）、培养（－），胸片未见异常。

组织病理：表皮角化不全。毛囊上皮网状变性，形成囊腔，真皮毛囊周围大量密集淋巴细胞、组织细胞、及嗜酸性白细胞浸润，可见多核巨细胞。未见异型淋巴细胞浸润及亲表皮现象（图79-2）。阿新蓝染色（＋），毛囊外根鞘细胞黏液样物质沉积明显（图79-3）。直接免疫荧光（－）。

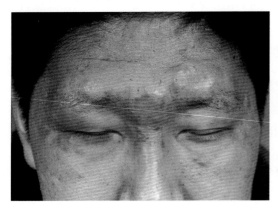

图79-1　额部、眼周浸润性红斑、丘疹

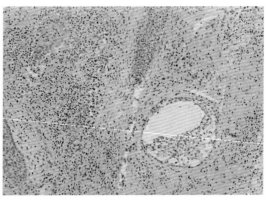

图79-2　真皮毛囊外根鞘上皮网状变性，形成囊腔（HE染色×10）

诊断：毛囊黏蛋白病。

治疗：口服羟氯喹250mg/d，3周，皮损无明显变化。改用氨苯砜75mg/d，2周后，皮疹色泽变浅，较前平滑，继续治疗2周浸润性斑块基本消失，遗留淡红色斑，目前仍在治疗和随访。

2. 讨论

毛囊黏蛋白病首先由Pinkus于1957年报告，当时称为黏蛋白性脱发（alopecia mucinosa，AM），随后Joblonska等（1959年）发现有些病例并不存在脱发，故本病称毛囊黏蛋白病（follicular mucinosis，FM）为宜。前者（AM）是描述疾病的过

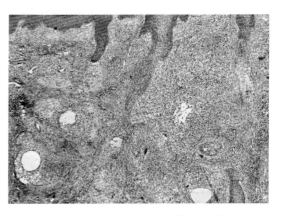

图79-3　真皮浅中层阿新蓝染色阳性物质（AB×4）

程，后者（FM）指组织学特征。本病为一种炎症性疾病，临床可见浸润性斑块、伴鳞屑和脱发，组织学以酸性黏多糖（黏蛋白）在毛囊外根鞘和皮脂腺聚集为特征。临床一般可分为3种类型：①青少年急性良性型：皮损较少，好发头、颈、上肢部，一般2月至2年内自然消退。②中青年慢性良性型：皮损较多，分布较广泛，反复出现或持续数年。③中老年恶性型：损害多而广泛，伴有皮肤T细胞淋巴瘤，主要是蕈样肉芽肿（MF）。本病组织病理分类：①原发型（特发型），良性过程，好发儿童、青年人，可有暂时性脱发，一般皮损局限，可有播散，但较少见。②继发型（症状型），与淋巴瘤相关，好发老年患者，形态类同的斑块性皮损广泛分布。本病例属原发、慢性良性型。

Cerroni 等对 44 例毛囊黏蛋白病（FM）研究显示：本病一般为特发型（原发型），单个皮损表现占 68.8%。淋巴瘤相关型（继发型）不常见，占 7.1%。用聚合酶链反应（PCR）分析上述两种类型，都有 T 细胞受体 γ 基因（TCRγ）单克隆重排，各实验组约占 50%。以上结论提示：没有临床和病理模式可以预测良性型向淋巴瘤相关型转变，这与 Lever 的观点相符。特发型 FM，可能是局限性皮肤 T 细胞淋巴瘤的表现，Cerroni 称之为孤立的蕈样肉芽肿（solitary mycosis fungoides）。目前发现曾与毛囊黏蛋白病有联系的其他淋巴瘤的情况有：霍奇金病、皮肤 B 细胞淋巴病、慢性淋巴细胞性白血病；同时也伴随一些炎症性皮肤病：如 CDLE、血管淋巴样增生、麻风、黑素细胞痣。上述许多病程与毛囊上皮黏蛋白生成有关，应是相关的非特异性反应，有观点认为 FM 是上述疾病的一种表现。

本病尚无标准有效疗法，有些可以自然消退（特别是儿童）。皮质类固醇激素外用或皮损内注射可有不同程度改善。国外治疗有效的个例报导采用：氨苯砜、PUVA 放射疗法、α-2β 干扰素、阿的平、消炎痛和米诺霉素以及抗麻风治疗。继发型毛囊黏蛋白病的治疗目标是基础病的治疗。如并发早期皮肤 T 细胞淋巴瘤，用 α-2β 干扰素和阿维 A 酸联合治疗。对蕈样肉芽肿肿瘤期予局部放射治疗、全皮电子束治疗（total-skin electron beam therapy），同时服用倍克罗汀（Bexarotene：RXR slective retinoid）维持，能获得持久完全缓解。

作者认为本病鉴别诊断应首先考虑脂溢性皮炎、日光性皮炎，痤疮样 FM（亚型）应与痤疮鉴别，进一步应与麻风、嗜酸细胞性毛囊炎、木村病以及 DLE、增殖型大疱性疾病相鉴别。

（潘小钢 张峻岭）

▶ **点评**

1. 报道了毛囊黏蛋白病 1 例，临床相对少见。皮疹特点：前额、眼睑红斑伴瘙痒。

2. 组织病理：阿新蓝染色（+），毛囊外根鞘细胞黏液样物质沉积明显。

3. 临床提示：头面部浸润性斑块常规治疗效果不显，应考虑本病。临床还应与麻风、嗜酸细胞性毛囊炎、木村病以及 DLE 等鉴别。

4. 本病有些可以自然消退（特别是儿童）。皮质类固醇激素外用或皮损内注射可有不同程度改善。氨苯砜、米诺环素等有一定疗效。

病例80 结节性皮肤狼疮黏蛋白病
（Nodular Cutaneous Lupus Mucinosis）

【病例简介】患者，男性，30 岁，面部、四肢红斑，双上肢、背部结节半年。左前臂组织病理检查示：灶性表皮坏死，真皮内胶原纤维肿胀，胶原束之间见黏液样物质沉积，血管周围大量淋巴细胞浸润；阿新蓝染色见真皮中上部大量黏蛋白沉积。诊断：结节性皮肤狼疮黏蛋白病。予口服泼尼松 20mg/qd，一个月后丘疹结节明显好转，现随访中。

1. **临床资料**

患者，男性，30 岁，面部、四肢红斑，双上肢、背部结节半年就诊。半年前日晒后面部和双耳廓出现红斑,后四肢出现暗红斑片,有少许鳞屑,未在意。随后后双上肢和背部出现淡白色丘疹,有结节感,无明显自觉症状。既往 3 年前因"肾病综合征,膜性肾病 1 期"在外院肾内科住院治疗,抗核抗体 1∶100,血沉快,肾活检诊断为"Ⅰ期膜性肾病",给予"环孢菌素、环磷酰胺和皮质激素"治疗痊愈后出院,目前已完全停药一年半,复查相关指标未见异常。家族史无特殊,患病以来偶有右膝关节疼痛和额顶片状脱发,否认长期发热史,雷诺氏症阴性。

体检:一般状况好,各系统检查未见异常。皮肤科检查:双颊和双膝对称分布的绿豆大暗红斑和斑丘疹,耳廓可见暗红斑片伴萎缩(图 80-1A,B,D),双上肢伸侧及腰部可见黄豆大小正常皮色丘疹、结节,散在或簇集分布,部分融合成不规则斑块,软骨样硬度,表面正常肤色或淡红色,无压痛,未见明显破溃和萎缩(图 80-1E),额顶部可见小片状脱发(图 81-1C)。

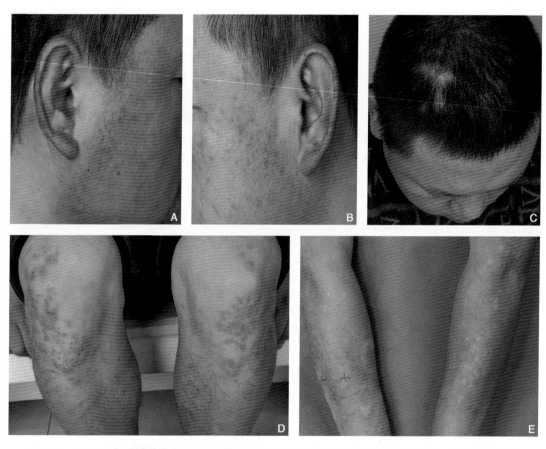

图 80-1　A,B:双颊对称分布的绿豆大暗红斑和斑丘疹,耳廓可见暗红斑片伴萎缩。C:额顶部可见小片状脱发。D,E:四肢伸侧可见黄豆大小正常皮色丘疹、结节,散在或簇集分布,部分融合成不规则斑块

实验室检查:血、尿、便常规和血沉正常。肝肾功能、心肌酶谱、血脂、血糖均正常。ANA(+):1∶320,Sm(-),dsDNA(-)。类风湿因子,胸片、B 超、心电图均正常。血 T3,T4 均在正常范围,抗甲状腺球蛋白抗体正常,抗甲状腺微粒体抗体正常。

组织病理检查:取左前臂皮损行病理检查,HE 染色:表皮角化过度,棘层肥厚,可见灶性表皮坏死,真皮内胶原纤维肿胀,胶原束之间见黏液样物质沉积,血管周围大量淋巴细胞浸润(图 80-2A);阿新蓝染色:皮真中上部大量黏蛋白沉积(图 80-2B,图 80-3);直接免疫荧光

检查:右前臂皮损区基底膜 IgG(±),IgM(+),IgA(-),C3(+),正常皮基底膜 IgG(-),IgM(±),IgA(-),C3(-)。

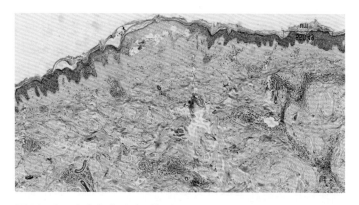

图 80-2A　表皮角化过度,棘层肥厚,可见灶性表皮坏死,真皮内胶原纤维肿胀,胶原束之间见黏液样物质沉积,血管周围大量淋巴细胞浸润(HE×40)

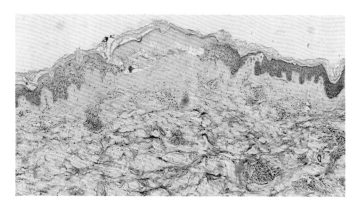

图 80-2B　阿新蓝染色可见真皮中上部大量黏蛋白沉积(阿新蓝×40)

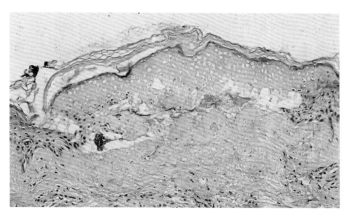

图 80-3　真皮中上部大量黏蛋白沉积(阿新蓝×100)

诊断:结节性皮肤狼疮黏蛋白病。

治疗:本患者经泼尼松 20mg,每日 1 次,治疗 1 个月后,丘疹结节和斑块较前明显缩小。

目前该患者仍在随访中。

2. 讨论

结节性皮肤狼疮黏蛋白病(nodular cutaneous lupus mucinosis,NCLM)是在红斑狼疮患者皮肤上出现丘疹和结节,病理为真皮弥漫性黏蛋白沉积。1954 年由 Gold 首次描述,1985 年 Nagashima 等将其命名为 NCLM。本病病因不明,中年男性多发,往往在日晒后或皮质类固醇减量、中断等情况下出现。一般认为可能与免疫球蛋白或细胞因子刺激真皮成纤维细胞产生黏蛋白的能力局限性地增强有关。有报道认为紫外线暴露可以加重丘疹结节性皮损,此外,与男性荷尔蒙能促使黏多糖相关细胞因子的增加、黏蛋白降解受抑等因素有关。

NCLM 在红斑狼疮中的发病率为 1.5%,可先于或后于红斑狼疮发生,或者与红斑狼疮活动性相关。本例患者 2 年前已有系统性红斑狼疮肾脏损害,抗核抗体阳性,直至半年前日晒后出现上肢和背部的丘疹结节,故本例 NCLM 是后于系统性红斑狼疮发生。鉴于 NCLM 的肾脏患病率高,临床医生必须高度警惕有无肾脏受累。本例患者在 NCLM 发生前曾行肾活检确定为狼疮性肾炎。Ortiz 等报告 NCLM 患者虽血尿素氮和肌酐正常,但肾组织活检提示狼疮性肾炎。

绝大多数 NLCM 患者在诊断前已有系统性红斑狼疮的病史,也有少数患者是伴发于盘状红斑狼疮和亚急性皮肤型红斑狼疮。国内文献至今共报道过 2 例伴发于系统性红斑狼疮的 NCLM 同时伴有桥本甲状腺炎。Sonntag 等认为黏蛋白沉积在红斑狼疮是一种常见现象,只是沉积的量较少时不出现皮损。尽管大部分红斑狼疮患者组织病理学检查提示有黏蛋白沉积,但通常不会大量聚积成肉眼可见的丘疹或结节。而且这种在红斑狼疮中特征性的丘疹结节性黏蛋白增多,也可见于其他结缔组织病,如硬皮病和皮肌炎。本病还需与黏液水肿样苔藓、局限性结节性黏液水肿等相鉴别。治疗为系统应用糖皮质激素,多数 NCLM 患者对口服糖皮质激素反应良好,结节经有效治疗后可消退,不留瘢痕、萎缩及色素沉着。

（梁俊梅　张宇　李维云）

▶ 点评

1. 报道了以肾脏受累为首发表现的结节性皮肤狼疮黏蛋白病一例,皮疹为双上肢浅白色散在或簇集分布的结节。

2. 病理见胶原束之间黏液样物质沉积,阿辛蓝染色阳性,直接免疫荧光:皮损区基底膜 IgG(±),IgM(+),IgA(−),C3(+)。

3. 本病好发于中年男性,易漏诊,应根据临床和病理特点进行相关诊断。

病例 81　硬肿病
（Scleredema）

【病例简介】患者,男性,54 岁,颈部和背部皮肤呈弥漫性非凹陷性肿胀和硬化 7 年,无疼痛、瘙痒。皮损组织病理检查示:表皮大致正常,真皮浅层及毛囊周围有少量淋巴细胞及组织细胞浸润,胶原纤维间隙增宽、增生,有少量嗜碱性物质沉积。阿新蓝染色真皮下部胶原间隙少量黏蛋白沉积。诊断:硬肿病。

1. 临床资料

患者,男性,54 岁。因颈、背部进行性肿胀 7 年,无疼痛及瘙痒感。患者 7 年前无明显诱因于项部出现皮肤增厚、发硬、肿胀,约鹅蛋大,后逐渐向肩背蔓延,边界不清,呈肤色,触之较硬。至当地医院就诊,未明确诊断,予以糠酸莫米松外用、拔罐及中药治疗后未见好转,皮损继续扩展。除轻微肿胀外无疼痛、瘙痒感。发病以来饮食、二便、睡眠及活动正常,无发热、关节痛、乏力、体重减轻等。既往体健,糖尿病史 2 年。余无特殊。

体检: 一般情况好,各系统检查无特殊。皮肤科检查项、背上部可见非凹陷性弥漫性肿胀,表面呈轻微桔皮样外观,肤色正常,边界欠清楚,触之呈中等硬度(图 81-1)。其上毛发正常。无发红、发热,无压痛,未触及血管博动。

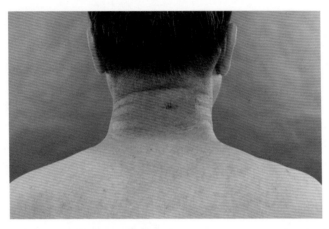

图 81-1　项背部可见非凹陷性弥漫性肿胀,皮肤表面呈轻微桔皮样外观,肤色正常,边界欠清

实验室检查: 餐前血糖 7.6mmol/L,餐后 2h 血糖 12.03mmol/L。各免疫相关抗体均正常。

皮损组织病理检查表皮大致正常,真皮厚度增加,胶原纤维增生,真皮中下部胶原纤维束明显增宽、肿胀或被透明区分隔形成所谓“真皮窗”,其间可见大量黏液样物质沉积,真皮浅层血管周围少许淋巴细胞浸润(图 81-2、图 81-3 图 81-4)。

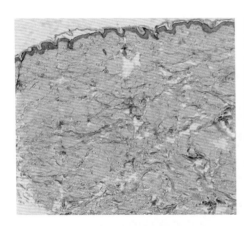

图 81-2　表皮大致正常,真皮厚度增加,胶原纤维增生,真皮中下部胶原纤维束间可见大量乳液样物质沉积,真皮浅层血管周围少许淋巴细胞浸润(HE 染色×40)

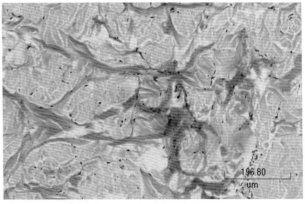

图 81-3　胶原纤维束明显增宽、肿胀或被透明区分隔,皮下组织中的脂肪被粗大的胶原纤维替代(HE 染色×100)

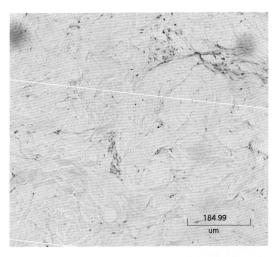

图81-4　肿胀的胶原纤维间有黏蛋白沉积(阿新蓝染色×100)

诊断:硬肿病。

2. 讨论

硬肿病是一种病因不明、通常呈良性经过的少见的原发性黏蛋白病皮肤病。1876年由Piffard首先报道。其临床特征以皮肤弥漫性非凹陷性肿胀和发硬为主,伴真皮硬化,表面皮肤无任何显著的临床异常。临床上可见于各年龄阶段,儿童更为多见,男女比例约为1:2。

本病有3种亚型:1 经典型,占发病总数的55%,多数患者发病前有感染史,数月至2年内可治愈;2 型占25%左右,发病前无感染史或潜伏疾病,起病隐匿,病情缓慢发展。3 型为糖尿病性硬化病,发生于糖尿病患者,约占20%。Pitarch 等发现大部分硬肿病患者都伴随着长期未规范治疗且没有得到较好控制的糖尿病。本例患者皮疹发病数年后确诊为糖尿病,临床结合病理可诊断为硬肿病3型。部分患者还会发生系统性疾病,如出现心包、胸腔和腹腔积液,或肝脾大、心衰等症状。本病易与皮肌炎、硬皮病、胶原系统疾病混淆,除临床特点不同外,皮肤病理为重要的确诊手段。病理特点即结构正常的胶原纤维内有过量酸性黏蛋白沉积,胶原均质化和透明变性;另外也可结合其他实验室检查如抗核抗体等鉴别诊断。本病良性病变,但需数月至数年方可缓解。本病尚无理想的治疗手段,有感染灶的要控制感染,糖尿病型应积极治疗原发病。良性自限型可用维生素及适量激素治疗。目前有报道全身PUVA对本病有治疗效果。

(张秀君)

▶▶ **点评**

1. 报道了成人硬肿病病例,皮肤损害为颈部和背部皮肤呈弥漫性非凹陷性肿胀和硬化。

2. 病理学检查真皮浅层及毛囊周围有少量淋巴细胞及组织细胞浸润,胶原纤维间隙增宽、增生,有少量嗜碱性物质沉积。阿新蓝染色真皮下部胶原间隙少量黏蛋白沉积。本病需询问糖尿病史,结合皮肤病理诊断。

3. 本病易与皮肌炎、硬皮病、胶原系统疾病混淆,除临床特点不同外,皮肤病理为重要的确诊手段。也可结合其他实验室检查如抗核抗体等鉴别诊断。

4. 本病良性病变,但需数月至数年方可缓解。本病尚无理想的治疗手段,有感染灶的要控制感染,糖尿病型应积极治疗原发病。

病例82 类脂质渐进性坏死
(Necrobiosis Lipoidica)

【病例简介】患者,女性,63岁,右小腿胫前斑块10个月。右小腿组织病理检查示:表皮棘层轻度肥厚,真皮血管周围灶性淋巴细胞浸润,可见栅栏状肉芽肿性皮炎,大片胶原渐进性坏死穿插其间,皮下脂肪间隔有类似浸润。阿新兰染色阴性。诊断:类脂质渐进性坏死。治疗:外用糖皮质激素药膏,口服中药院内制剂疏肝活血颗粒,疏肝理气活血化瘀,皮疹减小,目前正在随访中。

1. 临床资料

患者,女性,63岁,右小腿胫前斑块10个月。患者就诊前10个月右小腿前胫出现黄豆大小皮下肿块,表面光滑,无红肿、鳞屑,无痛痒,不易推动。6个月前天气变凉后,肿块周围皮肤出现环形红斑,并呈离心性扩大,皮疹稍突出周围皮肤,无脱屑,伴瘙痒,自行外用药膏治疗后,自觉瘙痒减轻,皮疹无明显好转。1个月前红斑颜色变浅,变平。自发病以来,患者无发热、关节痛,饮食二便可,体重无明显下降。既往高血压病史3年,血压180/90mmHg,规律服用降压药血压控制在120/70mmHg。冠心病史3年,服用阿司匹林。3年前查空腹血糖7.0mmol/l,后饮食控制,未服用降糖药,自述血糖控制尚可。其母亲患糖尿病。

体检:老年女性,一般情况好。系统检查无异常发现。皮肤科检查:右小腿胫前红色8cm×10cm大小斑块,周边隆起,表面可见少量鳞屑,中央凹陷(图82-1,图82-2)。

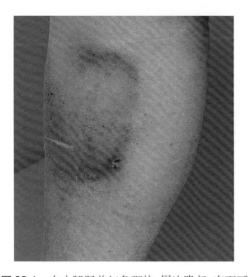

图82-1 右小腿胫前红色斑块,周边隆起,表面可见少量鳞屑,中央凹陷

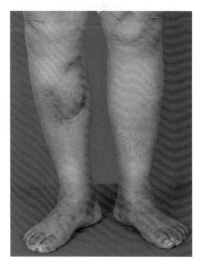

图82-2 右小腿胫前8cm×10cm大小的红色斑块

实验室检查:血尿常规正常,肝、肾功能和血糖、血脂正常。右小腿行组织病理检查:表皮棘层轻度肥厚,真皮血管周围灶性淋巴细胞浸润,栅栏状肉芽肿性皮炎,大片胶原渐进性坏死穿插其间,皮下脂肪间隔有类似浸润(图82-3～图82-5)。阿新兰染色阴性。

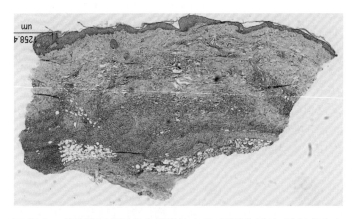

图 82-3 低倍镜下栅栏状肉芽肿性皮炎,呈层状外观,贯穿真皮全层并向脂肪间隔延伸(HE 染色×40)

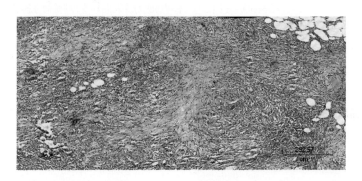

图 82-4 高倍镜下肉芽肿性改变(H 染色×100)

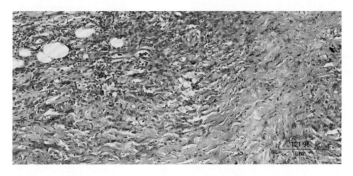

图 82-5 高倍镜下可见变性的胶原及其周围栅栏状排列的的上皮样细胞、组织细胞和多核巨细胞(HE 染色×200)

诊断:类脂质渐进性坏死。

治疗:外用糖皮质激素药膏,口服中药院内制剂疏肝活血颗粒,疏肝理气活血化瘀,皮疹减小,目前正在随访中。

2. 讨论

类脂性渐进性坏死是一种罕见的慢性炎症性皮肤疾病,界限清楚的红斑多累及下肢胫骨区,身体的其他部位亦可受累。类脂质渐进性坏死发病有性别差异,女性患者是男性的两倍,大多数患者发病年龄在 50 至 55 岁之间,与 1 型糖尿病相关。有研究显示血糖控制较差和糖尿病病程较长的患者易出现脂性渐进性坏死。类脂性渐进性坏死出现的频率与微量白蛋白尿和视网膜病变等微血管并发症的出现频率相同。德国和荷兰学者对 2012 年 262 例类脂质渐进性坏死住院患者进行回顾性研究显示:其合并症最常见的是糖尿病占 34.4%,其次是原发性高血压、肥胖和充血性心力衰竭分别为 9.2%、4.6%、4.1%。有 2.3% 例伴血脂异常,出现腿部溃疡为 7.3%,其他静脉疾病 5.7%。还有研究显示类脂质渐进性坏死与甲状腺功能障碍或桥本氏甲状腺炎有关。

类脂性渐进性坏死可以出现 Koebner 现象。根据博伊德 Nelder Ⅰ~Ⅳ类分类系统,类脂质渐进性坏死分为Ⅲ类,即偶尔定位在创伤部位。有报告银屑病患者烫伤后在创伤部位发生类脂质渐进性坏死。

局部或系统应用糖皮质激素是最常用的治疗。随着对 TNF-α 作为致病因素的研究深入,抗肿瘤坏死因子 α 剂如英夫利昔单抗做为新的严重的类脂质渐进性坏死新的治疗方法已经被提出。有病例报告一位 17 岁的 1 型糖尿病女性患者从 8 岁开始,左小腿出现一处类脂质渐进性坏死,血糖和伤口感染控制后,应用糖皮质激素、高压氧等治疗类脂质渐进性坏死未见好转,给予 5mg/kg 体重静脉注射英夫利昔单抗 4 月,溃疡完全消失。沙利度胺、己酮可可碱可以治疗溃疡性类脂质渐进性坏死、静脉注射免疫球蛋白对顽固性溃疡性类脂质渐进性坏死有效。一些研究报告 UVA 光疗或 PUVA 对糖皮质激素或手术治疗无效的病例有效。环孢素 A 可以作为一种有效的治疗方式,应用 2.5 毫克/公斤/天环孢素 3 个月恢复。外用他克莫司、高压氧疗法、延胡索酸酯、脉冲染料激光、抗疟药物治疗类脂质渐进性坏死有效。外用维 A 酸可治疗萎缩性病变,光动力疗法用于进展期皮疹,局部粒细胞-巨噬细胞集落刺激因子、氯法齐明、过氧化苯甲酰、烟酰胺、牛胶原蛋白、沙利度胺等亦有效。本例患者皮疹面积不大,呈萎缩性损害,与外用糖皮质激素药膏,辅以中医活血化瘀治疗,皮疹好转。

(詹庆霞)

▶ 点评

1. 类脂性渐进性坏死是一种罕见的慢性炎症性皮肤疾病,与糖尿病的潜在关系是众所周知的,但是新近研究表明其与原发性高血压、肥胖、充血性心力衰竭、血脂异常、腿部溃疡及其他静脉疾病亦有关。本例患者有糖尿病病史 3 年,其母亦有糖尿病,虽然仅需饮食控制即可控制血糖,但是仍出现本病,因此推测类脂性渐进性坏死发病与微血管病变有关,而与糖尿病血糖控制情况无关。

2. 病理表现为栅栏状肉芽肿性皮炎。

3. 局部或系统应用糖皮质激素治疗有效,严重病例采用免疫抑制剂有效。

病例 83　烟酸缺乏症
(Pellagra)

【病例简介】患者,男性,48 岁,四肢末端红斑 20 天,瘙痒,合并腹泻一周。患者饮酒 30 年,每日白酒 7 两。组织病理示:表皮角化过度,伴有角化不全,棘层肥厚,真皮浅层小血管扩张、出血,血管周围大量淋巴细胞浸润。诊断:烟酸缺乏症。给予烟酰胺口服,疾病痊愈。

1. 临床资料

患者,男性,48 岁。四肢末端出现红斑 20 天,伴瘙痒。20 天前患者无明显诱因双手背出现水肿性红斑,轻度瘙痒,未曾诊治。红斑逐渐扩大,发展到双手背、前臂、双足、双小腿,瘙痒明显,无发热,睡眠欠佳,大便稀,每日 2~3 次。系统检查未见异常。皮肤科情况:双手背、前臂、双足、双小腿弥漫性红色斑片,局部脱屑(图 83-1,图 83-2)。皮损边缘见镶边样紫红色斑,边界清楚。皮损对成分布、曝光部位明显。一周前就诊于我院门诊。患者饮酒 30 年,平均每日饮白酒 7 两。

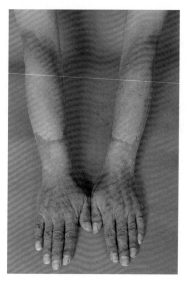

图 83-1 双前臂可见对称的水肿性红斑,边界清楚,伴有脱屑

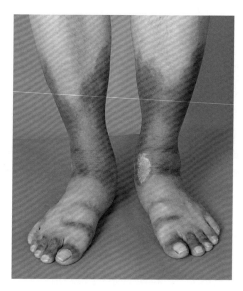

图 83-2 双足双小腿可见紫红色水肿斑,凉鞋遮盖部位见正常皮肤

体检:患者一般情况好。系统检查无异常发现。实验室检查:血尿常规正常,肝、肾功能和血糖、血脂、电解质正常。组织病理检查:表皮角化过度,伴有角化不全,棘层肥厚,真皮浅层小血管扩张、出血,血管周围少量淋巴细胞浸润(图 83-3,图 83-4)。

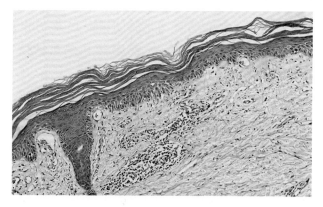

图 83-3 表皮角化过度伴角化不全,真皮浅层血管扩张、出血,血管周围少量淋巴细胞浸润(HE 染色×40)

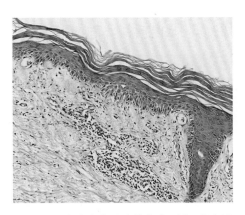

图83-4 表皮角化过度伴角化不全,真皮浅层血管扩张、出血,血管周围少量淋巴细胞浸润(HE染色×100)

诊断:烟酸缺乏症。

治疗:烟酰胺100mg,每日3次。治疗2周后患者皮疹消退。腹泻痊愈。目前仍在随访中。

2. 讨论

烟酸缺乏症是一类少见的营养障碍性疾病,又称为陪拉格、糙皮病、玉蜀黍病,是由于偏食、贫困或疾病导致缺乏烟酸即维生素P或称维生素B$_3$引起。近年来,随着生活水平的提高,本病发病率逐渐降低,发病者多因酗酒、偏食或慢性胃肠道疾病引起。烟酸缺乏症患者临床表现为光暴露部位的皮疹,且与衣物遮盖处形成鲜明对比,但目前对烟酸缺乏症的光敏感研究仍然不明。本例患者足部凉鞋遮盖处无皮疹,皮疹具有光敏性。

烟酸,又名维生素P、维生素B$_3$,在动物肝脏、瘦肉、家禽类及豆类中含量丰富。人体内色氨酸主要有二个来源,其中由组织蛋白质分解产生的占2/3,另外1/3则从食物中获得。色氨酸除了合成蛋白质、生成5-羟色胺外,主要转变生成烟酸,参与烟酸代谢。色氨酸在乳蛋类中含量丰富,各类谷物中烟酸和色氨酸的含量都较低。烟酸可直接从食物中摄取或由色氨酸转化而来。食物中约60mg色氨酸在维生素B$_2$和B$_6$存在下转变为1mg烟酸,两者中有一者缺乏便可导致烟酸缺乏症的发生,烟酸的推荐摄入量为5~20mg,孕妇及哺乳期妇女可轻度增加。烟酸缺乏症的基本致病因素分为:①原发性:饮食中烟酸或色氨酸摄入不足。在以玉米为主食的贫困地区,烟酸缺乏症可呈流行趋势,因为玉米中虽然含有烟酰胺,但多以结合形式存在,不为消化道所吸收,同时亮氨酸含量多可抑制色氨酸合成烟酸。②继发性:包括酗酒、神经性厌食、精神异常引起食欲不振、类癌综合征、胃肠疾病如空回肠炎、胃空肠吻合术、克隆恩病、胃次全切除术,长期服用药物如异烟肼、5-氟尿嘧啶、6-巯基嘌呤、苯巴比妥钠、硫唑嘌呤、氯霉素、乙内酰脲、丙戊酸钠等。

本病早期可有乏力、消瘦、食欲减退、情感淡漠等非特异症状。后期会有皮炎(dermatitis)、腹泻(diarrhea)和痴呆(dementia),称三D症,三者同时存在较少,常见皮肤和胃肠道症状,如本例患者。皮损常位于暴露部位,对称分布,初起为水肿性鲜红色斑,边界清楚,类似晒斑。而后皮疹转为红褐色,有脱屑,其边缘有宽的较红部分,似一道镶边。

本病组织病理表现无特异性,据特征性皮肤表现,临床诊断并不困难。治疗上积极寻找病因,并及时纠正,如酗酒者教育其戒酒,神经性厌食者予以心理疏导。口服烟酰胺100~300mg/d,一般烟酰胺开始治疗后的24小时内,皮肤症状逐渐改善。

(李 红)

▶ 点评

1. 报道了烟酸缺乏症病例,皮疹损害为双手背、前臂、双足、双小腿曝光部位的弥漫性红色斑片,局部脱屑,皮损边缘见镶边样紫红色斑。

2. 病理表现无特异性,诊断主要依据临床表现和病史。

3. 治疗上要纠正不良的饮食习惯,治疗原发病,烟酰胺治疗有效。

病例84 肠病性肢端皮炎
(Acrodermatitis Enteropathica)

【病例简介】患儿,男性,7岁。因口周、肛周红斑、渗出、结痂伴脱发、腹泻7年。肠道菌群2度失调,血清锌73.1μmol/L。诊断为:肠病性肢端皮炎。治疗:给予甘草锌颗粒,乳酶生纠正肠道菌群失调。

1. 临床资料

患儿,男性,7岁。因口周、肛周红斑、渗出、结痂伴脱发、腹泻7年。患儿4个月时,口周出现数个米粒大小的红色丘疹,皮损逐渐扩大,融合成斑块,发展至鼻周、眼周、肛周、骨隆突部位、躯干和四肢末端,皮疹初发时均为米粒大小的红色小丘疹,然后逐渐扩大,融合成界限清楚的红色斑块,表面有渗出、结痂和干燥性鳞屑。曾就诊于当地医院,诊断为"烟酸缺乏症",给予烟酰胺注射液,未见效。病来,患儿食欲不振、厌食;常出现腹泻,为泡沫状大便,每日2~4次;近2年来,脱发明显,头发细软、枯黄、稀疏;经常出现上呼吸道感染,多次患肺炎;睡眠好,小便正常。

体检:体重18kg,发育不良,营养欠佳,皮下脂肪薄。表情淡漠,问答、反应迟钝。头发弥漫性脱落,发质细软、枯黄、无光泽(图84-1)。眼周、鼻周、口周、肛周可见红色丘疹、斑块,皮损处皮纹增宽,覆有干燥鳞屑,口周、肛周皮损围绕腔口融合境界清楚的类圆形斑块(图84-2,图84-3)。躯干、四肢泛发米粒大小的红色丘疹,在骨隆突部位和四肢末端,皮疹融合成红色的斑块、结痂、脱屑(图84-4,图84-5)。指(趾)甲板增厚,甲上有横沟。皮疹瘙痒明显。

实验室检查:肠道菌群2度失调,血清锌73.1μmol/L(正常76.5~170μmol/L),血清其他微量元素含量以及肝功、肾功等未见异常。依据临床表现和实验室检查。

诊断:肠病性肢端皮炎。

治疗:给予甘草锌颗粒,2.5mg,每日2次口服;乳酶生纠正肠道菌群失调。

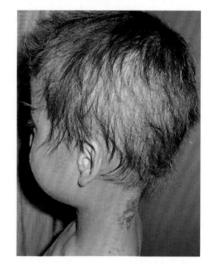

图84-1 头发弥漫性脱落,发质细软、枯黄、无光泽

2. 讨论

本例患儿在腔口周围、骨隆突部位和四肢末端出现了特征性的红色斑块,上覆干燥性的鳞屑、痂皮,伴有脱发、腹泻、反复感染、生长发育迟缓,血清锌水平低于正常值,肠病性肢端皮炎诊断明确。治疗上补锌治疗效果较好,本例患儿补锌三天后,红斑颜色开始变暗,痂皮逐渐脱落;一周后,皮疹基本消退;一个月后,腹泻消失,患儿体重逐渐增加;四个月后,新生头发浓密、富有光泽。本病需与烟酸缺乏症相鉴别。患儿四肢末端和骨隆突部位的皮损与

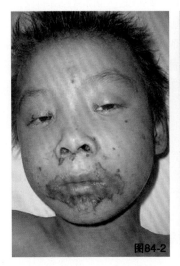
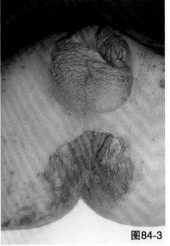

图84-2,图84-3　腔口周围的红色丘疹、斑块,上覆痂皮、鳞屑

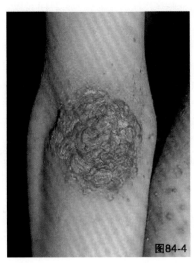
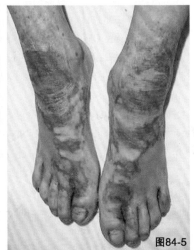

图84-4,图84-5　骨隆突部位和四肢末端的红色丘疹、斑块,上覆痂皮、鳞屑

烟酸缺乏症相似,曾在外院误诊为烟酸缺乏症,用烟酰胺治疗无效而就诊于我科。烟酸缺乏症由烟酸类维生素缺乏引起,常见于长期饮酒或吃玉米而不添加辅食的人群。临床表现有皮炎、舌炎、肠炎、精神异常和周围神经炎,早期皮疹为对称分布于曝光部位的鲜红或紫红色斑,酷似晒斑,重者红斑上发生大疱、表皮剥脱,此外烟酸缺乏症用烟酰胺试验治疗效果显著。

　　肠病性肢端皮炎是一种少见的锌吸收不良的常染色体隐性遗传病。有研究表明,它的发病与 SLC39A4 基因突变有关,SLC39A4 位于染色体 8q24.3,编码 ZIP4 蛋白质家族,ZIP4 蛋白参与肠道锌的转运。已经发现肠病性肢端皮炎患者的 SLC39A4 基因有多种突变,如:颠换突变、缺失突变、无意突变、错意突变、剪切位点的突变。这些基因突变导致 ZIP4 蛋白转运锌的功能异常,影响肠道锌的吸收,血清锌水平降低。肠病性肢端皮炎特征性的临床三联症有皮炎、脱发和顽固性腹泻,但是象本例患儿这样,三种特征性临床表现全部出现的却不多见,约占全部病例的20%。其他临床表现尚有出现在婴幼儿期的情绪波动、食欲不振、神经紊乱,出现在学龄前期及学龄期的生长发育迟缓、行为失常、体重下降、反复感染。本病的发病原因为肠道锌吸收受限,当补锌治疗临床症状消失后,要用维持剂量的锌制剂长期治疗,以免病情复发。

(李 红)

 点评

1. 报道了典型的肠病性肢端皮炎一例,患者腔口周围、骨隆突部位出现特征性的红色斑块、脱屑,伴有腹泻、脱发。血清锌低于正常值。

2. 补锌治疗起效快,但要注意长期服用。

参 考 文 献

[1] 赵辨. 临床皮肤病学[M]. 第3版. 江苏:江苏科技出版社,2001. 977-979.

[2] 陈丽,黄松. 家族性高胆固醇血症性黄瘤病1例[J]. 临床皮肤科杂志,1998,24(3):195-196.

[3] 陈敏章. 中华内科学[M]. 北京:人民卫生出版社,1999. 3258-3277.

[4] Wang W J,chang YT Huang CY,et al. Clinical and histopathological characteristics of primary cu taneous amyloidosis in 794 Chinese patients[J]. Zhong hua Yi Xue Za Zhi(Taipei),2001,64(2):101-107.

[5] Apayd in R,B ilen N,Bayramigurler D,et al. Lich en amyloidosis,ank losing spondylitis and auto mmiune thyroiditis:coincidence or association[J]. J Eur Acad Derm atol Venereol,2000,14(2):135-137.

[6] Fu jiw ara k,Kono T,Ish iiM,et al Primary localized cutaneous amyloidosis associated with autoimmune cholangitis[J]. Int J Dennatal,2000. 39(10):768-771.

[7] Woollons A,Black MM. Nodular localized primary cutaneous amyloidosis:a long term follow-up study[J]. Br J Dermatol 2001,145(1):10-109.

[8] 李丹,陈明春. 皮肤异色病样淀粉样变病1例[J]. 临床皮肤科杂志,2005,34(6):392.

[9] Apisarnthanarax N,Ha CS,Duvic M. Mycosis fungoides with follicular mucinosis displaying aggressive tumor-stage transformation:successful treatment using radiation therapy plus oral bexarotene combination therapy. Am J Clin Dermatol,2003,4(6):429-433.

[10] Muscardin LM,Capitanio B,Concetta FM,et al. Acneiform follicular mucinosis of the head and neck region. Eur J Dermatol,2003,13(2):199-202.

[11] Ryan F,Chad V,Matthew K. Atypical presentation of cutaneous lupus mucinosis[J]. J Clin Aesthet Dermatol,2013,6(4):37-40.

[12] 王燕,付萍,邓丹琪,等. 结节性皮肤狼疮黏蛋白病[J]. 临床皮肤科杂志,2007,36(7):441-442.

[13] Thumpimmukvatana N,Wongpraparut C,Lim HW. Scleredema diabeticorum successfully Treated with ultraviolet AI phototherapy[J]. J ermatol,2010,37(12):1036-1039.

[14] Jockenhöfer F,Kröger K,Klode J,et al. Cofactors and comorbidities of necrobiosis lipoidica:analysis of the German DRG data from 2012. J Dtsch Dermatol Ges. 2016 Mar;14(3):277-84. doi:10.1111/ddg.12749.

[15] Feily A,Mehraban S. Treatment Modalities of Necrobiosis Lipoidica:A Concise Systematic Review. Dermatol Reports. 2015 Jun 8;7(2):5749. doi:10.4081/dr.2015.5749. eCollection 2015 May 21. Review.

[16] Shah GM,Shah RG,Veillette H,et al. Biochemical assessment of niacin deficiency among carcinoid cancer

patients[J]. Am J Gastroenterol,2005,100(10):2307-2314.

[17] Meftah SP,Kuivaniemi H,Tromp G,et al. A new mutation in exon 3 of the SCL39A4 gene in a Tunisian family with severe acrodermatitis enteropathica. Nutrition,2006,22:1067-1070.

第二十一章

色素障碍性皮肤病
Disturbances of Pigmentation

病例85 遗传性对称性色素异常症三例及家系调查
（Dyschromatosis Symmetrica Hereditaria and Family Survey）

【病例简介】 遗传性对称性色素异常症是一种以对称性散布于双手背、足背雀斑样色素沉着斑及色素减退斑为主要表现的常染色体显性遗传病。本次报道三个家系，家系一中三代均有患病；家系二出现隔代遗传，先证者伴有面部雀斑样色素沉着斑；家系三为单发病例，家族中其他人员未患本病。三名先证者在共聚焦激光扫描显微镜下观察到白斑区基底层色素不同程度减少及色素环不完整或缺失，色素沉着斑处基底层色素增加，家系二和家系三先证者皮肤镜下部分皮疹可见网状及片状色素结构。

1. 临床资料

家系一：先证者，女性，3岁。双手背、足背褐色色素沉着斑间杂色素减退斑1年余。患儿2岁时其母发现患儿双手背、双足背出现淡褐色斑及色素减退斑，无明显主观感觉，近一年淡褐色斑颜色渐加深而淡白色斑颜色较前变浅，颜色反差明显。患儿既往体健，无外伤史，父母否认近亲结婚。查体：一般情况良好，系统检查未见明显异常。皮肤科检查：双手背、足背对称性分布2～5mm大小色素沉着斑及色素减退斑，似呈网状分布（图85-1A，图85-1B）。其他部位未见明显皮疹。共聚焦激光扫描显微镜示（confocal laser scanning

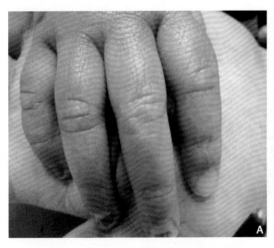

图85-1A 先证者一女儿 皮损为双手背、足背对称性分布2～5mm大小色素沉着斑及色素减退斑，似呈网状分布

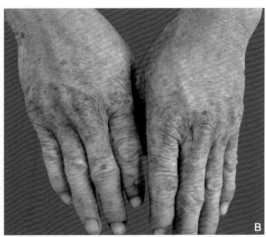

图85-1B 先证者一父亲 皮损为手背、双足背出现淡褐色斑及色素减退斑，无明显主观感觉，以双手背、足背为著，未累及其他部位

microscopic CLSM）：与正常皮肤对比，色素减退斑处色素环缺失，基底层色素重度减少；色素沉着斑处基底层色素增加。患儿家属拒做组织病理检查。

家系调查：三代中共 12 人，其中 4 人患本病（图85-2）。先证者祖母、叔父及父亲（图85-2）均在 10 岁前发病，以双手背、足背为著，未累及其他部位。诊断：遗传性对称性色素异常症。

家系二：先证者男，10 岁。双手背色素减退斑伴色素沉着斑6年余。患者 3 岁时面部出现黄褐色色素沉着斑，形状不规则，散在分布。4 岁时家人发现患者双手背出现不规则色素减退斑，逐渐融合似呈

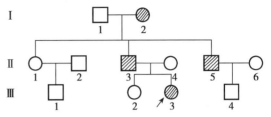

图 85-2　先证者一家系图

网状，其中间杂色素沉着斑，随年龄增加皮损面积渐扩大，晒后加重。患者既往体健，父母否认近亲结婚。查体：一般情况良好，系统检查未见明显异常。皮肤科检查：双手背可见对称性分布不规则色素减退斑，部分融合似呈网状，中间可见大小不一色素沉着斑（图85-3A）；面部可见黄褐色大小不一、散在分布色素沉着斑，形状欠规则（图85-3B）。其他部位未见明显皮疹。CLSM 示：与正常皮肤对比，色素减退斑处色素环完全缺失，基底层色素重度减少；色素沉着斑处基底层色素增加。皮肤镜下色素沉着斑多呈片状分布色素模式。患者家属拒做组织病理检查。

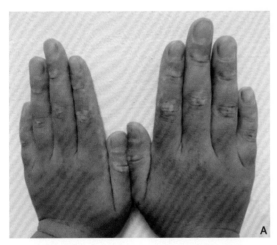

图 85-3A　先证者二 皮损为双手背可见对称性分布不规则色素减退斑，部分融合似呈网状，中间可见大小不一色素沉着斑

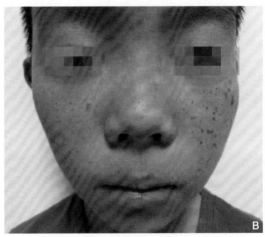

图 85-3B　先证者二 皮损为面部可见黄褐色大小不一、散在分布色素沉着斑，形状欠规则

家系调查：四代中共 23 人，3 人患本病（图85-4）。先证者外公及外公的父亲均在面部、双手背、双前臂、双足背及双小腿皮疹明显，母亲 13 岁时面部出现雀斑样疹，四肢及其他部位未累及。诊断：遗传性对称性色素异常症。

家系三：先证者男，14 岁。双手背、足背色素沉着斑伴色素减退斑 9 年余。患者 5 岁时家属发现其双手背、足背出现色素沉着斑及色素减退斑，似呈网状分布，同时面部出现对称性点状褐色色素沉着斑，随年龄增长面积渐扩大，颜色反差愈加明显。患者既往体健，父母否认近亲结婚。查体：一般情况良好，系统检查未见明显异常。皮肤科检查：双手背、双足背对称性分布约 3～6mm 大小色素沉着斑伴色素减退斑，似呈网状分布（图85-5A，85-5B）；面

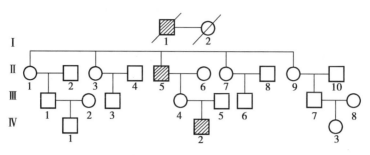

图 85-4　先证者二家系图

部对称散在分布褐色色素沉着斑,互不融合,形状欠规则(图 85-5C)。其他部位未见明显皮疹。CLSM 示:与正常皮肤对比(图 85-5D),色素减退斑处色素环完全缺失,基底层色素重度减少(图 85-5E);色素沉着斑处基底层色素增加(图 85-5F)。皮肤镜下色素沉着斑处可见网状色素结构(图 85-5G)。患者家属拒做组织病理检查。

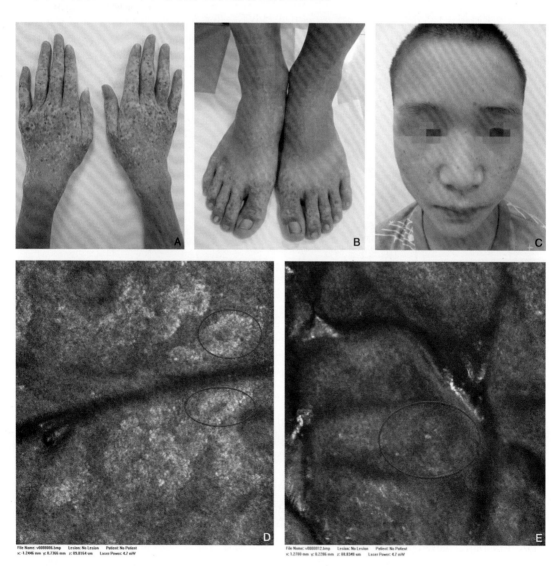

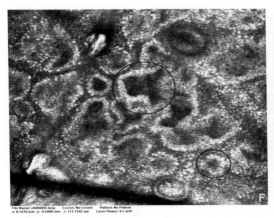
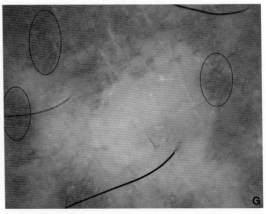

图 85-5　A,B. 先证者三　手部皮损(5A)和足部皮损(5B)双手背、双足背对称性分布约 3mm ~ 6mm 大小色素沉着斑伴色素减退斑,似呈网状分布;C. 面部雀斑样皮损　面部对称散在分布褐色色素沉着斑,互不融合,形状欠规则;D,E,F. 与正常皮肤对比(5D),色素减退斑处色素环完全缺失,基底层色素重度减少(5E)色素沉着斑处基底层色素增加(5F),G. 皮肤镜下色素沉着斑处可见网状色素结构

家系调查:三代中共 20 人,仅先证者一人患病。诊断:遗传性对称性色素异常症。

2. 讨论

遗传性对称性色素异常症(Dyschromatosis symmetrica hereditaria,DSH,OMIM127400)是一种常染色体显性遗传性皮肤病。本病多在婴儿期或儿童期发病,青春期加重,部分患者到中年后稍有好转。有学者统计,六岁以前发病的占 72.8% 左右,男女比例约 1.09：1,有家族史的占 77.6% 。本病多见于亚洲如中国、日本、韩国等,欧洲国家较少见,这种地域差异可能与遗传背景和/或环境相关,例如紫外线照射。2003 年张学军等将本病致病基因定位在 1 号染色体长臂 1q11 ~ 1q21 区间内,Miyamura 等发现本病的致病基因是由于该区间的双链 RNA 特异性腺苷脱氨酶基因(Double-stranded RNA-specific adenosine deaminase,ADAR1)突变。截止到 2014 年,在 DSH 患者中发现逾 140 余种 ADAR1 基因突变,其中包含 80 例无义突变和错义突变、11 种剪切位点突变、37 种碱基缺失或插入突变等类型,其中 11 种剪接突变均位于内含子中,但基因型与表型的关系仍不明确。DSH 临床表现为对称性散布于双手背、足背雀斑样色素沉着斑及色素减退斑,此种特异性表现与 ADAR1 的关系有不同说法:Miyamura 等认为在患者生长发育时,黑素母细胞从神经嵴迁移到皮肤的过程中,内外环境改变导致 ADAR1 基因活性显著降低,诱导黑素母细胞分化为高活性和低活性的黑素细胞,以致于肢端出现对称性的色素加深或减退;另有学者认为 ADAR1 活性可以对抗应激引起的黑素细胞凋亡,ADAR1 基因突变致其活性降低引起黑素细胞凋亡,表现为手足背面色素减退斑,同时周边的黑素细胞虽数量减少,但部分区域出现代偿性代谢水平增高的现象,表现为色素沉着斑,从而临床上表现为皮肤色素沉着和色素减退并存。已有报道称 DSH 可与白癜风、银屑病、鱼鳞病、糖尿病I型、掌跖角化病、神经纤维瘤、特发性脑钙化、特发性变应性肌张力障碍和精神症状等疾病伴发;本病需与网状肢端色素沉着症、遗传性泛发性色素异常症、家族性进行性色素沉着症、着色性干皮病等疾病相鉴别:网状肢端色素沉着及家族性进行性色素沉着症均无色减斑;着色性干皮病除色素改变外还有皮肤干燥、潮红、萎缩及毛细血管扩张等表现;遗传性泛发型色素异常症皮损与本病相同,但发病部位广泛不局限于四肢。目前本病尚无有效治疗方法,有报道应用激光对面部雀斑样损害严重者进行治疗,可达到一定缓解。

本次报道三个家系均有各自发病特点,家系一中三代均有患病,男女同患,符合常染色体显性遗传规律;家系二中出现隔代遗传,先证者母亲面部雀斑样疹可能为 DSH 的局部表现,也不能排除雀斑的诊断,隔代遗传的出现可能与内外环境改变导致致病基因作用外显不全相关,使本应发病的患者成为表型正常的致病基因携带者,其子女仍有可能发病,李琨曾有相似报道;家系三中除先证者外无其他患者,属散发病例。本次报道的三名先证者在 CLSM 下观察到色素减退区基底层色素不同程度减少及色素环不完整或缺失,色素沉着斑处基底层色素增加,有学者认为 CLSM 下 DSH 白斑区基底细胞色素环大致存在,与本次报道不符,究其原因可能与白斑所处时期不同相关;而家系二和家系三先证者皮肤镜下部分皮疹可见网状及片状色素结构,与 OISO 报道相符。

(张峻岭)

▶ **点评**

1. 报道了 3 例遗传性对称性色素异常症及其家系调查,此病是一种以对称性散布于双手背、足背雀斑样色素沉着斑及色素减退斑为主要表现的常染色体显性遗传病。

2. 病例特点:共聚焦激光扫描显微镜下观察到色素减退区基底层色素不同程度减少及色素环不完整或缺失,色素沉着斑处基底层色素增加。

3. 目前本病尚无有效治疗方法,应用激光对面部雀斑样损害严重者进行治疗,可达到一定缓解。

病例86 面部首现皮损的遗传性对称性色素异常症
(Dyschromatosis Symmetrica Hereditaria)

【病例简介】患者,女性,19 岁。面部及四肢色素沉着及色素减退斑 16 年。面部泛发雀斑样损害,四肢对称分布不规则白色斑点或斑片,表面无鳞屑,萎缩或硬化,白斑中央或周围可见岛屿状棕褐色大小不等色素沉着斑,互相交织成网状。皮损组织病理变化:表皮轻度角化过度,基底层色素增加,真皮浅层血管周围少数淋巴细胞浸润。诊断:遗传性对称性色素异常症。

1. 临床资料

患者,女性,19 岁。因面部及四肢色素沉着及色素减退斑 16 年来我院就诊。患者 3 岁时无明显诱因自面部出现散在色素沉着及色素减退斑,随年龄增长,皮损逐渐增多,渐蔓延至四肢,扩大成网状。夏季明显,冬季减轻,无明显自觉症状。曾多次以雀斑及白癜风治疗,效果不佳。父母非近亲结婚,其外祖父及母亲有相同病史,首发部位也为面部(图 86-1)。既往体健,无长期服药及毒物接触史。

体检:系统检查未见异常。皮肤科检查:面部泛发雀斑样损害,四肢对称分布不规则白色斑点或斑片,表面无鳞屑,萎缩或硬化,白斑中央或周围可见岛屿状棕褐色大小不等色素沉着斑,互相交织成网状,(图 86-2)。掌跖、躯干及口腔黏膜未累及。皮损组织病理示:表皮轻度角化过度,基底层色素增加,真皮浅层血管周围少数淋巴细胞浸润(图 86-3)。

诊断:遗传性对称性色素异常症。

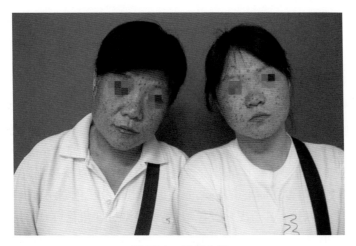

图86-1 面部皮损

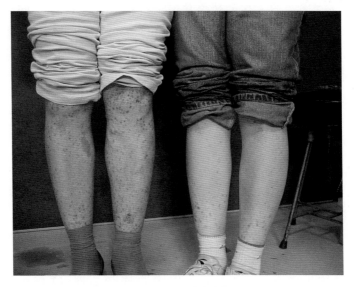

图86-2 双下肢皮损

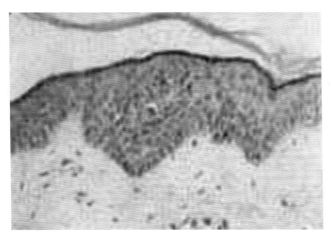

图86-3 右肘部色素斑处皮肤组织病理像(HE 染色×100)

2. 讨论

遗传性对称性色素异常症(Dyschromatosis symmetrica hereditaria,DSH)又称土肥网状肢端色素沉着,系一种少见的常染色体显性遗传性皮肤病,该病可累及各个种族人群,但以亚洲人居多。最先由日本土肥于1924年描述,并于1929年正式命名为遗传性对称性色素异常症。本病发病较早,大约73%的患者在6岁前发病,青春期明显,进展缓慢,持续终身。临床主要特征为两侧手、足背对称性多数豆大色素脱失斑,其中心有小岛状色素增加的褐黑色斑,其边缘亦有色素增加。皮损可满布全手、足背,亦可延及前臂及小腿,呈网状,而掌跖常无病损。可在面部如额、鼻、颊及耳部等处可有雀斑样损害,夏季皮损加重,一般无自觉症状。本例皮疹出现顺序与以往的报道不同,先在面部出现散在色素沉着及色素减退斑,以后渐蔓延至四肢,扩大成网状。其组织病理显示:表皮轻微过度角化,白斑处基底层色素减少,而色素斑处色素增加,真皮上层少数淋巴细胞浸润。本病需与网状肢端色素沉着症、着色性干皮病相鉴别。

2003年,张学军等首先将本病的致病基因定位在1q11～1q21区间内。同年,日本的Miyamura等将它的致病基因精确定位与1q21.3的双链RNA特异性腺苷脱氨酸酶(ademosine deaminase acting on RNA1,ADAR1)基因。迄今为止国内外已经报道了近50个突变位点,为基因诊断本病提供了可靠的依据。因此,防治关键是检测其致病基因,找出致病基因的突变位点进行产前筛查,预防下一代患者的发生。

目前本病尚无特殊疗法。

(高 琴)

 点评

1. 报道了遗传性对称性色素异常症病例,临床表现典型。

2. 本病较为少见,且有家族史。本例报道皮疹出现顺序与以往的报道不同,先在面部出现,有一定的特殊性。

3. 本病为遗传性疾病,防治关键是检测其致病基因,进行产前筛查,预防下一代患者的发病。

参 考 文 献

[1] Zhang XJ, Gao M, Li M, et al. Identification of a locus for dyschromatosis symmetrica hereditaria at chromosome 1q11-1q21[J]. J Invest Dermatol,2003,120(5):776-780.

[2] Miyamura Y, Suzuki T, Kono M, et al. Mutations of the RNA-specific adenosine deaminase gene(DSRAD) are involved in dyschromatosis symmetrica hereditaria[J]. Am J Hum genet,2003,73(3):693-699.

[3] Qi Liu, Zhen Wang, Yuhong Wu, et al. Five novel mutations in the ADAR1 gene associated with dyschromatosis symmetrica hereditaria[J]. BMC Medical Genetics,2014,15:69.

[4] 常建民. 色素增加性皮肤病[M]. 北京:人民军医出版社,2013:77-81.

[5] 潘靖,谷雪虹,龙振华. 遗传性对称性色素异常症伴白癜风1例[J]. 中国麻风皮肤病杂志,2005,21(4):306-307.

[6] 孙怡,王玉坤. 遗传性对称性色素异常症并发掌跖角化病1例[J]. 临床皮肤科杂志,2006,35(2):109.

[7] Kondo T, Suzuki T, Ito S, et al. Dyschromatosis symmetrica hereditaria associated with neurological disorders

［J］. J Dermatol,2008,35（10）:662-666.

［8］ 江彬彬,江潍岩,宋来涛. 遗传性对称性色素异常症 1 例［J］. 中国皮肤性病学杂志,2011,25（10）:802.

［9］ OISO N,MURATA I,HAYASHI M,et al. Dermoscopic features in a case of dyschromatosis symmetrica hereditaria［J］. Journal of Dermatology,2011,38:91-93.

第二十二章

先天性、遗传性皮肤病
Genodermatoses

病例87 痒疹样营养不良型大疱性表皮松解症
(Dystrophic Epidermolysis Bullousa Pruriginosa)

【病例简介】患者,男性,17岁,学生,右侧小腿结节、斑块伴痒1年余。组织病理:表皮基底层裂隙,真皮内可见粟丘疹,血管周围大量淋巴细胞,少数嗜酸性细胞浸润;直接免疫荧光显示:基底膜带 IgG(−)、IgM(−)、IgA(−)、C3(−);既往体健,其母和外祖母有相同病史。诊断:痒疹样营养不良型大疱性表皮松解症。治疗:口服维生素 E,院内中药制剂-天疱疮颗粒,局部雷夫奴尔溶液湿敷,激素类外用。

1. 临床资料

患者,男性,17岁,学生,主因右侧小腿丘疹、斑块伴痒1年余。1年多前,无明显诱因的于右侧小腿伸侧出现丘疹,伴瘙痒,日渐增多,就诊当地医院,以神经性皮炎予以氯雷他定止痒,外用激素类药膏,疗效欠佳,皮疹增多,增大。半年前出现趾甲肥厚,萎缩,变形,无自觉症状。为求进一步诊治来我院。既往体健,无药物和食物过敏史,家族中外祖母和母亲有相同病史。

体格检查:一般情况可,系统检查无明显异常。皮肤科检查:右小腿密集分布的黄豆至花生米大小的丘疹和结节,质硬,部分融合成斑块,以伸侧为主(图87-1)。右足第一、五趾甲肥厚、变形,远端缺失。对侧无皮疹。

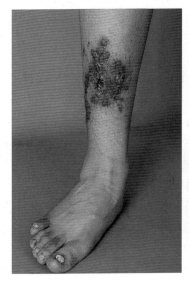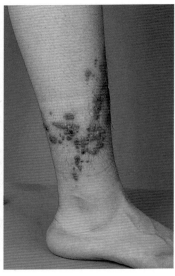

图87-1 右小腿密集分布的黄豆至花生米大小的丘疹和结节,质硬,部分融合成斑块,以伸侧为主。右足第一、五趾甲肥厚、变形,远端缺失

实验室及其他辅助检查：血、尿常规，肝肾功能，血糖，电解质，免疫球蛋白及补体均未见明显异常。

组织病理：表皮基底层裂隙，真皮内可见粟丘疹，血管周围大量淋巴细胞，少数嗜酸性细胞浸润；直接免疫荧光显示：基底膜带 IgG（-）、IgM（-）、IgA（-）、C3（-）（图87-2，图87-3）。

诊断：痒疹样营养不良型大疱性表皮松解症（DEBP）。

治疗：口服维生素 E，院内中药制剂-天疱疮颗粒，溃破处雷夫奴尔溶液湿敷，0.1% 他克莫司外用。

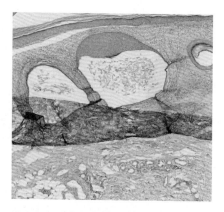

图87-2　表皮基底层裂隙，真皮内可见粟丘疹，血管周围大量淋巴细胞，少数嗜酸性细胞浸润（HE 染色×40）

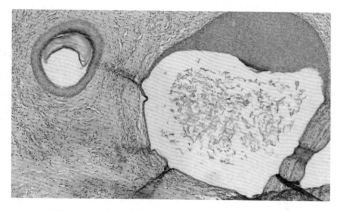

图87-3　真皮内典型的粟丘疹（HE 染色×100）

2. 讨论

大疱性表皮松解症（epidermolysis bullosa，EB）是一组遗传性皮肤病的总称，特点是皮肤黏膜起大疱。根据超微结构显示组织分裂的准确位置，EB 可分为四种主要类型：单纯型 EB（epidermolysis bullosa simplex，EBS）；交界型 EB（junctional epidermolysis bullosa，JEB）；营养不良型 EB（dystrophic epidermolysis bullosa，DEB）和 Kindler 综合征（Kindler syndrome）。DEB：裂隙发生在致密板下锚丝纤维水平，是Ⅶ型胶原异常所致；痒疹样营养不良型大疱性性表皮松解症（dystrophic epidermolysis bullosa pruriginosa，DEBP）是 DEB 的一种少见临床亚型。本病多为显性遗传，少数隐形遗传和不明确的遗传方式。患者出生后不久受到轻微外伤或摩擦后在四肢伸侧发生大疱性损害，愈后留有萎缩性瘢痕和粟丘疹，可伴有不同程度的瘙痒，成年后四肢伸侧表现为痒疹样结节或苔藓样斑块及条索样改变，极难发现水疱。患者也可以出生后无任何临床表现，逐渐于双胫前缓慢出现痒疹样改变，伴有轻度的甲营养不良性改变；少数患者可在成年后才出现典型的 DEBP 皮损而无任何其他 DEB 的临床表现；极少数 DEBP 患者还可以在典型临床表现的基础上出现白色丘疹样皮疹。手足甲板可有不同程度受累，一种表现为甲板高度角化增厚另一种为甲板部分萎缩或全部吸收，部分患者两种表现同时存在。无黏膜和毛发改变，一般发育正常。也有老年才发病者。在临床上本病比较少见，易误诊为获得性瘙痒性皮肤病，如结节性痒疹、肥厚性扁平苔藓、神经性皮炎、皮肤淀粉样变、人工皮炎等，确诊需要皮肤活检,特异性组织病理为表皮角化过度,表皮下水疱,真皮内可见表皮样囊肿。

目前本病没有特效疗法,多为对症处理,有报到用沙利度胺改善本病的瘙痒。本例患者无DEB的临床表型,成年后才出现痒疹样的皮疹。予以维生素E、天疱疮颗粒口服,外用0.1%他克莫司软膏,疗效佳。

（徐海燕）

▶ **点评**

1. 报道了成年后才发病的痒疹样营养不良型大疱性表皮松解症病例,临床罕见,极易误诊。皮疹损害为四肢伸侧黄豆至花生米大小的丘疹和结节,质硬,部分融合成斑块,伴有甲改变。

2. 病理为表皮基底层裂隙。

3. 提示临床对于类似病例——青少年无诱因的丘疹、结节,剧烈瘙痒。记得追问家族史,考虑有无遗传性疾病得可能,再根据临床和病理特点进行诊断。

4. 治疗以对症治疗为主,防止继发感染。

病例88 痒疹样营养不良型大疱性表皮松解症
（Dystrophic Epidermolysis Bullousa Pruriginosa）

【病例简介】患者,女性,59岁,双下肢红色扁平丘疹伴瘙痒10年,加重1年。组织病理检查:表皮基底层下见不典型小裂隙,真皮浅层粟丘疹形成,血管周围较多淋巴细胞、组织浸润。诊断:痒疹样营养不良型大疱性表皮松解症。

1. 临床资料

患者,女性,59岁。双下肢红色扁平丘疹伴瘙痒10年,加重1年。患者于10年前无明显诱因双下肢出现多个丘疹,色红,自觉瘙痒,搔抓后可见水疱,数日后可自行结痂,脱落后留有瘢痕样红色丘疹,反复发作多年。1年前,患者自觉瘙痒明显加重,曾在多家医院诊治,曾诊断为"湿疹"、"结节性痒疹"等,曾口服"雷公藤多苷片"、"盐酸左西替利嗪片"等药物,外用"激素类乳膏"、"青鹏软膏"等,未见好转。曾在外院行病理活检,未明确诊断。后就诊于我院门诊,复取病理活检。患者既往体健。否认药物及食物过敏史。患者兄弟四人,其中一人与患者相同症状。

体检:患者一般情况良好,系统检查无异常(图88-1,图88-2)。皮肤科检查:双下肢大量红色米粒至黄豆大小瘢痕样丘疹及结节,以胫前为主,局部可见水疱,尼氏征阴性。

实验室检查:血、尿、便常规、生化、心电图、胸片无异常。

组织病理检查:表皮基底层下见不典型小裂隙,真皮浅层粟丘疹形成,血管周围较多淋巴细胞、组织浸润(图88-3)。

诊断:痒疹样营养不良型大疱性表皮松解症。

2. 讨论

大疱性表皮松解症是一组由遗传缺陷所致的皮肤病,临床分为单纯型、交界型、营养不良型和kindler综合征四个临床类型,各型又包括不同的亚型。痒疹样营养不良型大疱性表皮松解

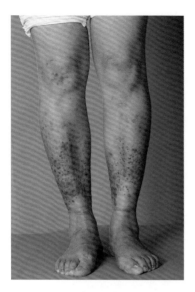

图88-1　双下肢大量红色米粒至黄豆大小瘢痕样丘疹及结节

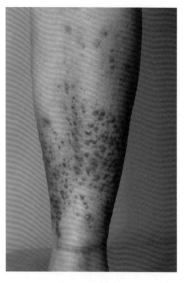

图88-2　双侧胫前多个黄豆大小瘢痕样丘疹及结节，未见明显水疱

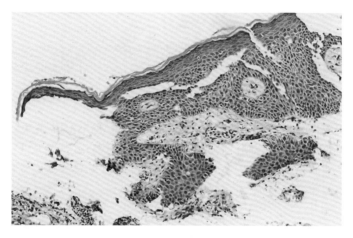

图88-3　表皮基底层下见不典型小裂隙，真皮浅层粟丘疹形成，血管周围较多淋巴细胞、组织浸润（HE染色×100）

为营养不良型大疱性表皮松解症的一种少见类型。本病由McGrath等于1994年首次提出。

本病临床特点主要是皮肤有明显瘙痒，同时脆性增加，当搔抓时或受到轻微外伤后即可出现水疱、糜烂，愈后留有结节性痒疹样瘢痕，常有粟丘疹形成。患者多有不同程度的甲营养不良或甲萎缩。组织病理学检查表现为表皮下水疱或裂隙，在水疱下方真皮内有明显纤维化和血管增生，有不同程度炎症细胞浸润，部分由粟丘疹形成。超微结构研究显示，基膜带致密板下方以胶原Ⅶ为主要成分的锚纤维缺失或发育不良是造成表皮下水疱的主要原因。遗传学研究显示，该病患者位于染色体3P21的编码胶原Ⅶ的基因COL7AI发生突变。遗传方式主要为常染色体显性遗传。本病临床极易误诊为各种获得性瘙痒性皮肤病，如结节性痒疹、原发性皮肤淀粉样变等。结节性痒疹皮损外近皮色、淡红色或褐色表面光滑的坚实丘疹，慢性损害可成结节或疣状增生，常因搔抓而出现血痂。原发性皮肤淀粉样变好发于小腿、上臂及上背肩胛间，皮损呈褐色变平小丘疹，刚果红局部皮内试验或组织病理检查有助于鉴别。本例患者曾多次误诊。根据该患者的病史、遗传史、临床表现及组织病理符合痒疹样营养不良型大疱性表皮松解症。

本病治疗上无满意疗法，多为对症处理，注意保护皮肤，避免搔抓及各种外伤，瘙痒明显时可外用或局部注射糖皮质激素，口服抗组胺药物可以缓解症状。有报道口服维生素 E 和维甲酸类药物有效，也有应用甲泼尼龙联合沙利度胺持续治疗痒疹样营养不良型大疱性表皮松解症 5 个月治愈的报道。祖国医学多认为先天禀赋不足脾肾阳虚，先天脾胃运化失常，湿热内蕴所致，治疗以健脾利湿，温补脾肾为主。

（于旺　张理涛）

▶ **点评**

1. 报道了 1 例中年后发病的痒疹样营养不良型大疱性表皮松解症，临床容易误诊。皮疹为双下肢伸侧米粒至黄豆大小样丘疹、结节、瘢痕，局部可见水疱，尼氏征阴性。

2. 病理表现为表皮下水疱或裂隙，真皮内可见粟丘疹形成。

3. 中老年发病者在临床上应与结节性痒疹、肥厚性扁平苔癣、神经性皮炎、皮肤淀粉样变等相鉴别。

病例 89　姐妹同患痒疹样营养不良型大疱性表皮松解症
（Dystrophic Epidermolysis Bullousa Pruriginosa）

【病例简介】姐妹自幼发生躯干四肢红斑、水疱、结节伴瘙痒 10 余年。于自发或轻微外伤后皮肤出现水疱或破溃，尤以双胫前为重。组织病理学检查提示表皮下水疱形成，真皮浅中层胶原纤维及毛细血管增生，血管周围淋巴细胞浸润，可见粟丘疹。诊断：痒疹样营养不良型大疱性表皮松解症。

1. 临床资料

例 1　患者，女性，20 岁，躯干四肢以双胫前为重的红斑、水疱、结节，伴瘙痒 10 余年。于 2012 年 3 月来我院就诊。患者为第 1 胎（其母共生 2 女 1 男），家人诉其出生时双足跟部有鸡蛋大小的皮肤缺损。此后全身自发或外伤后反复出现水疱、溃破，尤以双胫前为重，伴明显瘙痒，夏重冬轻，久治不愈（具体用药不详）。近 1 年病情趋于稳定，皮损局限于胫前。父母为近亲结婚，家系 3 代内其祖父早逝，情况不详；其父有双足趾甲发育不良；其妹（例2）有与之相似病史。

体检：一般情况好，发育正常。心肺腹部检查无异常。皮肤科检查：口腔可见一直径约 1cm 的溃疡。头皮、双上肢、上胸部、项背、腰骶部可见散在色素减退性丘疹样瘢痕，双小腿伸侧可见红斑基础上的结节、粟丘疹，水疱偶见（图 89-1）。双足拇趾趾甲发育

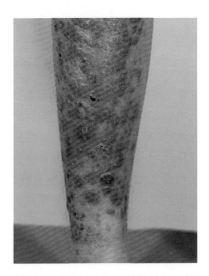

图 89-1　例 1 胫前红斑基础上的结节、粟丘疹，水疱偶见

不良,部分脱落。

组织病理学检查提示:表皮下水疱形成,真皮浅中层胶原纤维及毛细血管增生,血管周围淋巴细胞浸润,可见粟丘疹(图89-2,图89-3)。

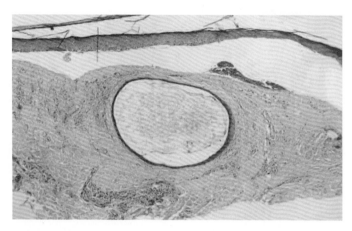

图89-2　例1病理表皮下水疱形成,真皮浅中层胶原纤维及毛细血管增生,血管周围淋巴细胞浸润,可见粟丘疹(HE 染色 ×40 倍)

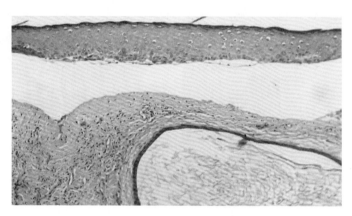

图89-3　例1病理表皮下水疱形成,真皮浅中层胶原纤维及毛细血管增生,血管周围淋巴细胞浸润,可见粟丘疹(HE 染色 ×100 倍)

诊断:痒疹样营养不良型大疱性表皮松解症。

例2　患者,女性,17 岁,双胫前红斑、水疱、结节,伴瘙痒 10 余年,皮损蔓延至全身 1 年余。系例 1 之妹,与之同来我院就诊。患者为第 2 胎,出生时无皮肤异常,但此后双小腿伸侧渐出现与其姐同样皮损,1 年前在当地治疗(具体用药不详)效果不佳,后病情蔓延至全身,但仍以双胫前为重。体检同例1。

皮肤科检查:上胸部、腰骶部、双上肢可见少量散在红斑、结节,及愈后遗留的色素减退性瘢痕,双小腿伸侧可见大片红斑基础上的紫红色结节、粟丘疹,水疱偶见(图89-4)。双足拇趾趾甲发育不良,部分脱落。

组织病理学检查:表皮下水疱形成,真皮浅中层胶原纤维及毛细血管增生,血管周围淋巴细胞浸润,可见粟丘疹(图89-5、图89-6)。

诊断:痒疹样营养不良型大疱性表皮松解症。

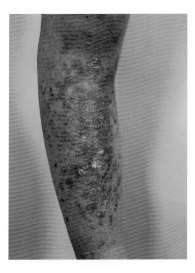

图 89-4 例 2 胫前大片红斑基础上的紫红色结节、粟丘疹,水疱偶见

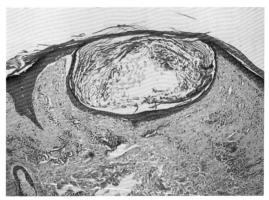

图 89-5 例 2 病理表皮下裂隙形成,真皮浅中层胶原纤维及毛细血管增生,血管周围淋巴细胞浸润,可见粟丘疹(HE 染色 ×40 倍)

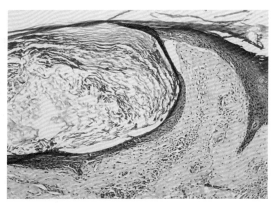

图 89-6 例 2 病理表皮下裂隙形成,真皮浅中层胶原纤维及毛细血管增生,血管周围淋巴细胞浸润,可见粟丘疹(HE 染色 ×100)

2. 讨论

营养不良型大疱性表皮松解症(DEB)是大疱性表皮松解症(EB)的一型,其皮肤裂隙位于致密板下。该型是由编码Ⅶ型胶原的 COL7A1 基因突变引起,突变导致Ⅶ型胶原减少或消失,而维系表真皮紧密连接的致密板下层锚原纤维的主要成分即为Ⅶ型胶原。COL7A1 基因定位于 3p21.3 区域,含有 118 个外显子,由于基因突变的种类和位置不同,本病具有众多不同的临床亚型。痒疹样营养不良型大疱性表皮松解症(DEBP)是其中一种少见亚型,主要突变方式为甘氨酸替换。临床表现除了皮肤脆性增加,轻度外伤后即可出现水疱或糜烂等 DEB 的共同特征外,该型特点是剧烈的瘙痒性紫红色丘疹或结节,轻度的水疱及糜烂,主要发生在胫前、前臂,少数可发生于躯干。婴儿或儿童早期起病,预后留有白色丘疹样瘢痕(结节性痒疹样瘢痕),伴粟丘疹形成及甲营养不良。病理:表皮下水疱或裂隙,其下方真皮纤维结缔组织和血管增生,血管周程度不等慢性细胞浸润,可见粟丘疹。此外,根据杨森等人的研究,显性营养不良型大疱性表皮松解症(DDEB)在同一家系中可以具有多种临床表现,最轻者可仅有甲损害。上述病例根据典型临床表现、组织病理学、阳性家族史(其父有甲损害),诊断为显性遗传痒疹样营养不良型大疱性表皮松解症。但由于两例均未行透射电

镜、免疫荧光等检查来进一步定位裂隙水平,也未进行家系基因突变分析,故尚需与其他瘙痒性疾病相鉴别,如结节性痒疹、肥厚性扁平苔藓、神经性皮炎、皮肤淀粉样变等。本病尚无特别有效的治疗方法,以对症止痒,防止继发感染,宣教患者增强自我防护意识为主。

(于广新)

> ### ◆ 点评

1. 报道了姐妹同患痒疹样营养不良型大疱性表皮松解症病例,皮疹损害为四肢伸侧瘙痒剧烈的红斑、水疱、结节,外伤后易形成糜烂。

2. 病理为表皮下水疱或裂隙。

3. 提示临床对于类似病例——自幼发病、姊妹同患。要首先考虑遗传性疾病,再根据临床和病理特点进行诊断。

4. 治疗以对症治疗为主,防止继发感染。

病例 90 板层状鱼鳞病
(Lamellar Ichthyosis)

【病例简介】 患儿女,14 个月,周身皮肤干燥、脱屑伴痒 1 年余。组织病理检查示:表皮显著角化过度伴浅表结痂,毛囊角栓,颗粒层存在,棘层轻度肥厚,真皮浅层血管周围少量淋巴细胞浸润,未见毛囊皮脂腺。诊断:板层状鱼鳞病。

1. 临床资料

患儿,女性,14 个月,周身皮肤干燥、脱屑伴痒 1 年余。患者于出生时周身皮肤干燥,可见片状褐色鳞屑,未予系统诊治,皮疹逐渐加重,无明显水疱、破溃,双眼睑出现外翻,逐渐不能闭

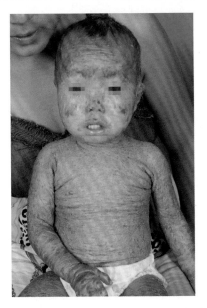

图 90-1 双眼睑出现外翻,双眼不能闭合

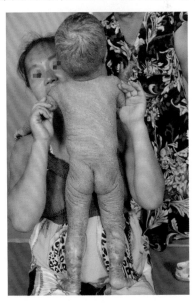

图 90-2 周身皮肤干燥,可见片状褐色鳞屑,呈盔甲样

合就诊于我院门诊。患儿平素腹泻,伴间断低热,体温最高37.5℃,偶有瘙痒,父母非近亲婚配,家族中无类似疾病患者,余无特殊。患儿母亲在妊娠初期曾口服西药1月余,具体用药不详。

体检:患儿女,发育正常,营养中等,智力正常,系统检查无异常发现。皮肤科情况:周身皮肤干燥,可见片状褐色鳞屑,呈盔甲样(图90-1,图90-2),鳞屑呈显著的四方形,周边游离,中央黏着皮肤,不易剥脱,无明显皲裂、渗出,无明显掌跖角化过度,伴双眼睑外翻,不能闭合。

组织病理检查:表皮显著角化过度伴浅表结痂,毛囊角栓,颗粒层存在,棘层轻度肥厚,真皮浅层血管周围少量淋巴细胞浸润(图90-3,图90-4),未见毛囊皮脂腺。

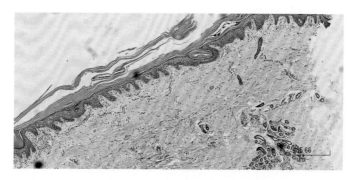

图90-3　表皮显著角化过度,毛囊角栓,颗粒层存在,棘层轻度肥厚,真皮浅层血管周围少量淋巴细胞浸润(HE 染色×40)

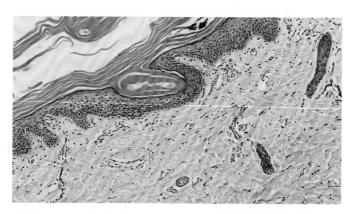

图90-4　表皮显著角化过度,毛囊角栓,颗粒层存在,棘层轻度肥厚,真皮浅层血管周围少量淋巴细胞浸润。(HE 染色×100)

诊断:板层状鱼鳞病。

治疗:给予润肤霜保湿及眼部护理。

2. 讨论

板层状鱼鳞病为罕见的常染色体隐性遗传性皮肤病,发病率约为1/300 000,半数患者发现有转谷氨酰胺酶活性下降或缺失。典型的板层状鱼鳞病表现为火棉胶样膜包裹,1周左右自行脱落,随后全身呈大片状脱屑,可伴有掌跖角化、眼睑外翻、出汗困难。组织病理学改变无特征性。本例患者自出生时发病,伴有睑外翻,结合病理符合板层状鱼鳞病诊断。

鱼鳞病表现为周身皮肤干燥、脱屑,通常和患者年龄表现出明显的正相关关系,但是成年之后病情随着身体免疫力的提升而获得缓解。临床症状严重时严重影响患者的生活质量,目前尚无有效的治疗方法,只能对症治疗,给予温和的各种保湿剂、他扎罗汀、钙泊三醇及口服阿维A等。对青少年与儿童患者,阿维A可能影响生长发育,临床使用较少。张锡宝等对阿维A治疗儿童及青少年遗传角化性皮肤病进行了观察,其中7例为板层状鱼鳞病儿童患者,阿维A剂量为0.77~1.0mg/(kg·d),同时配合外用维生素额E乳膏,5例皮肤恢复正常,2例明显改善,3例睑外翻者经治疗后眼睑基本闭合,同时发现对儿童身高及体质量无影响。Glvoer等及Paige等认为,在1mg/(kg·d)剂量下对骨骼系统不会产生明显影响。

由于鱼鳞病的临床表现严重影响患者的生活质量甚至生命,所以产前诊断尤为重要。

(王彩霞)

 点评

1. 本例患者自出生时皮肤干燥,伴有脱屑,皮疹逐渐加重,伴睑外翻,出汗困难。

2. 提示临床对于类似疾病——自出生时发病,首先要考虑遗传性疾病,再根据临床症状及病理特点进行诊断。

3. 治疗以对症保湿为主,防止继发感染。

病例91 结节性硬化症
(Tuberous Sclerosis)

【病例简介】患者,男性,30岁,鼻翼及面颊丘疹16年。面部皮疹组织病理检查示:表皮角化过度,棘层增厚,真皮内毛囊附属器周围结缔组织增生,血管周围少量淋巴细胞浸润。诊断:结节性硬化症。

1. 临床资料

患者,男性,30岁,鼻翼及面颊丘疹16年。患者于16年前无明显诱因鼻翼及面颊部出现淡黄色丘疹,质硬,表面光滑,伴毛细血管扩张,无明显自觉症状。9年前就诊于当地医院,诊为"扁平疣",予激光治疗,后皮疹逐渐增多,于2014年10月到我院就诊。患者平素记忆力较差,家族中无类似疾病患者,余无特殊。

体检:青年男性,一般情况好。系统检查无异常发现。皮肤科情况:鼻翼及面颊部可见淡黄色丘疹,质硬,表面光滑,伴毛细血管扩张(图91-1),后颈部可见不规则斑块,无明显自觉症状。

实验室检查:血尿常规、肝肾功能、血糖、血脂未见明显异常。面部行组织病理检查(图91-2):表皮角化过度,棘层增厚,真皮内毛囊附属器周围结缔组织增生(图91-3),血管周围少量淋巴细胞浸润。

诊断:结节性硬化症。

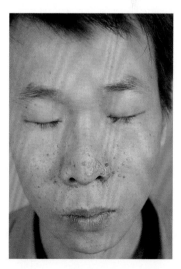

图91-1 鼻翼及面颊部可见淡黄色丘疹,质硬,表面光滑,伴毛细血管扩张

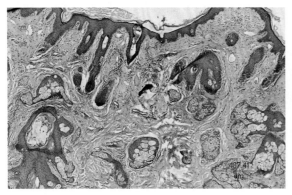

图91-2　表皮角化过度，棘层增厚，真皮内毛囊附属器周围结缔组织增生（HE，×40）

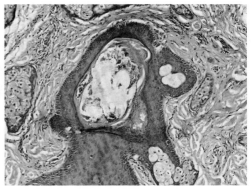

图91-3　真皮内毛囊附属器周围结缔组织增生（HE×100）

治疗：给予手术或激光治疗。

2. 讨论

结节性硬化症（tuberous sclerosis，TS）又称 Bourneville 病，是一种常染色体显性遗传性神经皮肤综合征。以面部血管纤维瘤、癫痫发作和智能减退为三大临床特征。发病率为万分之一，50%～84%为散发病例。

本病的皮肤损害最具特征性。其中面部血管纤维瘤发病率较高，见于88%～96%的病人，鲨革样斑发病率为15%～20%，甲下（周）纤维瘤又称 Koenen 肿瘤，发病率为13%，色素减退斑又称叶状白斑，发病率为7%，牛奶咖啡斑发病率低。

癫痫是结节性硬化症主要的神经系统损害症状。几乎所有智力障碍的患者最终均可发生癫痫，常起于婴儿或早年儿童期，因之常在皮损发生前年即出现，很少于青春期或成年期才发作。结节性硬化症患者癫痫发作的类型多见大发作。本组患者5例智力障碍者中有四例合并癫痫，癫痫均出现在皮损之前，且都为大发作。

本病的治疗原则主要为保护脑细胞，控制癫痫发作。当用药物不能控制癫痫发作时可考虑神经外科手术治疗，对有频繁跌倒发作者可采用胼胝体离断术。面部血管纤维瘤可采用 CO_2 激光治疗，有人用 XH 超高频美容仪治疗收到了良好的效果。

（王彩霞）

▶ **点评**

1. 本例患者自幼发病，皮疹为鼻翼及面颊淡黄色丘疹，伴毛细血管扩张。

2. 提示临床对于类似疾病——自幼发病，有家族遗传史，要考虑本病。

3. 治疗：本病的治疗原则主要为保护脑细胞，控制癫痫发作。面部血管纤维瘤可采用 CO_2 激光治疗。

病例92　双侧节段型神经纤维瘤病
（Neurofibromatosis）

【病例简介】患儿，男性，8岁，出生时背部就有巨大的淡褐色斑片。近三年来，在咖啡斑的基础上出现数个小的深褐色斑片和多个皮下结节,质韧,无压痛。患儿生长发育正常,智力无明显异常。背部皮下结节组织病理示:符合神经纤维瘤病。临床诊断:双侧节段型神经纤维瘤病。

1. 临床资料

患儿,男性,8岁。因背部巨大褐色斑片伴多发皮下结节于2015年1月30日来我科就诊。患儿于出生后即发现背部巨大淡褐色斑片。于近三年发现在淡褐色斑片的基础上出现小的深褐色斑片,逐渐增多。并且,脊柱两侧出现多发皮下结节,无自觉症状。患儿系足月顺产。患儿一级亲属中无类似病例,父母非近亲结婚。自发病以来患儿精神食欲可,二便正常。患儿目前智力及发育正常,无癫痫发作史。

体格检查:系统检查无异常。皮肤科检查:背部弥漫性巨大淡褐色斑片,上至颈部发际,下至腰部,左至锁骨及乳头外侧,右至肩峰及腋后线,边界清楚,颜色均匀一致。在淡褐色斑片的基础上散在6-7个绿豆至蚕豆大小深褐色斑片,表面无隆起,毳毛无增粗。在脊柱两侧,可触及十余个黄豆至蚕豆大小的皮下结节,质韧,无压痛(图92-1)。

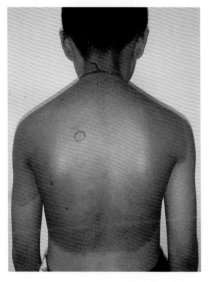

图92-1　神经纤维瘤病患儿背部皮损:在大片浅褐色咖啡斑的基础上散在深褐色小的斑片,脊柱两侧可触及多发的皮下结节

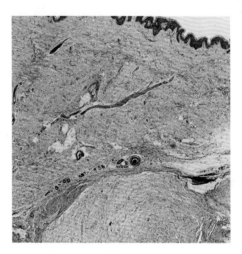

图92-2　患儿背部皮损组织病理相:真皮深层可见一界限清楚,但无包膜的肿瘤结节。(HE染色×20)

实验室检查:血、尿常规均正常,心电图、腹部B超未见异常,胸片及脊柱X片未见异常。头颅CT未见异常,眼科检查:未见Lisch结节(虹膜错构瘤)。背部皮损组织病理:表皮基底层色素增加,真皮深部可见一界限清楚,但无包膜的肿瘤结节。其内含大量纤细的梭形细胞,核呈S形或波纹状,胞浆着色浅。细胞杂乱排列,无明显异型。周围可见大量黏液样基质,可见少数肥大细胞(图92-2～图92-4)。免疫组化:S-100(+),Vimentin(+)(图92-5,图92-6)。

诊断:双侧节段型神经纤维瘤病。

2. 讨论

神经纤维瘤病(neurofibromatosis NF)是一种常染色体显性遗传的累及皮肤和神经等多器官系统的疾病。于1882年由Daniel Friedrich von Recklinghausen首次报告,故又称为von

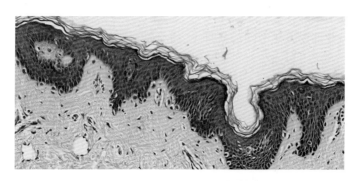

图92-3　表皮基底层色素增加（HE 染色×200）

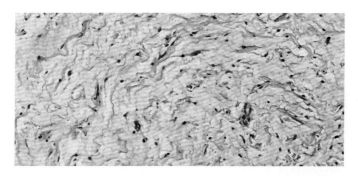

图92-4　结节内含大量纤细的梭形细胞，核呈 S 形或波纹状，胞浆着色浅。细胞杂乱排列，无明显异型。周围可见大量黏液样基质，可见少数肥大细胞（HE 染色×200）

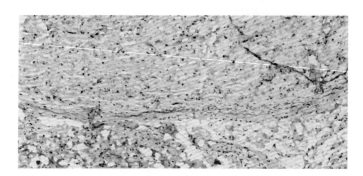

图92-5　肿瘤结节免疫组化 S-100（＋）（×100）

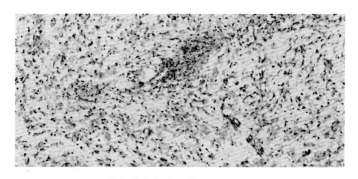

图92-6　肿瘤结节免疫组化 Vimentin（＋）（×100）

Recklinghausen 病。美国国立卫生研究院(NIH)将其分为 2 型:Ⅰ 型(NF1)为多发性神经纤维瘤病,Ⅱ 型为具有双侧听神经瘤和(或)其他神经系肿瘤的神经纤维瘤病。Ⅰ 型基因定位于 17q11.2,而Ⅱ 型基因定位于 22q11.21-q13.1,二者均属抑癌基因,基因突变导致染色体易位及断裂,通过影响神经纤维蛋白的表达,导致细胞生长、分化异常。临床以Ⅰ 型最常见,占 90% 左右,发病率为 1∶2500 ~ 1∶3300。神经纤维瘤病理上分为结节型、丛状型及弥漫型。表现多样的神经纤维瘤对 NF1 具有诊断意义,如果发现患者有 2 个及以上的任何形状的神经纤维瘤或 1 个丛状型神经瘤,再符合下列条件中一条或以上者即可诊断为 NF1:①6 个或更多的牛奶咖啡斑,成人要求直径大于 15mm 儿童大于 5mm;②腋窝或腹股沟等皮肤皱摺处雀斑样痣;③视神经神经胶质瘤;④2 个或更多的虹膜 Lisch 结节(错构瘤);⑤明确的骨骼疾患,包括蝶窦发育不良,伴或不伴假性骨关节病的长管状骨皮质变薄;⑥一级亲属诊断为 NF1。节段型神经纤维瘤病是 NF1 的一种特殊类型,被认为是 NF1 的体细胞突变造成的,其特点是:咖啡斑或者神经纤维瘤局限在身体的某一固定的部位,单侧分布,无深部损害,无家族史。在临床当中,由于个体的差异性,不是所有病例都能符合这样严格的诊断标准。于是,Roth 等人将节段型神经纤维瘤病分为四个亚型:①真正的节段型(完全符合上述标准);②局限的皮损伴有深部损害(无家族史);③遗传性节段型(不伴深部损害,有家族史);④双侧节段型(不伴深部损害,无家族史)。其中双侧节段型极为罕见,只占节段型神经纤维瘤病的 6%。

　　本例患儿,皮损特点为背部巨大的浅色咖啡斑,在此基础上多发小的深色咖啡斑及皮下结节,双侧分布,组织病理及免疫组化证实为神经纤维瘤,无其他系统损害,无家族史,符合上述双侧节段型神经纤维瘤病的诊断标准,故诊断为双侧节段型神经纤维瘤病。此种病例极为罕见,迄今为止,国外文献报道不足 20 例,国内未见类似报道。

　　本病目前尚无特殊治疗方法,鉴于节段型神经纤维瘤病恶变几率非常小,患儿确诊后未予特殊处理,目前仍在随访中。

(蒋俊青)

▶ 点评

　　1. 本例患儿 8 岁,生后背部即有巨大褐色咖啡斑,近三年出现多发皮下结节。皮疹局限于背部,以脊柱为中轴对称分布。

　　2. 病理为神经纤维瘤,故诊断为:双侧节段型神经纤维瘤病。

　　3. 提示临床医生,若患儿生后发现巨大咖啡斑或多发咖啡斑(皮疹多于 6 个,最大直径超过 5 毫米),要高度警惕神经纤维瘤病,需定期做系统检查。

　　4. 本病为遗传性疾病,无有效治疗方法。若严重影响功能和美观,可考虑手术或激光治疗。

参 考 文 献

[1] 赵辨.中国临床皮肤病学[M].第 4 版.南京:江苏科学技术出版社,2010:1463-1468.
[2] 纪华安,肖尹等.皮肤组织病理彩色图谱[M].第 1 版.天津:天津科学技术出版社,2005:75-77.
[3] 翟立新,杜钦玲,孙可等.痒疹样显性遗传营养不良型大疱性表皮松解症一家系调查临床皮肤科杂志.2004,33(11):694-695.
[4] Esposito G, Auricchio L, Rescigno G, et al. Transglutaminase 1gene mutations in Italian patients with

autosomal recessive lamel-lar ichthyosis. J Invest Dermatol,2001,116:809-812.

［5］王维治. 神经病学［M］. 北京:人民卫生出版社,2006:1367.

［6］National Institutes of Health(1987) Consensus Development Conference Statement:Neurofibromatosis. Arch Neurol 45:575-578.

［7］Yahay KH. The genetic and molecular pathogenesis of NF1 and NF2. Semin Pediatr Neurol,2006,13(1):21-26.

［8］陈永严,周柏建,常义等. 神经纤维瘤病［J］. 临床神经病学杂志,1997,10(1):55-56.

［9］Tinschert S,Naumann I,Stegmann E,et. al. Segmental neurofibromatosis is caused by somatic mutation of the neurofibromatosis type 1(NF1)gene. Eur J Hum Genet 2000;8:455-459.

［10］Roth RR,Martines R,James WD. Segmental neurofibromatosis. Arch Dermatol 1987;123:917-920.

［11］Niiyama S,Satoh K,Kaneko S,et al. Segmental neurofibromatosis. Acta Derm Venereol 2005;85:448-449.

［12］Gonzalez G,Russi ME,Lodeiros A. Bilateral segmental neurofibromatosis:A case report and review. Pediatr Neurol 2007;36:51-53.

第二十三章

黏膜及黏膜皮肤交界处疾病
Diseases of the Mucous Membranes

病例93　肉芽肿性唇炎
（Cheilitis Granulomatosa）

【病例简介】患者，女性，72岁，面部及双唇红肿半年。口唇组织病理检查示：表皮棘层增厚，真皮内可见大量淋巴细胞、上皮样细胞、多核巨细胞及少量浆细胞形成的肉芽肿结构。诊断：肉芽肿性唇炎。经治疗后，皮疹好转，正在进一步追踪中。

1. 临床资料

患者，女性，72岁，面部及双唇红肿半年。十年前患者食用海鲜后口周红肿，就诊于当地私人医院，予药物治疗（具体不详），病情无明显改善，其后病情自行好转。今年4月，患者就诊于公安医院皮肤科，疑诊为肉芽肿，予四妙丸、复方甘草酸酐、雷公藤等药物治疗，病情未见好转。5月患者来我院就诊，予迪皿、转移因子等治疗，依然无疗效。家族中无类似疾病患者，余无特殊。

体检：老年女性，一般情况好。系统检查无异常发现。皮肤科检查：双唇及面部肿胀，唇肥厚，干燥，少量脱屑（图93-1）。

实验室检查：血CRP示43mg/L；血常规示：淋巴细胞$0.7×10^9$/L，中性粒细胞$7.8×10^9$/L；取口唇组织病理检查显示：表皮棘层增厚，真皮内可见大量淋巴细胞、上皮样细胞、多核巨细胞及少量浆细胞形成的肉芽肿结构（图93-2，图93-3）。

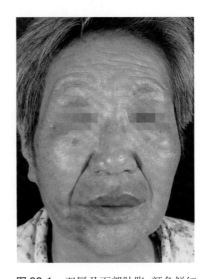

图93-1　双唇及面部肿胀，颜色鲜红

诊断：肉芽肿性唇炎。

治疗：沙利度胺25mg tid/d，消炎1号颗粒3g bid/d，加减胃苓颗粒3g bid/d，黄芩素滴丸100mg bid，并建议患者口腔科、耳鼻喉科积极诊查，加强口腔护理。经过治疗后，皮疹好转（图93-4），现正在进一步随访中。

2. 讨论

肉芽肿性唇炎（granulomatous cheilitis），又称米舍尔肉芽肿性唇炎，1870年Volkmann曾最初描述过一典型病例，1945年由Miescher首次命名。该病大多在青年或中年发病，起病及经过缓慢，一般无创伤及局部感染史。病因不明，有人认为与龋齿填料、细菌、结核或内分泌

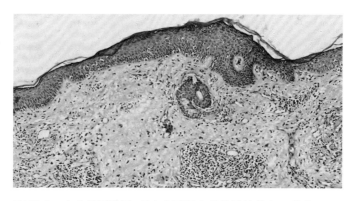

图 93-2　表皮棘层增厚，真皮内可见肉芽肿样结构（HE 染色×40）

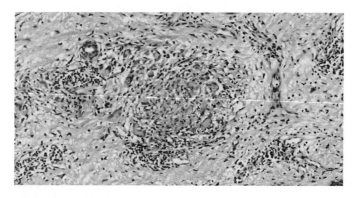

图 93-3　真皮内可见大量淋巴细胞、上皮样细胞、多核巨细胞及少量浆细胞形成的肉芽肿结构（HE 染色×100）

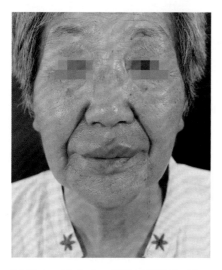

图 93-4　治疗后双唇及面部肿胀减轻，颜色明显变浅

紊乱等有关。其发作可能为一种迟发性超敏反应。上下唇均可发病，但上唇较多，亦可同时发病。一般从唇的一侧开始，唇红黏膜正常色。肿胀局部柔软，肿胀以无痛、无瘙痒、压之无凹陷性水肿为特征。病初肿胀可以完全消退，但随后多次复发后则不会完全消退。随病情发展蔓延至全唇并波及邻近皮肤。唇肿胀至平常的 2～3 倍，形成巨唇。皮疹反复发作，可形成暗红色，同时，面颊、鼻、颌等组织亦可出现上述皮损。局部淋巴结可肿大，实验室检查一般无明显异常。组织病理有特征性表现：镜下可见上皮下结缔组织内有弥漫性或灶性炎症细胞浸润，主要见于血管周围为上皮样细胞、淋巴细胞及浆细胞呈结节样聚集，有时结节内有多核巨细胞。

　　本文患者 10 年前出现皮损后常规治疗无效，后自行缓解，皮疹消退。今年再次反复，予沙利度胺等治疗，皮疹明显缓解。沙利度胺有中枢镇静、免疫调节、激素样作用，能稳定溶酶体膜，减弱中性核细胞趋化，特异性抑制 TNF-α。Thomas，Medeiros 等曾报道用该药成功治愈肉芽肿性唇炎的病例。

（谷永革）

> ► **点评**

1. 报道了肉芽肿性唇炎病例,本病起病及经过缓慢,病初肿胀可以完全消退,但随后多次复发后则不会完全消退。

2. 病理为上皮下结缔组织内有弥漫性或灶性炎症细胞浸润,主要见于血管周围为上皮样细胞、淋巴细胞及浆细胞呈结节样聚集,有时结节内有多核巨细胞。

3. 沙利度胺等治疗有效。

4. 临床提示唇部反复性肿胀性红斑,注意要行组织病理明确诊断。

病例94　增殖性脓性皮炎-脓性口炎
（Pyodermatitis-Pyostomatitis Vegetans）

【病例简介】患者,女性,42岁,因口唇脓疱性损害11个月,头面、躯干脓疱、溃疡、增殖性斑块5个月。皮肤科情况:眼睑轻度糜烂,颊黏膜及口唇水肿,脓疱、渗出、黏液形成典型"蜗牛行迹"损害。颈部大片黑褐色增殖性斑块,边缘隆起,周边脓性结痂。分别于前胸、腋下、脐周、左侧腹股沟,可见手掌至核桃大小增殖性斑块,边缘脓性分泌物,去除分泌物,可见鲜红糜烂面。组织病理:表皮角化不全,棘层增厚,呈乳头瘤样增生,表皮内可见嗜酸性粒细胞微脓疡,真皮浅层大量中性粒细胞、嗜酸粒细胞浸润。直接免疫荧光检查为阴性。诊断:增殖性脓性皮炎-脓性口炎。

增殖性脓性皮炎-脓性口炎(pyodermatitis-pyostomatitis vegetans,PD-PSV)是一种少见的累及皮肤黏膜的疾病,特征是皮肤及黏膜疣状增生、脓疱性斑块,好发于口腔及间擦部位。其发病机制不是很明确,近来发现本病与炎性肠炎(如溃疡性结肠炎、克罗恩病,)相伴发生,又称本病为炎性肠炎的标志。现将我们诊治的1例PD-PSV患者报道如下。

1. 临床资料

患者,女性,42岁,因口唇脓疱性损害11个月,头面、躯干脓疱、溃疡、增殖性斑块5个月于2011年7月入院。患者就诊前11个月出现口唇肿胀、渗出,进食困难,外院予氯锌油外用,未明显疗效。5个月前发现头面部出现脓疱,脓疱不断增多融合呈斑块状,皮损不断发展延及颈部、前胸、腋下、脐周、右侧腹股沟。为进一步诊治门诊以增殖型天疱疮收入院。患者自发病以来低热(36.9～38℃),虚弱,下肢水肿,行走不便。既往溃疡性结肠炎病史8年,曾服用美沙拉嗪治疗,因胃肠道症状缓解已停药半年。皮疹发生时腹部不适,便溏,便潜血(++)。

皮肤科情况:眼睑轻度糜烂,颊黏膜及口唇水肿,脓疱、渗出、黏液形成典型"蜗牛行迹"损害。颈部大片黑褐色增殖性斑块,约20cm×10cm,边缘隆起,周边脓性结痂。分别于前胸、腋下、脐周、左侧腹股沟,可见手掌至核桃大小增殖性斑块,边缘脓性分泌物,去除分泌物,可见鲜红糜烂面(图94-1,图94-2)。

实验室检查:白细胞14.48×10⁹/L;中性粒细胞7.65×10⁹/L(2～7×10⁹/L);血小板823×

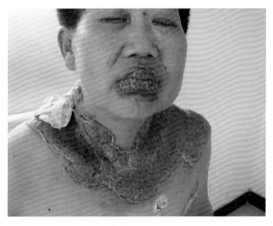

图94-1 患者口唇水肿,脓疱、渗出、黏液形成典型"蜗牛行迹"损害;颈部大片增殖性斑块,边缘脓性分泌物

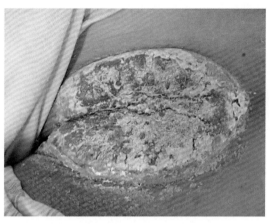

图94-2 左侧腹股沟,可见手掌至核桃大小增殖性斑块,边缘脓性分泌物

10^9/L($100 \sim 300 \times 10^9$/L);嗜酸粒细胞 2.0×10^9/L($0 \sim 0.5 \times 10^9$/L),嗜酸粒细胞比率 13.80%($0.5\% \sim 5\%$);血红蛋白 101g/L。血沉 45mm/1h;肝功能:总蛋白:54g/L($60 \sim 80$g/L),白蛋白 28.2g/L($35 \sim 55$g/L),A/G:1.06($1.5 \sim 2.5$)。便潜血($-$)。

组织病理学:取颈部皮损行组织病理检查:表皮角化不全,棘层增厚,呈乳头瘤样增生,表皮内可见嗜酸性粒细胞微脓疡,真皮浅层大量中性粒细胞、嗜酸粒细胞浸润(图94-3,图94-4)。分别取颈部、口唇、脐周皮损行直接免疫荧光检查均为阴性。

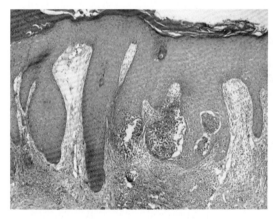

图94-3 棘层增厚,呈乳头瘤样增生,可见嗜酸性粒细胞微脓疡,真皮浅层大量中性粒细胞、嗜酸性粒细胞浸润(HE ×40)

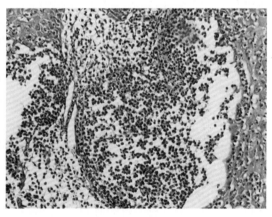

图94-4 嗜酸性粒细胞微脓疡(HE ×400)

诊断:增殖性脓性皮炎-脓性口炎。

治疗经过:甲泼尼龙 40mg/d 静脉滴注,人血白蛋白 5g 静脉滴注 5d。1 周后皮疹开始逐渐缓解,脓痂干涸、部分增殖斑块变平甚至开始消退;小腿肿胀逐渐消退,发热缓解,患者精神状态良好。10d 后,减为甲泼尼龙片 32mg/d,患者出院,门诊治疗。甲泼尼龙逐渐减量,患处遗留色素沉着及少量粟丘疹。3 个月后减为 16mg/d 时,病情反复,于腹部、右手腕部出现钱币大小红斑、脓疱增殖性损害,予得宝松 1 支肌内注射,外用他克莫司软膏,继服甲泼尼龙片 16mg/d,3 周后脓疱干涸、红斑消退。2012 年 5 月,甲泼尼龙片减为 8mg/d,口腔、腹部出现少量脓疱,加雷公藤苷片 20mg,每日 3 次,3 周后症状缓解,脓疱消失、红斑减退。2 个月后停激素。治疗期间,未现明显胃肠道不适,数次复查便潜血均(-),血常规、肝功能未见明显异常。2012 年 11 月复诊,诉胃肠道不适 2 周,眼睑、口腔出现脓疱、结痂 1 周,检查:血小板 $396×10^9$/L,肝功能 A/G:1.4,便潜血(+),余均阴性。予甲泼尼龙片 24mg/d。1 周后渗出显著减少,脓疱逐渐消退;3 周后口腔脓疱消失,逐渐停激素,目前患者在随访中。

2. 讨论

PD-PSV 是一种少见的易累及皮肤及黏膜的皮肤病,具有特征性皮损表现、典型的组织病理学特征。文献报道本病好发于 30 岁左右中年女性,男女比例为 1:3。本病的发病机制不是很明确,有人认为本病是嗜中性皮病的一个亚型;也有人认为本病是与炎性肠病相关联皮肤的超敏反应。黏膜部位、皮肤黏膜交界处是 PD-PSV 皮损的好发部位(如口腔、鼻黏膜、眼结膜、外阴、肛周),间擦部位(如腋下、腹股沟)、头部、面部也容易累及,另外腹部、面部、脐周、四肢也有报道,有人研究发现本病头皮皮损占 64%、外阴占 55%、腹股沟占 20%,因此以上部位的水疱、脓疱样增殖样损害应当引起重视。研究发现 PD-PSV 的患者 58% 可有皮肤损害,临床表现为特征性红斑、脓疱、渗出、融合成增生性斑块,有渗出,非对称。也有银屑病样皮疹及痤疮样皮疹的报道。

PD-PSV 的组织病理学有特点,表皮表现为假上皮瘤样增生,棘层海绵水肿,病变早期表皮可以见到嗜酸粒细胞及中性粒细胞形成的微脓疡,病变后期嗜酸粒细胞数量可以减少;真皮表现为大量中性粒细胞、嗜酸粒细胞、淋巴细胞浸润;也有报道表皮可以见到棘层松解细胞,或基底层上部的裂隙。直接免疫荧光及间接免疫荧光阴性是本病的诊断依据之一。然而也有 DIF 弱阳性的报道(如 IgA、IgG)。由于 PD-PSV 的诊断主要依靠临床皮损表现及组织病理学,因此即使 DIF 弱阳性,也不能除外 PD-PSV。

临床上,90% 的 PD-PSV 患者外周血嗜酸粒细胞数量增多,有报道,外周血嗜酸粒细胞比例可高达 16%,因此本病嗜酸粒细胞的增高有一定的特异性。PD-PSV 与炎性肠病常相伴发,如溃疡性结肠炎、克罗恩病、肝功能异常、原发性胆管硬化症等。研究发现,PD-PSV 53% 合并 UC、克罗恩病合并 11%、26% 合并肝胆的病变。通常 PD-PSV 胃肠道的病变先于皮肤,然而有时胃肠道的症状很轻微,只有依靠胃肠镜才能诊断,同时也有 15% 的病例皮肤病变先于胃肠道病变,提示 PD-PSV 患者需要胃肠镜的全面检查。本例患者为中年女性,结合既往史、现病史、临床表现、组织病理、直接免疫荧光均符合 PD-PSV 的诊断。本例患者白细胞增高、嗜酸粒细胞增多、沉增高为免疫反应所致;血红蛋白降低、肝功能白蛋白降低与患者长期口腔溃疡影响进食,而且伴有溃疡性结肠炎的活动,腹泻、便潜血,导致营养摄入严重不足、营养大量流失有关。

关于 PD-PSV 的治疗,首选糖皮质激素,首剂量从 100mg/d 至 20mg/d 不等,维持量 5～20mg/d,抗生素无效。如果单纯糖皮质激素疗效欠佳,可以加用硫唑嘌呤 75mg/d,或氨苯砜 100mg/d。而且治疗炎性肠病,如口服柳氮磺胺吡啶、美沙拉嗪,手术切除患病的结肠,都有对皮损有良好的疗效。通过该患者治疗经过,我们体会到中等剂量激素,即可控制病情;由于 PD-PSV 容易伴有营养不良,支持疗法对病情恢复也有利。该患者病情控制后,为了尽快撤减激素,我们使用了免疫抑制药物雷公藤,取得了较好的疗效。他克莫司软膏外用也有较好的疗效,患者诉他克莫司软膏外用开始皮疹红肿、渗出会加重,1 周左右皮肤红斑、渗出、脓疱开始消退,由于不是糖皮质激素,容易被患者接受。由于该病容易反复,长期使用糖皮质激素患者依从性差,所以治疗 PD-PSV 应选择中等剂量糖皮质激素,同时可以配合免疫抑制剂如雷公藤、美沙拉嗪等,外用可以选择他克莫司软膏。

（王红梅）

▶ 点评

1. 国内关于"增殖性脓口炎"的报道较少,该病的临床表现是特征性红斑、脓疱、渗出,好发于黏膜部位、皮肤黏膜交界处、间擦部位以及头部、面部也容易累及。组织病理学为表皮假上皮瘤样增生,棘层海绵水肿,病变早期表皮可以见到嗜酸粒细胞及中性粒细胞形成的微脓疡;真皮大量中性粒细胞、嗜酸粒细胞、淋巴细胞浸润;直接免疫荧光及间接免疫荧光阴性是本病的诊断依据之一。

2. PD-PSV 与炎性肠病常相伴发,如溃疡性结肠炎、克罗恩病、肝功能异常、原发性胆管硬化症等。

3. 临床上,90% 的 PD-PSV 患者外周血嗜酸粒细胞数量增多,因此本病嗜酸粒细胞的增高有一定的特异性。

4. 关于 PD-PSV 的治疗,首选糖皮质激素,首剂量从 100mg/d 至 20mg/d 不等,维持量 5~20mg/d,抗生素无效。如果单纯糖皮质激素疗效欠佳,可以加用硫唑嘌呤 75mg/d,或氨苯砜 100mg/d。而且治疗炎性肠病,如口服柳氮磺胺吡啶、美沙拉嗪,手术切除患病的结肠,都有对皮损有良好的疗效。

参 考 文 献

[1] Thomas P,Walchner M,Ghoreschi K,et al. Suceessful treatment of granulomatous cheilitis with thalidomide [J]. Areh Dermatol,2003,l 139:136-138.

第二十四章

皮 肤 肿 瘤
Cutaneous Tumor

病例95 炎症性线状疣状表皮痣
(Inflammatory Linear Epidermal Nevus)

【病例简介】患者,男性,2岁10个月,左侧腹股沟淡褐色扁平丘疹伴瘙痒2年。组织病理检查示:表皮角化不全,颗粒层局部变薄或消失,表皮突下延,棘层肥厚,真皮浅层血管周围少量炎性细胞浸润。诊断:炎症性线状疣状表皮痣。予激光治疗,现皮疹明显变平,仍在治疗中。

1. 临床资料

患者,男性,2岁10个月,左侧腹股沟淡褐色扁平丘疹伴瘙痒2年。患者于2年前无明显诱因左侧腹股沟处出现淡红丘疹,伴瘙痒,予"尤卓尔、布特"等药膏外用,无明显效果,皮疹面积仍进一步扩大,皮疹颜色变深,为淡褐色。家族中无类似疾病患者,余无特殊。

体检:一般情况好,发育正常,系统检查无异常发现。皮肤科检查:左侧腹股沟淡褐色扁平丘疹,基底略红,表面覆少许鳞屑,部分皮疹融合成片,角化明显(图95-1)。当地儿童医院行组织病理检查示:表皮角化不全,颗粒层局部变薄或消失,表皮突下延,棘层肥厚,真皮浅层血管周围少量炎性细胞浸润(图95-2)。

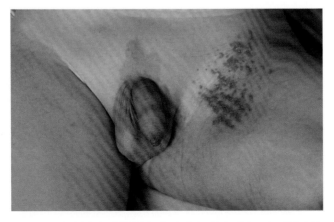

图95-1 左侧腹股沟淡褐色扁平丘疹,基底略红,表面覆少许鳞屑,部分皮疹融合成片,角化明显

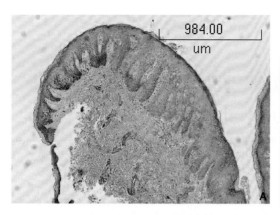
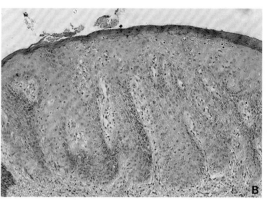

图95-2 A:表皮角化不全,颗粒层局部变薄或消失,表皮突下延,棘层肥厚(HE×40);B:表皮角化不全,颗粒层局部变薄或消失,表皮突下延,棘层肥厚,真皮浅层血管周围少量炎性细胞浸润(HE 染色×100)

诊断:炎症性线状疣状表皮痣。

治疗:予"硅乳膏"等润肤对症治疗,避免局部刺激,嘱继续观察病情变化。电话随访患者,患儿父亲诉至北京某医院行激光治疗(具体不详),现皮疹明显变平,仍在治疗中。

2. 讨论

炎症性线状疣状表皮痣(Inflammatory linear verrucous epidermal nevus,ILVEN)是表皮痣的一种特殊类型,属先天非遗传性疾病,由 Altman 和 Mehregan 在 1971 年首次报告并命名,并总结了 ILVEN 的发病特点:(1)多在婴幼儿时期起病;(2)女性多见,男女发病比例为1:4;(3)好发部位为左下肢,亦有发生在单侧上眼睑、上臂等部位的个例报道;(4)瘙痒明显;(5)病理表现为显著的炎性细胞浸润和银屑病样增生;(6)对多种治疗抵抗。目前文献报道,局部外用药可采用维 A 酸乳膏、醋酸氟轻松软膏等。CO_2 激光治疗、脉冲染料激光治疗等物理治疗有效。也有上臂疣状痣手术治疗的成功案例报道。本病需与线状银屑病、线状苔藓、线状扁平苔藓等相鉴别。本病持续存在,而线状苔藓可自行消退,同时病理上有疣状及乳头瘤样增生,故可与线状苔藓区别。线状排列的扁平苔藓与银屑病在病理上有一定的特征,结合临床可以与本病区别。

（梁俊梅）

▶ **点评**

1. 炎症性线状疣状表皮痣是表皮痣的一种特殊类型,属先天非遗传性疾病。结合临床皮疹特点及病理,不难诊断。

2. 病理表现为显著的炎性细胞浸润和银屑病样增生。

3. 本病需与线状银屑病、线状苔藓、线状扁平苔藓等相鉴别。

4. 本病对多种治疗抵抗。目前文献报道,除了局部外用药,CO_2 激光治疗、脉冲染料激光治疗等物理治疗有效。也有上臂疣状痣手术切割治疗的成功案例报道。

病例96　厚皮指症

（Pachydermodactyly）

【病例简介】患者,男性,17岁。双手近端指间关节肿胀,两侧缘皮肤增厚粗糙1年。双手X线检查示双手近端指间关节软组织肿胀,骨及关节形态结构未见异常。组织病理示表皮角化过度,棘层肥厚,真皮胶原纤维增生。阿新蓝染色示真皮胶原纤维间黏蛋白沉积。诊断:厚皮指症。

1. 临床资料

患者,男性,17岁,因双手近端指间关节梭形肿胀伴皮肤增厚粗糙1年就诊于我院。患者1年前无明显诱因发现双手手指近端指间关节肿胀,皮温及皮色正常,无发热、关节痛及晨僵等症状,双手活动未受限。患者体健,否认系统疾病史及家族史。否认反复挤压、摩擦双手指间关节史。

体格检查:一般情况良好,各系统查体未见异常,全身浅表淋巴结未触及。皮肤科检查:双手手指近端指间关节呈梭形肿胀,其两侧缘皮肤增厚,略粗糙,皮温及皮色正常,无压痛,关节活动正常(图96-1)。

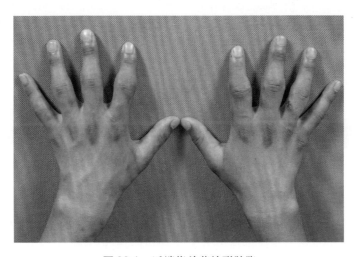

图96-1　近端指关节梭形肿胀

实验室检查:血、尿常规,肝肾功能,免疫全项,风湿五项及甲功5项未见异常。X线检查:双手近端指间关节周围软组织肿胀,骨及关节形态结构未见异常(图96-2)。

皮肤组织病理:表皮角化过度,棘层肥厚,真皮胶原纤维增生(图96-3)。阿新蓝染色示真皮胶原纤维间黏蛋白沉积(图96-4)。

诊断:厚皮指症。

因患者无明显自觉症状,未予治疗,目前仍在随访中。

2. 讨论

厚皮指症是一种良性、获得性手指皮肤纤维瘤病。1975年,Verbov首次描写并正式命名本病。本病的发病机制尚不清楚,可能与局部反复的机械刺激、遗传及激素水平的变化有关。本病好发于青少年男性,主要表现为手指近端关节周围软组织肿胀及两侧皮肤增厚,边

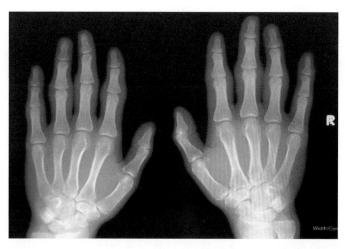

图96-2　X线检查示双手近端指间关节软组织肿胀,骨及关节形态结构未见异常

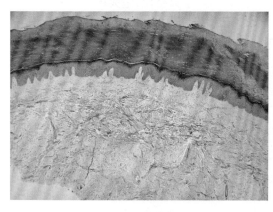

图96-3　HE染色×40

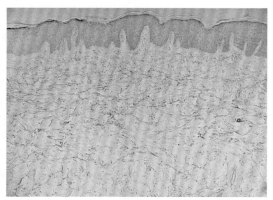

图96-4　阿新蓝染色×100

界不清,不伴有关节的红肿热痛及活动受限等表现。实验室检查及X线检查骨及关节形态与结构无异常。本病的组织病理学改变常为非特异性的,诊断主要依靠临床表现。

　　本病关节肿胀的形态与类风湿性关节炎非常相似,所以常被误诊为类风湿性关节炎而就诊于风湿免疫科。但是此病无发热、关节疼痛及活动受限等症状,且实验室检查及X线检查无异常。此外尚需与指节垫、骨膜增生厚皮症、Thiemannps病等相鉴别。本病为良性病变,且大多数患者常无明显自觉症状,预后良好,故不需特殊处理。

(高琴　王红梅)

▶ 点评

　　1. 报道了厚皮指症1例,本病关节肿胀的形态与类风湿性关节炎非常相似,所以常被误诊为类风湿性关节炎而就诊于风湿免疫科,皮损不典型时容易误诊为指节垫。

　　2. 本病为良性病变,且大多数患者常无明显自觉症状,预后良好,故不需特殊处理。

病例97 角化棘皮瘤
（Keratoacanthoma）

【病例简介】患者,男性,54 岁,手部红色肿物无自觉症状半年,加重 1 月。皮肤科情况:左手背可见 2 个蚕豆大小红色半球形肿物,中央结痂,呈火山口样凹陷。病理示:表皮角化过度,棘层肥厚,假上皮瘤样增生,真皮浅层血管周围较多淋巴细胞、浆细胞浸润,PAS 染色(-)。诊断:角化棘皮瘤。

1. 临床资料

患者,男性,54 岁,手部红色结节无自觉症状半年,加重 1 月。半年前无明显诱因患者左手背部出现黄豆大小结节,无自觉症状,后逐渐扩大。于入院前 3 月,在院外考虑"孢子丝菌病"、"分枝杆菌肉芽肿",取病理示:不除外角化棘皮瘤。行手术治疗,术后迅速出现 2 个黄豆大小结节,近 1 月迅速扩大至蚕豆大小,就诊于我院。

皮肤科情况:左手背可见 2 个蚕豆大小红色半球形肿物,中央结痂,呈火山口样凹陷(图97-1)。取病理示:表皮角化过度,棘层肥厚,假上皮瘤样增生,真皮浅层血管周围较多淋巴细胞、浆细胞浸润,PAS 染色(-)(图 97-2 ~ 图 97-4)。

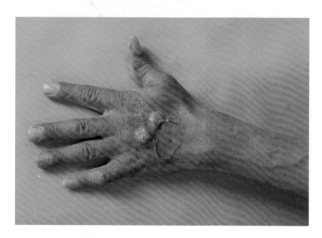

图97-1 左手背 2 个红色半球形肿物,中央结痂,呈火山口样凹陷

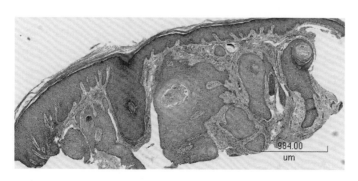

图97-2 表皮角化过度,棘层肥厚,假上皮瘤样增生(HE 染色×20)

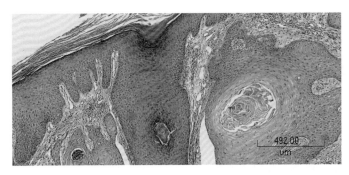

图 97-3　表皮向真皮凹陷,呈假上皮瘤样增生,中央见火山口样的凹陷内充满角质物,瘤体周围可见较多淋巴细胞,浆细胞浸润(HE 染色×40)

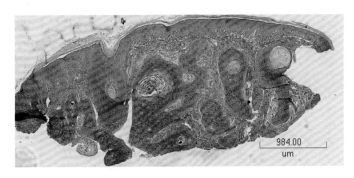

图 97-4　皮损 PAS 染色阴性

诊断:角化棘皮瘤。既往类风湿病史 15 年,可见手指关节变形。

2. 讨论

角化棘皮瘤(KA),又称皮脂腺软疣、鳞状细胞假性上皮瘤,好发于曝光部位,如面部、鼻、颊,少数也可发生在指甲下、口腔黏膜、阴茎等部位,常表现为类似鳞癌的孤立结节。多发于老年人,临床上分为三型,以单发型最常见,多发型和皮疹型少见。典型皮损为平滑、半球形结节,肤色或淡红色,中央为充满角质凹陷,似火山口状。该病有自愈性,有研究显示 KA 的自愈可能和细胞凋亡有关,M30 蛋白与细胞凋亡相关,在曝光皮肤中的表达随着年龄的增长而增长,M30 在 KA 中的大量表达预示着细胞凋亡可能主导了 KA 的自愈。

病理特征分为增生期、成熟期、消退期,约 4~6 周迅速增大,再经 4~6 周逐渐消退。开始表现为半球形皮疹,在几周内快速增大至 1~2cm。增生期表皮凹陷,中央有角质栓,底部表皮向真皮内增生呈假上皮瘤样。增生的棘层细胞可有一定异型性及核分裂象。成熟期形成典型"火山口"样改变,其内充满角质栓,增生的表皮向两侧真皮伸展,周边正常表皮包绕,常延伸至中央角化性火山口上,增生的鳞状细胞含有丰富嗜酸性半透明胞质,典型者称为"毛玻璃样"细胞,向下增生的细胞团大多在真皮中层,不超过汗腺水平面。真皮内有淋巴细胞、嗜酸性粒细胞、中性粒细胞浸润。因灶性坏死和棘细胞溶解,表皮内常见微脓肿形成。消退期,火山口基底部大部分细胞角化,火山口不再扩大,角化的细胞向表面推移,最终脱落,留下小的环形凹陷性的瘢痕,底部真皮纤维组织增生。程校衔等通过对数百例 KA 回顾发现组织病理表现为"火山口状"溃疡最多见,其次可见角化过度、角囊肿、角化不全,并可见真皮炎性反应和细胞异形性。

虽然本病属于良性,可以自然消退,但因临床与病理上与鳞癌鉴别无绝对可靠的指征,少数病例还有复发和恶化的危险。KA 的确切生物学特征存在争议,有学者认为 KA 为良性反应性增生,有学者认为 KA 可能为 SCC 的一种异型,大部分学者认为 KA 是一种具有潜在恶性的鳞状上皮肿瘤。临床上鉴别 KA 和 SCC、BCC 需从疾病发展情况、病理等多方面考虑。

单发型 KA 的治疗首选外科手术切除,对于无法进行手术切除的,可以选择放射治疗,皮损内注射甲氨蝶呤、干扰素 α、博来霉素等。多发型 KA 可外用 5% 咪喹莫特霜,泛发性发疹型 KA 和边缘离心型 KA 可选用维 A 酸系统治疗。

(聂振华)

▶ 点评

1. 角化棘皮瘤好发于曝光部位,常表现为类似鳞癌的孤立结节。

2. 病理特点:细胞高度角化过度,棘层肥厚,假上皮瘤样增生,以及嗜酸性毛玻璃样表现。

3. 本病通常需要与鳞癌相鉴别。

4. 治疗首选外科手术切除,对于无法进行手术切除的,可以选择放射治疗或局部化疗等,如果多发皮损,自身条件许可的情况下,可以选择系统化疗。

病例98　外阴部基底细胞癌
(Basal Cell Carcinoma)

【病例简介】患者,女性,65 岁,外阴溃疡半年余。组织病理检查:肿瘤位于真皮内,与表皮相连。瘤细胞呈团块及条索状散在分布于增生的纤维组织间质中,并有收缩间隙形成,团块中央瘤细胞核大、淡染、排列紊乱,有轻度异型性,周边瘤细胞核深染,呈栅栏状排列。免疫组化示:HPV6/11 和 16 型均阴性。诊断:外阴部基底细胞癌。

1. 临床资料

患者,女性,65 岁,因外阴溃疡半年余而就诊。患者半年前无明显诱因左侧大阴唇部出现一黄豆大小结节,触碰易出血,无明显自觉症状,曾就诊于当地医院,诊断及用药不详。间断外用药物,效果不佳。此后病情呈进行性发展,皮疹逐渐扩大形成糜烂和溃疡。患者无业,既往体健,已绝经 15 年,自发病以来体重无明显减轻,精神及饮食可,睡眠好,二便正常。

体格检查:一般情况良好,系统检查无明显异常发现。皮肤科情况:左侧大阴唇上中部约 2cm×3cm 溃疡面。基底部凹陷,为红色颗粒状肉芽组织,表面覆有少量浆液性分泌物,周边见散在分布的珍珠状隆起之小结节,溃疡周围有明显浸润。身体其他部位未见皮疹(图 98-1)。

组织病理检查:肿瘤位于真皮内,与表皮相连。瘤细胞呈团块及条索状散在分布于增生的纤维组织间质中,并有收缩间隙形成,团块中央瘤细胞核大、淡染、排列紊乱,有轻度异型性,周边瘤细胞核深染,呈栅栏状排列(图 98-2)。免疫组化示:HPV6/11 和 16 型均阴性。

诊断:外阴部基底细胞癌。

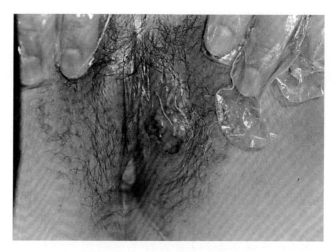

图98-1　外阴部基底细胞癌皮疹

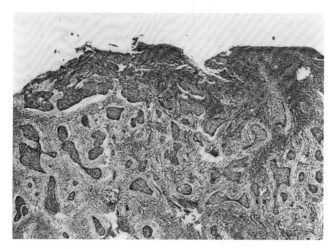

图98-2　外阴部基底细胞癌组织病理:瘤细胞团块散在分布于增生的纤维组织间质中,瘤细胞核大、淡染、排列紊乱(HE 染色×40)

2. 讨论

基底细胞癌又名基底细胞上皮瘤。本病好发于身体暴露部位,特别是头皮、面部。多见于户外工作者,与长期日光曝晒有关。而非暴露部位少见,更罕见于外阴部。有学者总结过自 1985—1989 年由 Thames 癌症登记中心确诊的 45 例外阴部基底细胞癌,不足外阴癌的5%。曾有文献报告 1 例 34 岁女性外阴及肛门基底细胞癌,皮损面积较广泛。本例患者为老年,病史半年,无明显诱因及自觉症状,提示临床医生对外阴部反复不愈的糜烂及溃疡损害,注意基底细胞癌的发生,进行相关的检查以早期诊断和治疗是必要的。

国外有文献报告在外阴部基底细胞癌患者检测到 HPV16 型,提示此部位基底细胞癌的发生可能与 HPV 感染有关。本例患者经 HPV6/11 和 16 型检测示阴性,有关外阴部基底细胞癌与 HPV 的相关性尚需病例积累做进一步深入研究。

(李维云)

▶ 点评

1. 报道了老年女性外阴部基底细胞癌病例,皮疹于左侧大阴唇上中部溃疡,周围有明显浸润。基底部凹陷,有红色颗粒状肉芽组织,周边散在珍珠状隆起之小结节。

2. 病理显示瘤细胞团块散在分布于增生的纤维组织间质中,可见收缩间隙。

3. 基底细胞癌发于非暴露部位少见,更罕见于外阴部。提示临床医生对外阴部反复不愈的糜烂及溃疡损害,注意基底细胞癌的发生,进行相关的检查,以及早期诊断和治疗是必要的。

4. 治疗可采用光动力,放射治疗或外科手术。

病例 99 皮角合并鳞状细胞癌
(Cutaneous Horn with Squamous Cell Carcinoma)

【病例简介】 患者,女性,78 岁,右眶下红斑、破溃、痂皮 6 个月余,右鼻翼增生物 3 月。病理:真皮中下部可见棘细胞团块及角珠形成,细胞结构排列紊乱,呈侵袭性生长,部分细胞核大、深染,可见核分裂像。诊断:皮角合并鳞状细胞癌。皮肤外科手术切除。

1. 临床资料

患者,女性,78 岁,右眶下红斑、破溃、痂皮 6 个月余,右鼻翼增生物 3 月就诊。患者半年前无明显诱因右侧眼眶下出现红斑、丘疹,时有破溃、渗出,轻微瘙痒,在外院诊断为湿疹,未经系统治疗,局部外用少许激素药膏,皮疹渐增大,红斑上覆粘腻性痂皮鳞屑,有浸润。近 3 个月来,右侧鼻翼部出现如羊角状增生物,无自觉症状。患者既往无高血压、冠心病、脑梗塞病史。

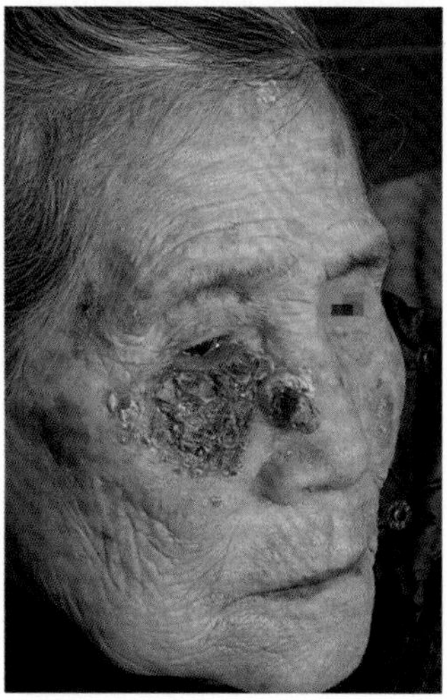

体检:一般状况尚可。系统检查无异常发现。皮肤科检查:右侧眼眶下 5cm×5cm 大小的红斑,粘腻性痂皮鳞屑,边界清楚,有浸润,右侧鼻翼部出现 0.6cm×0.6cm×0.8cm 大小如羊角状增生物(图 99-1)。

实验室检查:血、尿常规正常,生化正常。右侧眼眶下组织病理检查:真皮中下部可见棘细胞团块及角珠形成,细胞结构排列紊乱,呈侵袭性生长,部分细胞核大、深染,可见核分裂像(图 99-2,图 99-3)。

诊断:皮角合并鳞状细胞癌。

治疗:皮肤外科扩大切除术。

图 99-1 右眶下红斑、破溃、痂皮,右鼻翼羊角状增生物

2. 讨论

皮角(cutaneous horn)作为一种临床疾病,1791 年伦敦的外科医生 Everard Home 首次提出。皮角多发生在其他皮肤病基础上,可以来源于各种良性或恶性皮肤病变,皮角基底层的组织学表现为,从脂溢性角化病到鳞状细胞癌的一组病谱,其中以鳞状细胞癌最常见。常见

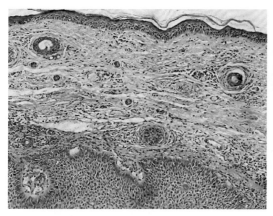

图99-2　表皮未见明显异常,真皮中下部可见棘细胞团块及角珠形成(HE,×10)

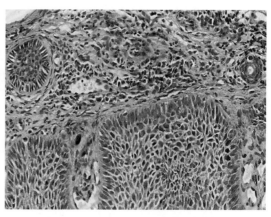

图99-3　真皮中下部可见棘细胞团块及角珠形成,细胞结构排列紊乱,呈侵袭性生长,部分细胞核大、深染,可见核分裂像(HE,×40)

的原发病有:寻常疣、脂溢性角化病、光线性角化病、卡波西肉瘤等。皮角一般好发于50岁以上皮肤白皙的人群,多见于男性。皮损可为多种形态、多个位置发病,但最常出现在曝光处。临床上根据皮角的发病部位和皮疹形态容易诊断,主要为局部手术切除,尽管切除,行病理检查仍然是必要的。皮肤鳞状细胞癌是最常见的三种恶性皮肤肿瘤之一,排在基底细胞癌之后,黑色素瘤之前,尽管死亡率较低,但严重影响人们的健康。皮肤鳞状细胞癌好发于长期暴露于紫外线的老年人,紫外线可以诱导角质细胞发生两种基因突变的类型:CPDs和6,4PP,而且紫外线能诱导产生高度活性氧的生成物,这种物质能够导致DNA损伤。本例患者高龄,有长期日光照射病史,出现的皮肤增生物,建议早期切除防止出现侵袭性恶性肿瘤。

（郭　涛）

▶ 点评

1. 皮角合并鳞状细胞癌病例,皮疹损害为右侧眼眶下出现淡红色斑块、上覆黏腻性痂皮鳞屑,有浸润,右侧鼻翼旁羊角状皮角。

2. 病理为表皮未见明显异常,真皮中下部可见棘细胞团块及角珠形成,细胞结构排列紊乱,呈侵袭性生长,部分细胞核大、深染,可见核分裂像。

3. 提示临床对于类似病例——老年、暴露部位多发,有原发皮损。

4. 治疗以手术切除为主。

病例100　棘层松解性鳞状细胞癌
(Acantholytic Squamous Cell carcinoma)

【病例简介】患者,女性,84岁,右耳垂暗红色肿物一年伴破溃出血半年。组织病理表皮棘层肥厚,呈假上皮瘤样增生,部分区域可见与表皮相连的细胞排列紊乱,异型明显向真皮内浸润性生长形成瘤细胞团块,瘤细胞核大深染,核浆比例增大,核分裂像较多,其中可见较多的鳞状涡及角化不良细胞,部分区域瘤细胞松解、坏死形成假腺样结构,腺腔内较多的棘层松解瘤细胞。病理诊断:棘层松解性鳞状细胞癌。

1. 临床资料

患者,女性,84 岁,右耳垂暗红色肿物一年伴破溃出血半年。患者于 2012 年 12 月右耳垂出现绿豆大,淡红色小丘疹,质硬边界清,因明显瘙痒就诊于村卫生院,给予外用药百多邦,未见明显好转,此后患者持续搔抓,皮损逐步发展呈暗红色红枣大肿物,半年前中央开始破溃结痂,痂皮脱落流血流脓,污染衣物,不久形成新的痂皮。为求明确诊治遂来我院就诊。患者既往体健,无头颈部肿物及结核等疾病,家族中无类似病史,无放射线及化学物质接触史。

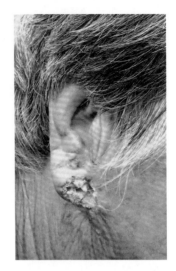

图 100-1　患者右耳垂下方可见隆起的暗红色肿物,其中央见一深溃疡,底部凹凸不平,被覆厚痂皮

体检:一般情况好,全身浅表淋巴结无肿大,系统检查无异常。皮肤科检查:右耳垂下方可见隆起的暗红色肿物,约 3.0cm×2.0cm,基底呈浸润性,与周边界限不清,皮损中央可见一深溃疡(图 100-1),直径 1.5cm,深约 0.5cm,溃疡底部凹凸不平,其上覆盖厚痂皮,痂皮下可见出血点。

实验室及病理检查:血尿便常规,肝肾功能,血钙、血磷、血糖、血脂及免疫全项均正常,心电图、颈部及腹部 B 超检查未见明显异常。

取肿物边缘组织病理学检查。组织病理:表皮棘层肥厚,呈假上皮瘤样增生,部分区域可见与表皮相连的细胞排列紊乱,异型明显向真皮内浸润性生长形成瘤细胞团块(图 100-2),瘤细胞核大深染,核浆比例增大,核分裂像较多,其中可见较多的鳞状涡及角化不良细胞,部分区域瘤细胞松解、坏死形成假腺样结构(图 100-3),腺腔内较多的棘层松解瘤细胞。间质成分较少,血管周围少数淋巴细胞浸润。免疫组织化学染色显示 EMA(+),AE1/AE3(+),CK5/6(+),CEA(-),Ki-67 阳性率 50%。病理诊断:棘层松解性鳞状细胞癌。治疗:肿物及周边扩大切除术,目前持续随访。

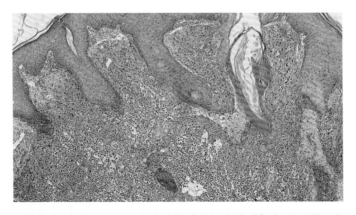

图 100-2　部分区域可见与表皮相连的细胞排列紊乱,异型明显向真皮内浸润性生长形成瘤细胞团块(HE 染色×40)

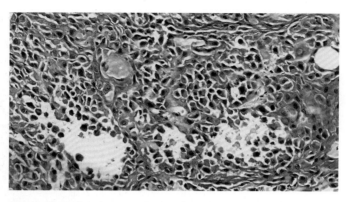

图 100-3　细胞松解、坏死形成假腺样结构,腺腔内较多的棘层松解瘤细胞(HE ×200)

诊断:棘层松解性鳞状细胞癌。

治疗:肿物及周边扩大切除术,目前持续随访。

2. 讨论

棘层松解性鳞状细胞癌(Acantholytic squamous cell carcinoma ASCC)又称为假腺性或腺样鳞癌,是鳞状细胞癌的少见亚型,最常见于皮肤,同时亦有发生在口腔黏膜及盲肠的报道。皮肤病变好发于 50 岁以上的老年男性,头面部多见,尤其是耳部和耳周,紫外线是最重要的风险因素。临床表现为阳光曝露部位缓慢生长的单发的鱼鳞状或溃疡状的丘疹/斑块,通常可见破溃流血及结痂。部分患者有瘙痒感,致使患者持续搔抓而恶化病情。组织学上,肿瘤为浸润性的鳞癌,可见鳞状涡及角珠,癌巢内有明显的棘层松解引起的假腺样结构,松解的成因可能是上皮细胞钙黏蛋白和多配体蛋白聚糖的缺失,导致细胞粘附性减弱而引起。本病临床无特异性,组织学上需要与腺鳞癌、转移性腺癌及棘层松解型日光性角化病鉴别,前二者均可见真性腺癌成分或分泌现象,CEA 染色阳性,区别于 ASCC 瘤细胞松解形成的假腺腔。棘层松解型日光性角化病显示基底层上裂隙及不同程度的棘层松解和角化不良细胞,其异型程度轻仅限于表皮基底细胞或中下层,不同于 ASCC 真皮内浸润。

ASCC 的行为与其他鳞癌一样,由浸润深度决定,可能比普通鳞癌更凶险,文献中指出,19% 的病例死于复发和转移,且所有死亡病例肿瘤直径大于 1.5cm。本例均为老年女性患者,曝光部位出现的瘙痒性皮损,长久刺激引发癌变,病理符合 ASCC 的诊断,且直径较大,因此建议患者扩大切除加放射治疗。但患者年龄较大只同意扩大切除手术,目前持续随访。

(顾安康)

▶ **点评**

1. 报道了皮肤棘层松解性鳞状细胞癌病例,皮损为右耳垂暗红色肿物伴破溃出血。

2. 组织病理可见真皮内浸润性生长形成瘤细胞团块,可见较多的鳞状涡及角化不良细胞,部分区域瘤细胞松解、坏死形成假腺样结构,腺腔内较多的棘层松解瘤细胞。

3. 本病临床无特异性,组织学上需要与腺鳞癌、转移性腺癌及棘层松解型日光性角化病鉴别,对临床怀疑该病的患者应进行组织病理学检查。

4. ASCC 的行为与其他鳞癌一样,由浸润深度决定,可能比普通鳞癌更凶险,因此建议患者扩大切除加放射治疗。

病例101 烧伤瘢痕继发鳞状细胞癌并发腋窝表皮囊肿恶变
(Squamous Cell carcinoma secondary to Burn Bar with canceration of Epidermal Cyst)

【病例简介】患者,女性,46岁。36年前背部烫伤后遗留大片瘢痕。半年前破溃并迅速扩大,呈菜花样增生,组织病理检查示鳞状细胞癌(高分化型)。予全麻下癌肿扩大切除、中厚皮片移植修复术。术后半年发现双侧腋窝有鸽卵大增生物,故第2次入院在全麻下行双侧腋窝肿块摘除术,术后对其中一个肿块行组织病理检查,镜下见囊壁鳞状细胞增生,并突入管腔,增生的细胞大小不等,排列紊乱,有明显异型性,可见大量角珠形成,囊内可见红染无结构物质及角化物。诊断:表皮囊肿恶变(高分化鳞状细胞癌)。术后随访10月未复发。

1. **临床资料**

患者,女性,46岁。36年前背部烫伤后遗留大片瘢痕。1年前因瘢痕瘙痒,搔抓后破溃,形成指甲大浅溃疡,经久不愈。半年前,溃疡面迅速扩大,基底呈菜花样增生,形成肿块,偶有渗出,并有异味。

体格检查:系统检查未见异常。皮肤科检查:背部正中肩胛下约15cm×16cm大小不规则挛缩性瘢痕,表面色素脱失,抓痕明显,中心见4.0cm×7.1cm×1.2cm椭圆形增生物,表面呈污红色菜花状,覆脓苔,伴少量脓性渗出,其边缘隆起呈火山口状(图101-1)。肿块质脆硬,触之易出血。

组织病理检查示鳞状细胞癌(高分化型)(图101-2)。

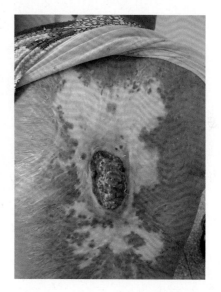

图101-1 背部大面积挛缩性瘢痕,色素脱失明显,其上可见肿块,表面破溃,覆有脓苔,呈菜花状,边缘呈火山口状隆起

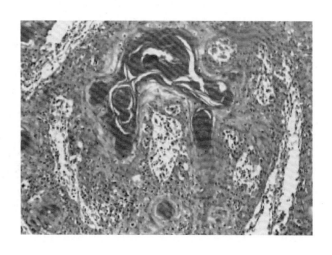

图101-2 瘤细胞团块中大部分细胞分化较好,部分细胞明显异形(HE染色×100)

诊断：表皮囊肿恶变(高分化鳞状细胞癌)。

治疗：采用全麻下癌肿扩大切除、中厚皮片移植修复术。术后手术切缘及基底行组织病理检查，均未见肿瘤组织。术后半年发现双侧腋窝有鸽卵大增生物，至就诊时已有 3 个月。

体格检查：双侧腋窝各可触及 2.0cm×0.8cm 的肿块，均位于皮下，界限清楚，质韧硬，活动度差，与基底粘连，有明显压痛(图 101-3)。故第 2 次入院在全麻下行双侧腋窝肿块摘除术，术后对其中一个肿块行组织病理检查，镜下见囊壁鳞状细胞增生，并突入管腔，增生的细胞大小不等，排列紊乱，有明显异型性，可见大量角珠形成，囊内可见红染无结构物质及角化物(图 101-4)。术后随访至今已 10 个月，未见复发。

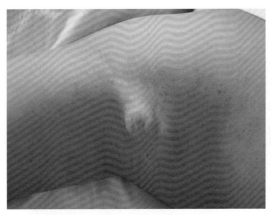

图 101-3 患者双侧腋窝有鸽卵大增生物，界限清楚，质韧硬，活动度差，与基底粘连

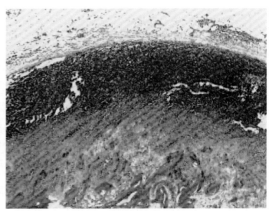

图 101-4 患者腋窝肿块组织病理像 囊壁鳞状细胞增生，突入管腔，增生的细胞大小不等，排列紊乱，有明显异形性，可见大量角珠形成(HE 染色×40)

2. 讨论

烧伤后形成的瘢痕由于长期慢性刺激有恶变的可能。烧伤后瘢痕癌是一种分化程度较高的皮肤癌，一般为鳞状细胞癌，对放疗和化疗均不敏感。早期广泛彻底切除是公认的理想治疗方法，切除范围包括距边缘外 2.0～3.0cm 的正常组织或瘢痕组织，深度至深筋膜或骨膜。笔者采取扩大切除术，切缘至癌肿边缘 3.5cm，深至肌筋膜浅层，切除后创面以中厚皮片移植修复。由于是高分化鳞状细胞癌，淋巴结均未触及增大，故未行淋巴结清扫术。

表皮囊肿是最常见的一种皮肤囊肿，好发于头皮、面部、颈部及躯干，极少恶变。本例患者在间隔不到半年的时间里相继发生背部烧伤瘢痕继发鳞状细胞癌、腋窝表皮囊肿恶变，组织病理检查均示高分化鳞状细胞癌，两者是否有内在的联系有待进一步探讨。

(郭海霞)

▶ **点评**

1. 报道了一例中年女性患者背部烫伤后遗留大片瘢痕并继发鳞癌，术后半年发现双侧腋窝有鸽卵大增生物，肿物界限清楚，质韧硬，活动度差，与基底粘连。

2. 背部肿块组织病理示：鳞状细胞癌(高分化型)。腋部肿物病理检查镜下见囊壁鳞状细胞增生，并突入管腔，增生的细胞大小不等，排列紊乱，有明显异形性,可见大量角珠形成,囊内可见红染无结构物质及角化物。病理诊断:表皮囊肿恶变(高分化鳞状细胞癌)。

3. 提示烧伤后形成的瘢痕由于长期慢性刺激有恶变的可能。表皮囊肿是最常见的一种皮肤囊肿,好发于头皮、面部、颈部及躯干,极少恶变。本例患者在间隔不到半年的时间里相继发生背部烧伤瘢痕继发鳞状细胞癌、腋窝表皮囊肿恶变,组织病理检查均示高分化鳞状细胞癌,两者是否有内在的联系有待进一步探讨。

4. 治疗以手术切除为首选,术后临床随访。

病例102 汗管样小汗腺癌
(Syringoid Eccrine Carcinoma)

【病例简介】患者,女性,56 岁。左外耳廓浸润性斑块伴疼痛 10 年。组织病理检查示:真皮中下部及皮下组织见多数基底样瘤细胞团块,瘤细胞形成巢状、条索状或蝌蚪样肿瘤团块,伴有大量管腔及囊腔样结构形成,纤维结缔组织明显增生,与瘤细胞间形成明显的主间质分离。未见角质囊肿及筛状结构形成。免疫组化染色示:肿瘤细胞上皮膜蛋白(EMA)和癌胚抗原(CEA)阳性,S100 蛋白神经阳性,CAM5.2 弥漫阳性、CK7 灶性阳性,CK5/6 弥漫弱阳,GCDFP-15、CK20、TTF-1 均阴性。诊断汗管样小汗腺癌。

1. 临床资料

患者,女性,56 岁。主因左外耳浸润性斑块伴疼痛 10 年,于 2011 年 8 月就诊于我院。患者 10 年前无明显诱因于左外耳口发现小米粒大白色清凉的水泡样物,后皮疹逐渐增大呈浸润性斑块,多次于外院就诊,诊断不明,给予消炎药外用(具体不详),皮损无好转并持续性增大。病程中患者体重无明显改变,既往体健,家族中无本病及其他遗传病。

体检:一般情况良好,浅表淋巴结无肿大。口腔黏膜未见糜烂及溃疡。心、肺检查未发现异常,肝、脾肋缘下未扪及,双肾区无叩击痛,脊柱、四肢无异常,双下肢无水肿。皮肤科情况:浸润性肤色斑块上至耳轮脚、下至屏间切迹、外至耳轮脚前 1cm、内至耳甲腔并累犯耳屏(图 102-1),总面积可达 4cm×3cm,中央偏红,可见毛细血管扩张,表面平滑,无破溃,边界清楚,与皮肤粘连质硬固定,有浸润感及触痛。

实验室检查:血、尿、便常规检查正常,肝肾功能、血脂、电解质、凝血四项、免疫球蛋白类和补体均正常;抗双链 DNA 抗体、抗可提取性核抗原抗体、抗核抗体均阴性;肿瘤相关抗原基因芯片检查甲胎抗原、癌胚抗原(CEA)、糖链抗原(CA)125 及 CA199 均在正常范围。胸部 x 线片、心电图及腹部 B 超(肝、胆、脾、胰、双肾和膀胱)均未见异

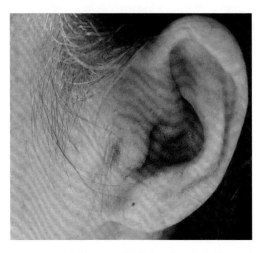

图 102-1 左外耳浸润性肤色斑块,中央偏红,可见毛细血管扩张,表面平滑,无破溃,边界清楚

常。头颅 CT 扫描未见颅骨异常。为明确诊断，遂取活检行组织病理学检查。

耳轮脚皮损组织病理：表皮轻度的角化过度，基底层色素加深。真皮全层可见呈浸润性生长的基底样瘤细胞团块（图 102-2），形成巢状、小梁状或蝌蚪状，伴有大量管腔及小囊腔样结构形成（图 102-3），部分腔内可见黏液样物质，瘤细胞较小，核深染卵圆形，胞浆淡染，胞膜界限不清，未见明显的核分裂象（图 102-4）。纤维结缔组织增生明显，并与瘤细胞团之间出现明显的主间质分离，显示了肿瘤较快的生长模式，肿瘤与正常小汗腺相连，神经周围可见瘤细胞浸润（经

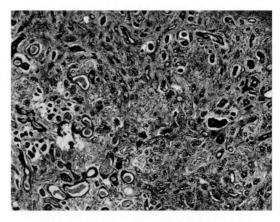

图 102-2　真皮全层可见呈浸润性生长的基底样瘤细胞团块，形成巢状、小梁状或蝌蚪状（HE 染色×40）

免疫组织化学染色证实）。未见角质囊肿和筛状结构形成。特殊染色：PAS 染色显示囊腔内均一物质和管状结构阳性，阿新兰染色显示基质阳性。免疫组化显示（图 102-5）：EMA、CEA 均阳性表达于肿瘤细胞胞浆和胞膜，呈弥漫性棕黄色颗粒，S100（神经+），P63（肌细胞+），CAM5.2 弥漫阳性（图 102-6）、CK7 灶性阳性，CK5/6 弥漫弱阳，GCDFP-15、CK20、TTF-1 均阴性。

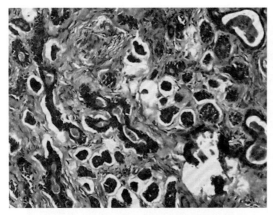

图 102-3　伴有大量管腔及小囊腔样结构形成，纤维结缔组织增生明显，并与瘤细胞团之间出现明显的主间质分离（HE 染色×100）

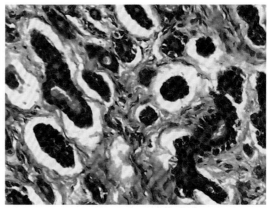

图 102-4　瘤细胞较小，核深染卵圆形，胞浆淡染，胞膜界限不清，未见明显的核分裂象（HE 染色×200）

诊断：汗管样小汗腺癌。

治疗：转耳鼻喉外科行 Mohs 显微手术切除，目前仍在随访。

2. 讨论

汗管样小汗腺癌（SEC），1969 年由 Freeman 和 Winkelmann 最初报道。本病好发于中老年女性（42～74 岁，平均年龄 55 岁），男女比例为 1:3。肿瘤最常见于头皮，也可见于面、颈、眼、前臂，其他部位少见，日本 Ahmed 等人曾报道一例发生于外耳道的 SEC。皮损临床表现无特异性，直径 0.5～3.0cm，以浸润性斑块最为常见，也可是孤立坚实的结节或伴有脱发的

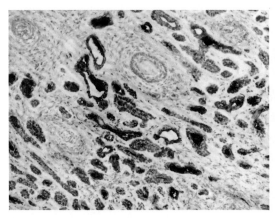

图 102-5　EMA 瘤细胞弥漫强阳性(×100)

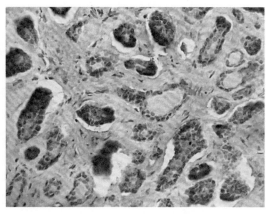

图 102-6　CAM5.2 瘤细胞弥漫阳性(×200)

皮下结节,类似基底细胞上皮瘤的经久不愈的溃疡极少见到。肿瘤生长缓慢,病史可长达数十年,但呈局部侵袭性,累犯皮下脂肪、筋膜或骨骼肌,切除后经常复发。部分患者伴有局部淋巴结的转移,极少出现全身广泛转移,Nishizawa 等报道一例呼吸系统和纵膈淋巴结转移的病例。

　　SEC 组织病理学特征为由基底样细胞组成的、具有管腔分化结构的汗管瘤样蝌蚪状上皮成分嵌于胶原纤维性基质中。肿瘤细胞显示轻到中度的核异型性,核分裂不定,并可累犯周围神经、皮下脂肪及肌肉。但根据上皮细胞结构、间变和浸润性生长模式等特点可将 SEC 与汗管瘤区分开来。尽管有人认为 SEC 组织发生来源于大汗腺,但目前多数结果支持本病为小汗腺来源。本病例中绝大多数的肿瘤细胞特别是大管腔的瘤细胞对 CAM5.2 和 CK7 阳性(CAM5.2 和 CK7 仅仅识别正常小汗腺的分泌细胞),揭示了该肿瘤的小汗腺分泌部的分化。但是部分瘤细胞巢对 CK5/6 阳性(仅识别小汗腺导管上皮而非分泌部),提示部分瘤细胞是向汗腺导管部分化,这一结果与 Sidiropoulos 等研究结果相吻合,即该肿瘤具有多向分化能力包括小汗腺分泌部和导管部。本例患者组织学上缺乏角囊肿和向毛囊分化,导管由单层细胞组成,肿瘤与正常小汗腺相连,且免疫组化结果 CEA,EMA 阳性,亦提示小汗腺导管而非大汗腺来源。肿瘤细胞可由真皮向皮下组织浸润性生长,并可以围绕血管浸润和侵犯神经,使患者出现疼痛、烧灼感或感觉异常。本例患者 S-100 染色显示肿瘤细胞浸润并破坏周围神经,导致患者出现显著的疼痛症状,有研究表明这可能是本病复发的重要因素。由于 SEC 的临床表现和组织学特点变化不一,其诊断必须依靠临床表现、影像学、组织病理学和免疫组化检查等综合考虑,而不能凭单纯的组织病理学作出肯定诊断。因此,常需借助免疫组化与普通组织病理学的结合来区分汗腺癌与其他原发性皮肤肿瘤及转移性皮肤腺癌。

　　鉴别诊断包括硬化性基底细胞癌(BCC)、原发皮肤腺样囊性癌(PCACC)、微囊肿附属器癌(MAC)和内脏腺癌的皮肤转移。BCC 缺乏 SEC 的腺管样分化,而瘤块周围细胞呈栅栏状,有收缩间隙,且肿瘤细胞 EMA、CEA 表达阴性可与 SEC 相鉴别。PCACC 由基底样细胞形成多形性筛孔状结构,肿瘤细胞间或筛孔内有黏液沉积,可使之与 PCACC 相鉴别。但这种区别不是很明显,偶尔典型的硬化性小汗腺癌可以复发,而且局部有筛孔状结构,类似PCACC 的改变,一般认为是否存在黏液沉积可用于区分原发性皮肤腺样囊性癌和 SEC,前者阿新兰染色阳性而后者阴性。本例患者阿新兰染色呈阳性,提示 PCACC 和 SEC 的鉴别不能完全依靠是否存在黏液沉积这一点,考虑到二者具有相似的免疫表型,鉴别诊断有时很难,而应该综合考虑。MAC 为一种侵袭性肿瘤,可造成相当大的组织破坏,肿瘤边界不清,偶与表皮或毛囊相连,肿瘤的特征是分化较差的上皮细胞巢和大量浅表的、小至中等大小的角囊肿,并可融合成小囊肿,细胞有异型性改变,伴有少许核分裂像及早期侵犯周围神经间隙。免疫组织化学染色显示肿瘤细胞具有毛发和汗腺分化的特点。但 SEC 缺乏角囊肿、向毛囊分化的特点,可与 MAC 相鉴别。内脏腺癌的皮肤转移,可综合临床表现、影像学资料,结合组织学和免疫标记与 SEC 相鉴别,GCDFP-15、CK20、TTF-1 阴性可与乳腺癌、胃肠道肿瘤、肺癌等的转移性皮肤腺癌相鉴别。

SEC 病因不明,治疗主要为广泛外科切除及 Mohs 切除术,Mohs 显微手术为通过冷冻切片分析,可检测到肉眼难于确定的肿瘤边缘,是目前理想的治疗方法。SEC 无转移者预后一般良好。本例患者经 Mohs 手术完整切除肿瘤,术后四个月随访,患者一般情况良好,无复发,目前仍持续随访中。

(顾安康)

点评

1. 报道了汗管样小汗腺癌病例,皮肤损害为左外耳廓浸润性斑块。

2. 组织病理检查示真皮中下部及皮下组织见多数基底样瘤细胞团块,瘤细胞形成巢状、条索状或蝌蚪样肿瘤团块,伴有大量管腔及囊腔样结构形成,纤维结缔组织明显增生,与瘤细胞间形成明显的主间质分离。

3. 鉴别诊断包括硬化性基底细胞癌(BCC)、原发皮肤腺样囊性癌(PCACC)、微囊肿附属器癌(MAC)和内脏腺癌的皮肤转移。

4. SEC 病因不明,治疗主要为广泛外科切除及 Mohs 切除术,Mohs 显微手术为通过冷冻切片分析,可检测到肉眼难于确定的肿瘤边缘,是目前理想的治疗方法。

病例 103　小汗腺汗管纤维腺瘤
(Eccrine Syringofibroadenoma)

【病例简介】患者,男性,48 岁,右鼻唇沟皮色肿物 3 年。组织病理:从表皮伸出细长的上皮条索,相互吻合,被丰富的纤维血管间质分隔,间质疏松,似有黏液物质,血管周围有少量淋巴细胞及组织细胞浸润。瘤细胞比棘细胞小呈均匀一致的立方形,核圆或椭圆,嗜碱性,胞浆嗜酸,细胞间桥清晰,无角化,无明显异型性,部分区域可见管腔结构。免疫组化及特殊染色:细胞条索 CK5/6(+),CK8/18(−),CK19(−),EMA 和 CEA(−);管腔腔缘侧 CEA(+);细胞条索和官腔腔缘 PAS(+)。病理诊断:小汗腺汗管纤维腺瘤。

1. 临床资料

患者,男性,48 岁,右鼻唇沟皮色肿物 3 年。于 2014 年 1 月就诊。患者 3 年前无明显诱因于右鼻唇沟处发现小米粒大皮色稍隆起小丘疹,无自觉不适,未予任何处理。近 1 年来,皮损逐步增大至绿豆大,稍有触痛,并影响日常生活,为求明确诊治就诊于我院。患者既往体健,无传染病及家族病史。体检:一般情况好,系统检查无异常。皮肤科检查:右鼻唇沟处可见 0.6cm×0.6cm 的皮色半球状肿物(图 103-1),表面光滑,可见扩张的毛细血管,质地中等可推动,稍有触痛,初诊为病毒感染,予以手术完整切除。

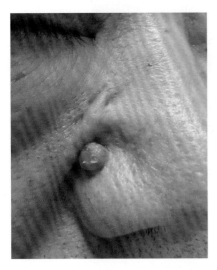

图 103-1 右鼻唇沟处可见 0.6cm×0.6cm 的皮色半球状肿物,表面光滑,可见扩张的毛细血管

实验室及辅助检查:血尿便常规,肝肾功能,血钙、血磷、血糖、血脂及免疫全项均正常。肿物完整切除后行组织学检查。组织病理:从表皮伸出细长的上皮条索,相互吻合,被丰富的纤维血管间质分隔,间质疏松,似有黏液物质,血管周围有少量淋巴细胞及组织细胞浸润(图 103-2)。瘤细胞比棘细胞小呈均匀一致的立方形,核圆或椭圆,嗜碱性,胞浆嗜酸,细胞间桥清晰,无角化,无明显异型性,部分区域可见管腔结构(图 103-3)。免疫组化及特殊染色:细胞条索 CK5/6(+),CK8/18(−),CK19(−),EMA 和 CEA(−);管腔腔缘侧 CEA(+);细胞条索和管腔腔缘 PAS(+)。病理诊断:小汗腺汗管纤维腺瘤。

实验室及辅助检查:血尿便常规,肝肾功能,血钙、血磷、血糖、血脂及免疫全项均正常。肿物完整切除后行组织学检查。组织病理:从表皮伸出细长的上皮条索,相互吻合,被丰富的纤维血管间质分隔,间质疏松,似有黏液物质,血管周围有少量淋巴细胞及组织细胞浸润(图 103-2)。瘤细胞比棘细胞小呈均匀一致的立方形,核圆或椭圆,嗜碱性,胞浆嗜酸,细胞间桥清晰,无角化,无明显异型性,部分区域可见管腔结构(图 103-3)。免疫组化及特殊染色:细胞条索 CK5/6(+),CK8/18(−),CK19(−),EMA 和 CEA(−);管腔腔缘侧 CEA(+);细胞条索和管腔腔缘 PAS(+)。

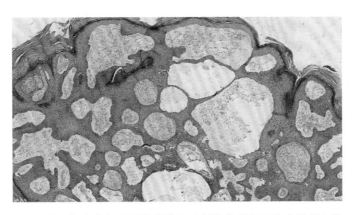

图 103-2 与表皮相连的狭窄的上皮细胞条索相互吻合被增生的纤维血管间质所分隔,间质疏松(HE 染色×40)

诊断:小汗腺汗管纤维腺瘤。

2. 讨论

小汗腺汗管纤维腺瘤(Eccrine syringofibroadenoma ESFA)是向汗腺导管分化的少见良性病变,1963 年由 Mascaro 首先报道,目前国内仅有一例报道,国外报道约 75 例。发病年龄 16~80 岁,多在 70~80 岁间发病。临床表现多样,孤立型 ESFA 最多见,表现为中老年单发

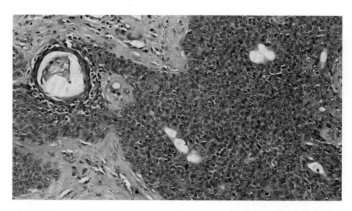

图 103-3　瘤细胞比棘细胞小呈均匀一致的立方形,部分区域可见管腔结构(HE 染色×200)

的疣状损害,常见于肢端。多发性 ESFA 常伴或不伴外胚叶发育不良,青春期发病,最常见掌跖部位红斑性丘疹;另可见非家族性单侧线状 ESFA,常表现为多发的丘疹、斑块,呈线状排列,好发于四肢。反应性 ESFA 并不少见,占所有报告病例的 24%,伴发炎症性或肿瘤性病变,如外伤、慢性溃疡、烧伤疤痕、扁平苔藓、大疱性类天疱疮、鳞状细胞癌等。

由于 ESFA 病因复杂,临床表现多样,其性质是真性肿瘤、错构瘤还是反应性增生一直存在争议。一些专家提出将 ESFA 看做是一个临床病谱的组织学表现,而不要从性质上明确界定。本病组织学表现为与表皮相连的呈窄带状的上皮细胞条索相互吻合,被显著增生的纤维血管间质所分隔,免疫组化显示 CK5/6 阳性,CK8/18 及上皮标记阴性,显示了该病变向小汗腺导管分化的特点,与汗孔瘤极其相似,鉴别要点是汗孔瘤的瘤细胞呈宽带状向真皮内生长,间质增生不明显,瘤细胞显著多于间质成分,免疫组化对二者鉴别无帮助。此外 Pinkus 纤维上皮瘤亦呈窄带样分布在真皮内,但是其瘤细胞成分由基底样瘤细胞形成二层或多层的细胞条索交织成网,其条索更加纤细,周边呈栅栏状排列,有一定的异型性。另外还需要与腺状脂溢性角化病,假上皮瘤样增生鉴别。

本文两例患者无任何外伤及家族史,也不伴发其他炎症性及肿瘤性病变,单发,无恶性倾向,完整切除后随访半年无复发,预后好,因此彻底切除是孤立型 ESFA 重要的治疗手段。

(顾安康)

 点评

1. 报道了小汗腺汗管纤维腺瘤病例,皮损为右鼻唇沟处皮色半球状肿物。

2. 组织病理从表皮伸出细长的上皮条索,相互吻合,被丰富的纤维血管间质分隔。

3. 本病组织学需与汗孔瘤、Pinkus 纤维上皮瘤、腺状脂溢性角化病,假上皮瘤样增生鉴别。

4. 彻底切除是孤立型 ESFA 重要的治疗手段。

病例104　儿童毛母质瘤

（Pilomatricoma）

【病例简介】患者,女性,8岁。右颞部无痛性结节2年,破溃1个月。皮损组织病理检查示:肿物表面粗糙,包膜完整,切面灰黄,质硬,切之有砂粒感,易碎。镜检:瘤体位于真皮网状层甚至皮下组织,界清,有结缔组织包膜;不规则形状的瘤细胞嵌于富有成纤维细胞的基质中;肿瘤主要由嗜碱性粒细胞和影细胞两种细胞构成。嗜碱性粒细胞核呈圆形,深嗜碱性,胞浆少,主要排列在肿瘤细胞团块周围,胞界不清,密集成团,可见核分裂相;影细胞核消失,仅见残影,胞质弱嗜酸性,主要在肿瘤细胞团块中央。诊断:儿童毛母质瘤。治疗予以手术切除。

1. 临床资料

患者,女性,8岁。主诉右颞部无痛性结节2年,破溃1个月。患儿2年前右颞部出现一米粒大皮下结节,正常肤色,无痛痒不适,后皮损逐渐增大,表面皮肤渐发红。1个月前结节顶端破溃,挤压有灰白色粉渣样物溢出,轻痒。自行外涂红霉素眼膏无效。于2005年4月18日来我科就诊。既往体健,否认类似家族发病史。皮肤科情况:右颞部近眉外侧可见一约0.8cm×0.7cm大小皮下结节,突出皮面约0.1cm,界清,表面皮肤呈淡红色,顶端可见一针眼大破溃口,针挑可见粉渣样颗粒物,触沙石感,基底可移动(图104-1)。临床拟诊:面部皮脂腺囊肿。治疗:手术切除。术中见:肿物大约0.8cm×0.7cm×0.4cm,有包膜,表面与皮肤粘连,内为豆腐渣样钙化。

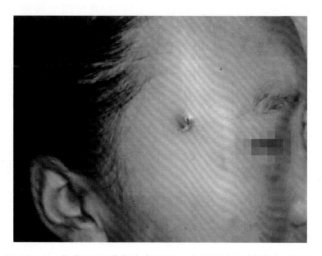

图104-1　儿童毛母质瘤临床照片　右颞部皮下结节表面破溃

组织病理检查示:肿物表面粗糙,包膜完整,切面灰黄,质硬,切之有砂粒感,易碎。镜检:瘤体位于真皮网状层甚至皮下组织,界清,有结缔组织包膜;不规则形状的瘤细胞嵌于富有成纤维细胞的基质中;肿瘤主要由嗜碱性粒细胞和影细胞两种细胞构成。嗜碱性粒细胞核呈圆形,深嗜碱性,胞浆少,主要排列在肿瘤细胞团块周围,胞界不清,密集成团,可见核分裂相;影细胞核消失,仅见残影,胞质弱嗜酸性,主要在肿瘤细胞团块中央(图104-2)。

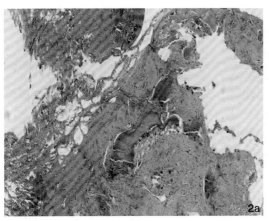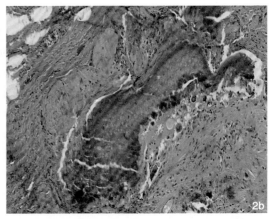

图 104-2　儿童毛母质瘤组织病理像　2a 瘤体位于真皮网状层甚至皮下组织,界清,有结缔组织包膜(HE 染色 ×40);2b 瘤体位于真皮网状层! 由嗜碱性粒细胞和影细胞组成(HE 染色 ×100)

诊断:儿童毛母质瘤。

2. 讨论

毛母质瘤为一种趋向毛发细胞分化的肿瘤,来源于毛细胞或其原始胚芽细胞。该病有两个好发年龄,60% 是在 30 岁前,其次是在,60 ~ 70 岁之间。女性多于男性,好发于面部、头皮、颈部或上臂,多为单发,少数多发。病变位于真皮下部及皮下真皮层,该病临床诊断误诊率高。杨希川等报道术前误诊率高达 77.7%,主要误诊为皮脂腺囊肿、毛根鞘囊肿、表皮囊肿及皮肤纤维瘤等。出现这样高的误诊率,是与本病发病率较低,发病部位及临床表现多样化有关,主要依靠组织病理学鉴别。组织病理学表现为:真皮深层或皮下组织中可见境界清楚的不整形的细胞团,由两类细胞组成,即嗜碱性粒细胞与影细胞,二者之间有过渡型细胞,嗜碱性粒细胞和影细胞二者构成之比的变化可反映出肿瘤所处的阶段。即肿瘤发生的时间越短,嗜碱性粒细胞数目越多,随着肿瘤生长的时间延长而嗜碱性粒细胞的数目逐渐减少甚至完全消失。一般认为,毛母质瘤中嗜碱性粒细胞可直接演变成影细胞或经过渡细胞演变成影细胞,由于影细胞和正常毛发角质细胞很相似,因而能长期存留,但细胞内代谢障碍,钙质沉着刺激周围组织异物巨细胞反应,炎症细胞浸润及纤维母细胞增生或骨组织化生,故钙化发生在细胞团块内,骨化生仅见于肿瘤间质。毛母质瘤恶变临床罕见,国内外鲜有报道,毛母质瘤较理想的治疗是完整切除瘤体。

(郭海霞)

▶ **点评**

1. 报道了一例女童右颞部无痛性结节 2 年,破溃 1 个月。溃口挤压有灰白色粉渣样物溢出,轻痒。

2. 病理为肿物表面粗糙,包膜完整,切面灰黄,质硬,切之有砂粒感,易碎。镜检:瘤体位于真皮网状层甚至皮下组织,界清,有结缔组织包膜。

3. 提示本病病变位于真皮下部及皮下真皮层,该病临床诊断误诊率高。主要误诊为皮脂腺囊肿、毛根鞘囊肿、表皮囊肿及皮肤纤维瘤等。出现这样高的误诊率,是与本病发病率较低,发病部位及临床表现多样化有关,主要依靠组织病理学鉴别。

4. 治疗以手术切除为首选。

病例105　网状组织细胞肉芽肿
（Reticulohistiocytic Granuloma）

【**病例简介**】患者,男性,36 岁。左小腿内侧结节 3 月余,病理诊断:网状组织细胞肉芽肿;本病多为良性肿瘤,有自愈倾向,预后良好。

1. 临床资料

患者,男性,36 岁,左小腿内侧结节 3 个月于 2013 年 8 月来我院就诊。患者 3 个月前无明显诱因于左小腿内侧出现一约小米粒大淡红色丘疹,无明显自觉症状,未予任何处理。后皮疹逐渐增大,颜色亦有所加深,予口服及外用药治疗(具体不详),皮损未见好转,为明确诊治,遂来我院就诊。患者患者既往体健,无系统疾病史,否认病损处外伤及蚊虫叮咬史,家族中无类似病史。

体检:一般情况好,全身浅表淋巴结未触及肿大,系统检查无异常。皮肤科检查:左小腿内侧距足跟约 25cm 处可见一大小约 1cm×1cm 红褐色结节,表面稍粗糙,界限清,触之质韧有弹性,可活动(图 105-1)。

实验室及辅助检查:血尿便常规、肝肾功及血糖血脂均正常,心电图、心脏彩超、腹部 B 超、胸部 X 线、头颅及颈部 CT 检查未见明显异常。

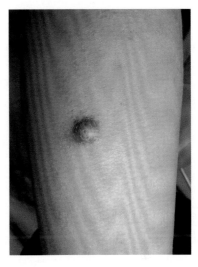

图 105-1　左下肢约 1cm×1cm 红褐色结节

结节切除后送病理检查:表皮轻度角化过度,棘层轻度增厚(图 105-2),真皮内可见组织细胞呈肉芽肿样增生,并见多核组织巨细胞,胞膜清楚,核仁明显,胞质丰富,内含均匀细颗粒状物质,呈"毛玻璃"状(图 105-3),同时组织细胞周围可见较多的小淋巴细胞及中性粒细胞。免疫表型检测:组织细胞 CD68 阳性(图 105-4),S-100 和 CD1a 阴性,PAS染色显示组织细胞阳性(图 105-5),部分小淋巴细胞表达 CD20 和 CD79a,部分表达 CD45RO 和CD8,未见 T、B 细胞的优势增生。

诊断:网状组织细胞肉芽肿(网状组织细胞瘤皮肤型)。

治疗:结节经手术切除,未见复发,现持续随访中。

2. 讨论

网状组织细胞肉芽肿又称为网状组织细胞瘤的皮肤型,被 Allen 于 1946 年首次报道,另一型为多中心性网状细胞增生症(multicentric reticulohistiocytosis);该病病因不明,多见于成年人,以男性多见,好发于头颈部,国外有报道亦可发生于眼睑、外耳道及阴茎头;临床表现为皮肤黏膜结节,结节表面光滑,一般直径 0.5~2cm 大小,皮损呈淡红色、红褐色或肤色,境界清,多高出皮面,生长缓慢,少数可自行消退。而后者多中心性网状细胞增生症除了有皮肤及黏膜表现,还可伴有发热、破坏性多关节炎,并可累及淋巴结、骨髓、肺、心内膜,累及心

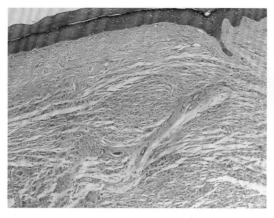

图105-2　表皮轻度角化过度,棘层轻度增厚,真皮内可见大量组织细胞和多核巨细胞增生(HE 染色×100)

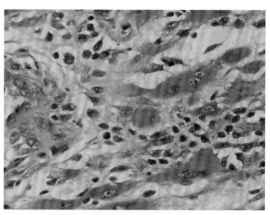

图105-3　真皮内可见多核巨细胞,胞膜清楚,核仁明显,胞质丰富,内含均匀细颗粒状物质,呈"毛玻璃"状(HE 染色×400)

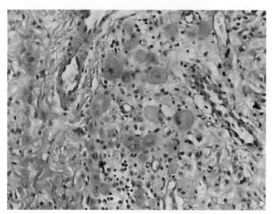

图105-4　CD68 蛋白胞浆阳性(SP 法×200)

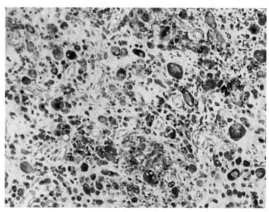

图105-5　PAS 染色显示组织细胞及多核巨细胞胞浆阳性(PAS ×200)

脏在严重时可导致心脏衰竭。破坏性多关节炎往往是对称的,常首先累及双手关节,如腕关节。大约30%的情况下,破坏性多关节炎与合并内脏恶性肿瘤相关。两型具有相似的组织病理学改变,组织学检见真皮及皮下组织大量组织细胞及呈"毛玻璃"状外观的多核巨细胞是其典型的特征,对 PAS,苏丹Ⅳ,油红 O 等呈阳性反应。本文患者无明显诱因出现的皮肤结节,组织病理学呈典型的网状组织细胞肉芽肿表现,免疫组化呈组织细胞 CD68 阳性,S-100阴性,PAS 染色显示组织细胞阳性,与一些国内报道一致。且无发热、关节疼痛及系统累及表现,故可诊断为网状组织细胞肉芽肿。

　　本病需与幼年性黄色肉芽肿、皮肤纤维瘤、非典型黄色瘤相鉴别,幼年性黄色肉芽肿皮损出现于幼儿时期,皮疹为黄色或棕色丘疹或结节,病理学组织表皮变薄,真皮肉芽肿性浸润,浸润的组织细胞脂质丰富,呈泡沫状,多核巨细胞的细胞核排列呈花环状;皮肤纤维瘤多为单发表面光滑的硬结节,皮色或淡红色,病理表现为真皮内结节,无包膜,病变境界不清,可见不同比例数的成纤维细胞,幼稚及成熟胶原纤维组成;非典型黄色瘤多发生于儿童期,皮疹呈颈、腋下皮纹变粗,疹色黄,为典型的黄色斑,常伴黏膜损害,病理特征性改变是真皮中部及深部弹性纤维嗜碱变性、肿胀、数量增多并钙化,用钙染色法见弹性纤维有钙化现象。

网状组织细胞肉芽肿多为良性肿瘤,有自愈倾向,预后良好,可手术切除,二氧化碳激光和冷冻治疗;而多中心性网状细胞增生症多有系统损害,并伴有恶性发展,针对抗肿瘤坏死因子-α 及二磷酸盐的药物可被应用,而多关节炎引起的关节畸形,可手术治疗。

(石　晶)

▶ 点评

1. 报道了网状组织细胞肉芽肿 1 例,临床表现为皮肤黏膜结节,表面光滑,呈淡红色或红褐色,境界清,多高出皮面,生长缓慢,少数可自行消退。

2. 组织病理学呈网状组织细胞肉芽肿表现,即真皮及皮下组织大量组织细胞及呈"毛玻璃"状外观的多核巨细胞是其典型的特征。

3. 本病需与幼年性黄色肉芽肿、皮肤纤维瘤、非典型黄色瘤等相鉴别。

4. 网状组织细胞肉芽肿为良性肿瘤,有自愈倾向,预后良好,可手术切除。

病例 106　成人朗格汉斯细胞组织细胞增生症
(Adult Langerhans Cell Histiocytosis)

【病例简介】患者,男性,60 岁,躯干泛发褐色大斑片 3 年,斑片上及其周边出现结节半年合并溃疡 2 月。组织学检查真皮全层可见弥漫分布混合性细胞浸润,浸润的细胞中有一类较大,胞浆丰富淡染,内含有淡染的圆形、椭圆形或肾形细胞核,部分细胞可见核沟,另外可见大量的嗜酸性粒细胞、较多的淋巴细胞和浆细胞混杂浸润,局部可见胶原灶性坏死。免疫表型检测:肿瘤细胞表达 CD1a 阳性、S-100 阳性、CD68 阳性,Ki-67 增殖指数为 20%,部分小淋巴细胞表达 CD20 和 CD79a,部分表达 CD45RO 和 CD8,未见 T、B 细胞的优势增生。病理诊断:朗格汉斯细胞组织细胞增生症。

1. 临床资料

患者,男性,60 岁,躯干泛发褐色大斑片 3 年,斑片上及其周边出现结节半年合并溃疡 2 月于 2013 年 2 月来我院就诊。患者 3 年前腹部皮肤开始出现红褐色斑片约 1.0cm×2.0cm 大小,无明显自觉症状。当时未予任何处理,期间皮疹面积逐渐增大,并泛发到背部、臀部、侧腰部及腹股沟上方,颜色逐渐变深呈褐色,予口服及外用药治疗(具体不详),皮损未见好转。半年前背部斑块上成堆出现粉红色黄豆大小结节,结节逐渐增大并变硬,数量增多,并很快发展到其他斑块及周围皮肤上,期间伴随着新结节的出现及老结节的消退。两月前背部大斑块右下方上出现直径 1.0cm 左右溃疡,直径逐渐增大,经久不愈,自述轻度疼痛,因治疗效果不明显,遂来我院就诊。患者既往体健,个人史及家族史均无特殊。

体检:一般情况好,全身浅表淋巴结未触及肿大,系统检查无异常。皮肤科检查:躯干可见 6 个 2.0cm×3.0cm 到 10.0cm×12.0cm 大小的褐色斑块,边界不清,形状不规则,颜色分布不均匀;于斑块上及其周围均可见直径 0.5 ~ 2.0cm 淡红色小结节(图 106-1),数量多达三十余个,触之质硬,固定无压痛,散在分布,少数有融合倾向,少数结节表面光亮;背部大斑块的右下方可见一面积约 5.0cm×2.5cm 的溃疡,边缘不整齐,形状不规则似月牙,表面有黑褐色结痂(图 106-2)。

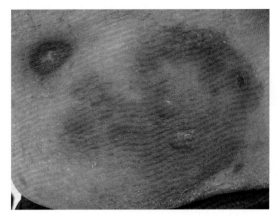

图106-1　患者腹部斑片及正常皮肤均可见
直径0.5～2.0cm淡红色小结节

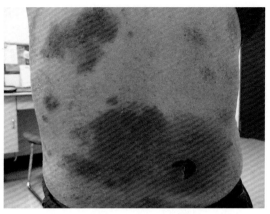

图106-2　患者背部斑片右下方可见一最大
径5.0cm的大溃疡，边缘不整齐略隆起于皮
面，形状似月牙，表面黑褐色，有结痂

实验室及辅助检查：血尿便常规、肝肾功及血糖血脂均正常，心电图、心脏彩超、腹部B
超、胸部X线、头颅及颈部CT检查未见明显异常。

取背部结节做组织学检查：表皮棘层轻度增厚，真皮全层可见弥漫分布混合性细胞浸润
（图106-3），未见明显亲表皮现象，浸润细胞深达皮下脂肪层，并在胶原及脂肪间穿梭；浸润
的细胞中有一类较大，胞浆丰富淡染，内含有淡染的圆形、椭圆形或肾形细胞核，部分细胞可
见核沟（图106-4），核仁不明显，核分裂像易见。另外可见大量的嗜酸性粒细胞、较多的淋
巴细胞和浆细胞混杂浸润，局部可见胶原灶性坏死。免疫表型检测：肿瘤细胞表达CD1α阳
性（图106-5）、S-100阳性（图106-6）、CD68阳性，Ki-67增殖指数为20%，部分小淋巴细胞
表达CD20和CD79a，部分表达CD45RO和CD8，未见T、B细胞的优势增生。

诊断：朗格汉斯细胞组织细胞增生症。

治疗：给予患者雷公藤60mg/d、强的松30mg/d治疗，早期治疗效果明显，皮损部分消
退，溃疡愈合，激素逐渐减量，在减量的过程中，皮损复发，溃疡再度出现。加用环磷酰胺

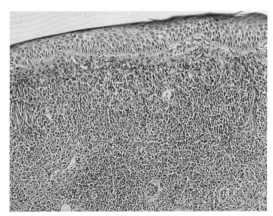

图106-3　真皮全层可见弥漫分布单个核细
胞浸润（HE染色×100）

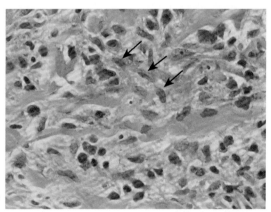

图106-4　高倍镜下浸润的细胞较大，胞浆
丰富淡染，内含有淡染的、不规则或肾形细
胞核，部分细胞可见核沟（黑色箭头所示）
（HE染色×400）

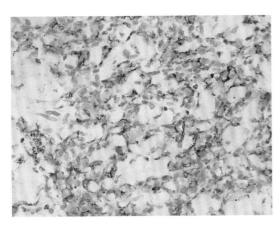

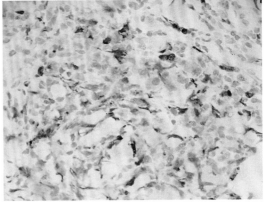

图 106-5　CD1α 蛋白　胞膜阳性（SP 法×200）　　　图 106-6　S-100 蛋白　胞核阳性（SP 法×200）

100mg/d，两周，效果不明显，患者皮损依然时好时坏，现持续随访中。

2. 讨论

朗格汉斯细胞组织细胞增生症（langerhans cell histiocytosis，LCH）又称朗格汉斯细胞病、组织细胞增生病和朗格汉斯细胞肉芽肿，临床呈谱系改变，既可单系统受累，也可多系统受累，病程及预后与发病年龄、受累器官数量及主要脏器受累的程度相关，可自愈，也可致死。传统上 LCH 被分为 letterer-Siwe 病、Hand-Schuller-Christian 病、嗜酸性肉芽肿、先天性自愈性网状组织细胞增生症。但是临床病例按以上分类时存在相当多的重叠现象，不能被确切划分为其中的某一型。组织细胞学会根据器官受累的数量分为局限性（单系统受累）和弥漫性（多系统受累），两者临床转归、治疗策略和预后方面有很大的不同，而后者又根据病程和预后分为低分险组和高分险组。

LCH 病因不明，发病年龄广，但好发于 1~3 岁儿童，男女发病率之比为 2:1。成人 LCH 的发病率为（1~2）/1 000 000，虽然在单系统受累的 LCH 中皮肤是仅次于骨的第二位易受累的器官，但单纯皮肤受累 LCH 仅占所有病例的 4.4%~7.01%，而且仅 2% 的 LCH 患者为老年人。发生于成人皮肤 LCH 临床表现多样，可以表现为红斑丘疹、斑块或局限于某一解剖部位或泛发全身的结节性溃疡性病变。好发的部位包括头皮、躯干、皮肤褶皱和间擦区域，另外黏膜的糜烂、瘀斑和肉芽肿性病变常见。皮肤病变数年后可进展为多系统受累，通常是骨、肺、肝、淋巴结、下丘脑-垂体轴和中枢神经系统，患者可有发热、体重减轻、眼球突出、尿崩症及中耳炎等。进展为系统受累的患者可能直接死于 LCH 也可能死于 LCH 相关并发症如气管炎或充血性心力衰竭。文献报道 LCH 也可伴发恶性血液病或实体瘤，包括肺及乳腺癌。因此，对于新诊断的 LCH 患者应当给予全面系统的检查，准确定位其亚型并密切监测其发展变化。

LCH 的诊断主要依据组织学及免疫组织化学检查，若电镜找到 birbeck 颗粒更支持该诊断。鉴别诊断需要与恶性淋巴瘤尤其是蕈样肉芽肿（MF）鉴别，部分 MF 可伴有明显的朗格汉斯细胞增生，本病例以朗格汉斯细胞增生为主，而淋巴细胞部分表达 CD20、CD79a，部分表达 CD45RO 和 CD8，未见 T、B 细胞的优势增生，因此病理符合 LCH 诊断。此外还需要与皮肤肉芽肿性病变，皮肤 Rosai-Dorfman 病及播散性黄瘤等鉴别。LCH 的组织学改变与肉芽肿性病变不同，但当 LCH 中朗格汉斯细胞少且分布不均匀，炎细胞浸润较多、较密，遮盖了组织细胞时易误诊为感染性肉芽肿等疾病。此时需要结合临床表现，仔细寻找证据并结合免疫组化结果，可以作出正确的诊断。皮肤 Rosai-Dorfman 病组织学可见真皮内弥漫、呈簇或散在分布的大而淡染的组织细胞伴伸入运动，并有混合性炎细胞浸润，免疫组化显示 S-100 阳性，CD68 阳性，CD1a 阴性。播散性性黄瘤的患者为多发性丘疹，可融合，多有肥胖、高脂血症，镜下可见较多的组织细胞、泡沫细胞及炎细胞混合存在，CD68 阳性，S-100 阴性，CD1a 阴性。

文献报道皮肤 LCH 的治疗方案有多种，但均较温和，如局部或系统应用糖皮质激素、补骨脂素长波紫外线（PUVA）、口服沙利度胺[9]等均有一定的治疗效果。文献 LCH 单器官受累预后较好，5 年生存率接近 100%。但皮肤 LCH 的预后具有争议：虽然为良性病程，但对各种治疗的反应很差，容易复发。本病例早期治疗效果明显，但激素减量过程中，皮损复发，加用环磷酰胺治疗效果不明显，整个疾病表现为一种有效与复发交替，所以对患者密切观察，定期检查，长期随访显得尤为重要。

（顾安康）

> ## 点评

1. 报道了成人单纯皮肤受累的朗格汉斯细胞组织细胞增生症（LCH）病例，皮疹损害为躯干泛发褐色大斑片，斑片上及其周边出现结节半年合并溃疡。

2. 组织学检查真皮全层可见弥漫分布混合性细胞浸润，浸润的细胞中可见朗格汉斯细胞组织细胞，表达 CD1a 阳性、S-100 阳性、CD68 阳性。

3. LCH 的诊断主要依据组织学及免疫组织化学检查，此外还需要与皮肤肉芽肿性病变，皮肤 Rosai-Dorfman 病及播散性黄瘤等鉴别。此时需要结合临床表现，仔细寻找证据并结合免疫组化结果，作出正确的诊断。

4. 但皮肤 LCH 的预后具有争议，虽然为良性病程，但对各种治疗的反应很差，容易复发，长期随访显得尤为重要。

病例 107　皮肤 Rosai-Dorfman 病
（Rosai-Dorfman disease）

【病例简介】患者，女性，57 岁，左侧背部红斑 1 年，其上出现小结节半年，皮损组织病理检查：真皮大量组织细胞及炎细胞浸润，在部分组织细胞的胞浆内可见被吞噬的完整的淋巴细胞、中性粒细胞等，组织细胞 S-100 和 CD68 阳性，CD1a 阴性。全身系统检查未见淋巴结肿大和其他皮肤外的病变，诊断为皮肤窦组织细胞增生症伴巨大淋巴结病（Rosai-Dorfman 病）。

1. 临床资料

患者，女性，57 岁，因左侧背部红斑 1 年，其上出现小结节半年于 2013 年 4 月 10 日来我院门诊就诊。患者 2012 年 5 月于左侧背部发现一约指肚大小的片状浸润性红斑，面积逐渐增大，因无明显自觉症状，故未曾就诊。半年前于红斑中央最先出现一大米粒大淡红色小结节，此后类似皮疹逐渐增大数量逐渐增多，并出现融合趋势，偶有结节破溃结痂，并伴轻度疼痛，自用激素软膏无明显疗效，为明确诊治遂来我院。患者既往体健，无系统疾病史，否认病损处外伤及蚊虫叮咬史，家族中无类似病史。

体格检查：全身浅表淋巴结未触及肿大，系统检查无异常。

皮肤科检查:左侧背部可见6.0cm×2.5cm大小的片状浸润性红斑,边界不清且不规则,其上可见十余个小结节,直径0.5~0.8cm不等,淡红色,少数结节表面光亮,有融合倾向,质中等,其中两个较大的结节表面有破溃结痂(图107-1)。

实验室及辅助检查:血常规、肝肾功能、血糖、血脂均在正常范围,头颈部CT、心电图、胸部X线、腹部B超均未见异常。取后背结节做组织病理学检查:表皮棘层增厚,真皮内可见组织细胞、淋巴样细胞、浆细胞、中性粒细胞和少量嗜酸粒细胞呈弥漫性浸润(图107-2),组织细胞呈单个或三五成簇星空样分布,胞体大,多边形,胞浆丰富淡染,边缘不规则似羽毛,核大空泡状,部分大的组织细胞胞质内可见吞噬多个形态完整的淋巴细胞、浆细胞和中性粒细胞(图107-3)。免疫组织化学检查显示,组织细胞S-100强阳性(图107-4),CD68强阳性(图107-5),CD1a阴性,组织细胞周围炎细胞标记CD3、CD45RO阳性,少数细胞CD20、CD79a阳性。病理诊断为皮肤窦性组织细胞增生症。

治疗:给与患者活血化瘀类的中药治疗,皮损未见消退亦无明显发展,持续随访中。

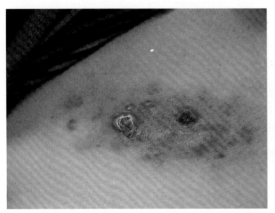

图107-1 左侧背部可见6.0cm×2.5cm的片状红斑,其上可见十余个小结节,直径0.5~0.8cm不等,淡红色,其中较大的两个表面破溃结痂

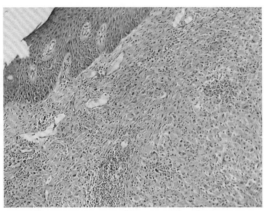

图107-2 表皮棘层增厚,真皮内大量组织细胞及炎细胞浸润(HE染色×100)

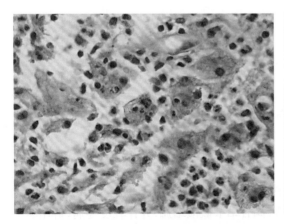

图107-3 多边形组织细胞夹杂淋巴细胞、浆细胞和中性粒细胞,组织细胞内可见吞噬多个形态完整的淋巴细胞及中性粒细胞(HE染色×400)

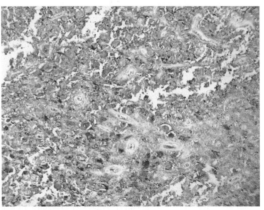

图107-4 组织细胞S-100强阳性表达(SP法×200)

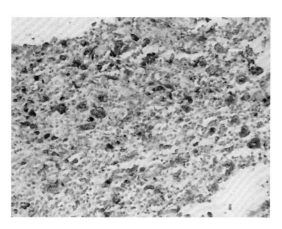

图 107-5　组织细胞 CD68 强阳性表达(SP 法 ×200)

2. 讨论

窦组织细胞增生症伴巨大淋巴结病(sinus histiocytosis with massive lymphade-nopathy,SHML)是一种病因不明的特发性组织细胞紊乱增生性疾病,Rosai 和 Dorfman 首先阐明了其独特临床病理学特点,故又称为 Rosai-Dorfman disease(RDD)。男性患病率略高(1.4:1),各年龄段均可累及,主要侵犯 20 岁以下的人群。临床特征为颈部巨大无痛性淋巴结,通常为双侧性,并可累及腋窝、腹股沟、主动脉旁和纵膈淋巴结,约 43% 的患者可同时伴有淋巴结外受累,如皮肤、骨骼、鼻窦、上呼吸道、中枢神经系统等,其中以皮肤受累最为常见,约占 10%。单纯的皮肤受累者(CRDD)少见,占所有患者的 3%,迄今为止,国外文献约有 90 例左右的病例报告,与 RDD 常见于年青男性不同,CRDD 患者年龄较大(中位年龄 45 岁),且女性多见(1.8:1),皮损通常表现为丘疹结节、融合斑块和肿瘤,常呈红色或棕色,皮损可以单发、在一个解剖部位呈簇发生或泛发[4],其中以丘疹结节型最易见(79.5%),最常累及的部位是面部,其次是躯干和四肢,但 Kong 等的调查是以躯干为最多见。更少见的情况下表现为肉芽肿性玫瑰痤疮样、巨大环状肉芽肿样、痤疮样和脓疱型损害,另外也有血管炎样损害的报道。

CRDD 的与系统型 RDD 的病理学改变基本一致,镜下特征为散在、簇状或成片分布的大的多边形组织细胞,夹杂淋巴细胞、浆细胞、中性粒细胞和嗜酸性粒细胞旺炽浸润,最具特征性的表现是伸入运动(emperipolesis,组织细胞胞质内可见吞噬多个形态完整的淋巴细胞及少数浆细胞和中性粒细胞),组织细胞 S-100 蛋白阳性,CD68 阳性,CD1a 阴性,电镜下无 Birbeck 颗粒,淋巴细胞、浆细胞基因重排研究表明均为多克隆性。Wang 等发现 43% 的患者见到中性粒细胞形成的脓疡,90% 的患者出现血管增生,48% 的皮损可见纤维变性。

CRDD 应与发疹性黄瘤、感染性肉芽肿、郎格汉斯组织细胞增生病、网状组织细胞肉芽肿等鉴别,结合临床病史,组织学及免疫组织化学检查结果等可资鉴别。CRDD 发生系统累及的可能性极小,多数皮损无症状,经数月至数年后可缓慢自行消退,因此不需要治疗。文献报道应用糖皮质激素、沙立度胺、口服阿维、冷冻治疗、放射治疗及手术切除等亦有不同的疗效。本例患者临床上并未给以特殊的处理,口服活血化瘀的中药,并长期随访,患者病情稳定,无进展。总之,本病的治疗方法都是试探性的,疗效不一,在选择治疗方法时应当根据病情而定,进行长期随访观察十分必要。

(顾安康)

▶ 点评

1. 报道了皮肤窦性组织细胞增生症(CRDD)病例,皮损损害为左侧背部红斑,其上伴小结节形成。

2. 皮损组织病理检查可见真皮大量组织细胞及炎细胞浸润,组织细胞的胞浆内可见被吞噬的完整的淋巴细胞、中性粒细胞等,表达 S-100 和 CD68 阳性,CD1a 阴性。

3. CRDD 应与发疹性黄瘤、感染性肉芽肿、郎格汉斯组织细胞增生病、网状组织细胞肉芽肿等鉴别,结合临床病史,组织学及免疫组织化学检查结果等可资鉴别。

4. CRDD 发生系统累及的可能性极小,多数皮损无症状,经数月至数年后可缓慢自行消退,因此不需要治疗。总之,本病的治疗方法都是试探性的,疗效不一,在选择治疗方法时应当根据病情而定,进行长期随访观察十分必要。

病例108　皮肤单纯性淋巴管瘤
（Lymphangioma）

【病例简介】患者,男性,19 岁,右大腿外侧群集的暗红色张力性水疱半年,轻度压痛。皮损组织病理检查示:表皮棘层轻度增厚,真皮乳头可见显著扩张的淋巴管,内容清亮液体。诊断:淋巴管瘤。

1. 临床资料

患者,男性,19 岁,右大腿外侧群集的暗红色张力性水疱半年,轻度压痛。患者于半年前无明显诱因于右大腿外侧出现暗红色张力性小水疱,直径 2~3mm,有轻度压痛,曾与当地医院就诊,诊断为带状疱疹,给予抗病毒治疗,效果欠佳,且随着时间推移,水疱数目增多至上百个,部分出现融合倾向,为明确诊断来我院就诊。家族中无类似疾病患者,余无特殊。

体检:青年男性,一般情况好。系统检查无异常发现。

皮肤科检查:右大腿外侧面积约 10cm×5cm 暗红色区域,其上散在分布着直径 2~3mm 的小水疱,暗红或紫红,疱壁坚实紧张,表面光亮,部分水疱群集有融合倾向,皮损边界较为清楚(图 108-1)。

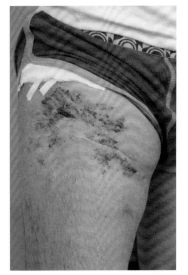

实验室检查:血尿常规正常,肝、肾功能和血糖、血脂正常。右下肢血管彩超未见明显异常。

组织病理检查:表皮棘层轻度增厚,真皮乳头可见显著扩张的淋巴管,内容清亮液体(图 108-2,图 108-3)。

诊断:皮肤单纯性淋巴管瘤。

图 108-1　右大腿根部外侧群集的暗红色张力性小水疱

2. 讨论

淋巴管瘤(lymphangioma,LA)是发生在淋巴系统的良性肿瘤。目前多认为是由于淋巴管先天发育畸形,或有某些原因引起淋巴液排泄障碍造成淋巴液潴留导致淋巴管扩张、增生而形成的。大多数患者在出生或出生不久发病,但也有迟发者或老年发病。本例患者则属于迟发型。

国内外学者对 LA 的分类不同,目前多采用 Wegner 分类方法,即将 LA 分为三类,单纯性淋巴管瘤、海绵状及囊状淋巴管瘤。LA 约 95% 发生在颈部和腋窝,其他部位少见。根据病史,本例患者应发育过程形成的畸形所致,临床结合组织病理可诊断为体表单纯性淋巴管

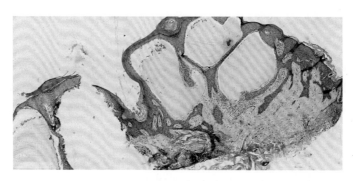

图 108-2　表皮棘层轻度增厚,真皮乳头可见高度扩张的淋巴管(HE 染色×40)

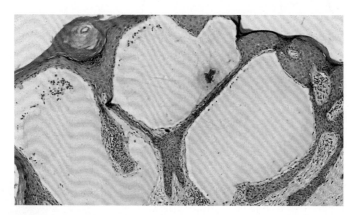

图 108-3　真皮乳头可见高度扩张的淋巴管,管内容清亮液体(HE 染色×100)

瘤,组织病理特点为高度扩张的淋巴管,内衬一层扁平上皮细胞,囊内含丰富淋巴液及淋巴细胞,此型在临床较为少见。初诊易误诊为带状疱疹,但后者病程相对较短,伴神经性疼痛有助鉴别诊断。皮肤组织病理可明确诊断。治疗可选择硬化疗法、电灼、冷冻或激光治疗。

（顾安康）

▶ 点评

1. 报道了皮肤单纯性淋巴管瘤病例,皮损为右大腿外侧群集的暗红色张力性水疱。

2. 皮损组织病理检查真皮乳头可见显著扩张的淋巴管,内容清亮液体。

3. 该病例易误诊为带状疱疹,需结合临床及组织病理诊断。

4. 治疗可选择硬化疗法、电灼、冷冻或激光治疗。

病例 109　淋巴管瘤伴复发型单纯疱疹
（Lymphangioma with Recurrent Herpes Simplex）

【病例简介】患者,女性,14 岁。臀左侧水疱 5 年,周围新生小水疱伴瘙痒疼痛 3 天。皮肤组织病理学检查:真皮内淋巴管扩张呈囊状,囊状淋巴管上方表皮变薄,淋巴管腔内见凝固淋巴液、少量淋巴细胞,间隙组织内有淋巴细胞浸润。扩张的淋巴管周围可见较多小的被挤压的血管,管壁为单层扁平上皮,腔内含较多的红细胞。诊断:淋巴管瘤伴复发型单纯疱疹。

1. 临床资料

患者,女性,14 岁。因臀左侧水疱 5 年,周围新生小水疱伴瘙痒疼痛 3 天,于 2012 年 7 月就诊。自述 5 年前,臀左侧近臀沟皮肤发红瘙痒(未见水疱),在当地医院按湿疹治疗,疗效不显。3 年前逐渐出现少量米粒大小丘疹、水疱,偶有痒感,当地医院亦按湿疹治疗。以后皮损不断增多、扩大,呈簇集分布。水疱摩擦破溃后可有无色或红色黏液流出。1 年前臀左侧外部出现针尖样大小水疱伴瘙痒、疼痛,当地医院诊断为单纯疱疹,曾给予抗病毒药物治疗 1 周后好转(具体药物不详)。后在 1 年内类似症状反复发作 6 次,偶伴低热,都经抗病毒及对症治疗后好转。3 天前无明显诱因,臀左侧外部再次出现密集的针尖大小水疱伴瘙痒疼痛。

既往史:既往体健。

家族史:家族成员无类似疾病。

体格检查:各系统检查未见异常。

皮肤科检查:皮损分布于臀左侧,其中近臀沟处皮疹为绿豆大小簇集性透明性水疱,部分水疱壁增生并融合成黄色疣状斑块,水疱间有暗红色血痂,周围散在栗粒样丘疹,皮疹处较周围正常皮肤略红,水疱壁薄柔软,无压痛,皮温正常。刺破水疱壁见无色黏液流出(图109-1)。外侧皮疹呈淡红色密集性针尖大小水疱,触之灼热(图109-2)。

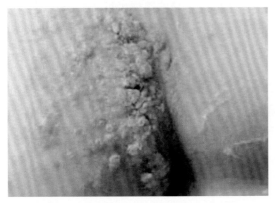
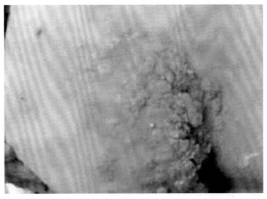

图 109-1　近臀沟处皮疹为绿豆大小簇集性透明性水疱,部分水疱壁增生融合成黄色疣状斑块,水疱间有暗红色血痂

图 109-2　臀左侧外部皮疹呈红色密集针尖大小水疱

实验室检查:血、尿常规及肝肾功能未见异常。

皮肤组织病理学检查:真皮内淋巴管扩张呈囊状,囊状淋巴管上方表皮变薄,淋巴管腔内见凝固淋巴液、少量淋巴细胞,间隙组织内有淋巴细胞侵润。扩张的淋巴管周围可见较多小的被挤压的血管,管壁为单层扁平上皮,腔内含较多的红细胞(图109-3,图109-4)。

诊断:淋巴管瘤伴复发型单纯疱疹。

2. 讨论

淋巴管瘤过去认为是一种淋巴管的良性过度增生,按照 Wegner 分类方法可分为 3 型:单纯性淋巴管瘤;海绵状淋巴管瘤;囊状淋巴管瘤。但目前认为单纯性淋巴管瘤、囊状淋巴

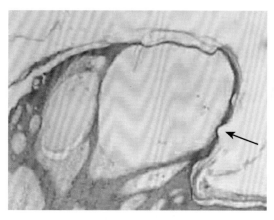

图109-3　真皮内淋巴管扩张呈囊状,囊状淋巴管上方表皮变薄,淋巴管腔内见凝固淋巴液(HE染色×100)

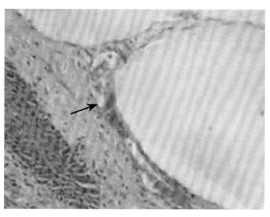

图109-4　扩张的淋巴管周围可见被挤压的血管,腔内含较多的红细胞(HE染色×400)

管瘤属淋巴管畸形,不属于肿瘤性的增生。单纯性淋巴管瘤现在又名浅表淋巴管畸形,表现为高出皮面的针尖至豌豆大小的群集、张力性水疱,可散在分布也可群集成蛙卵样结构。水疱呈半透明乳白色或淡黄色,内含有淋巴液,但有时含有血液而呈淡紫色、暗红色或黑色。部分水疱间甚至顶部皮肤可呈褐色疣状外观,可被误诊为病毒疣。该患者的皮损表现结合皮肤病理显示为典型的单纯性淋巴管瘤。淋巴管瘤可发生于身体含有淋巴组织的各个部位,约95%发生在颈部和腋窝(颈部约占75%,腋窝占20%),其他部位少见。对于本病发生在皮肤且表面呈疣状增生同时合并复发型单纯疱疹的文献报道较少。淋巴管瘤周围的复发型单纯疱疹据笔者推测可能与该部位反复摩擦、破溃、感染等不良刺激及血运营养供应缺乏有关。对于该患者的复发型单纯疱疹及皮损破溃部位首先给予抗病毒、抗感染治疗,经过1周的积极治疗单纯疱疹水疱消退,破溃部位愈合,余无其他不适症状。对于淋巴管瘤因其可向周围浸润性生长,加之表面皮损与深部淋巴池之间存有血管相连而易导致复发,故建议先使用MRI、放射性核素扫描或其他合适的影像技术来确定病变范围。之后再给予硬化疗法、电烧灼、冷冻及手术等适宜的治疗方法。

(张峻岭　顾安康)

▶ 点评

1. 报道淋巴管瘤伴复发型单纯疱疹病例。皮疹表现为群集性暗红色张力性水疱5年,周围新生小水疱伴瘙痒疼痛3天。

2. 病理特点:真皮内淋巴管扩张呈囊状,淋巴管腔内见凝固淋巴液。

3. 淋巴管瘤周围的复发型单纯疱疹可能与该部位反复摩擦、破溃、感染等不良刺激及血运营养供应缺乏有关。

病例110　嗜酸细胞增多性血管淋巴样增生
(Angiolymphoid Hyperplasia with Eosinophilia)

【病例简介】患者,男性,48岁,下颌部出现丘疹结节伴瘙痒,搔抓后出血2年。病理检查:表皮大致正常,真皮内大量增生的毛细血管,管腔不规则,管周大量嗜酸性粒细胞及淋巴细胞浸润;毛细血管内皮细胞增生、肿胀,并向腔内突起。

诊断:嗜酸细胞增多性血管淋巴样增生。

1. 临床资料

患者,男性,48 岁,因下颌部出现紫红色丘疹结节伴瘙痒,搔抓后出血 2 年,于 2008 年 5 月来我院门诊就诊。2 年前无明显诱因下颌部出现绿豆大小紫红色丘疹,轻度瘙痒,抓后有出血。皮损逐渐增多增大,未予诊治。既往体健,家族无类似病史。

体格检查:系统检查未见异常。

皮科检查:下颌部簇集多个黄豆至蚕豆大小的紫红色结节突出皮面,部分呈半球型隆起,表面光滑无鳞屑,触之较硬,无明显压痛(图 110-1)。

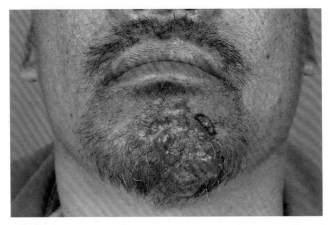

图 110-1 下颌部簇集多个黄豆大小的紫红色结节,部分呈半球型隆起

实验室检查:血尿常规无异常,嗜酸性粒细胞计数正常。

皮损组织病理检查:表皮大致正常,真皮内大量增生的毛细血管,管腔不规则,管周大量嗜酸性粒细胞及淋巴细胞浸润;毛细血管内皮细胞增生、肿胀,并向腔内突起(图 110-2,图 110-3)。

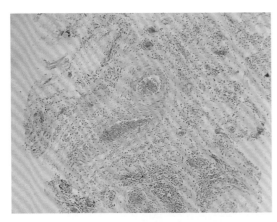

图 110-2 表皮大致正常,真皮内大量增生的毛细血管(HE×40)

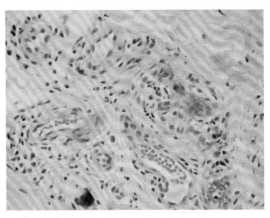

图 110-3 真皮内大量增生的毛细血管,管腔不规则,管周大量嗜酸性粒细胞及淋巴细胞浸润;毛细血管内皮细胞增生、肿胀,并向腔内突起(HE×400)

诊断：嗜酸性粒细胞增多性血管淋巴样增生。

治疗：转入外科手术治疗。

2. 讨论

嗜酸性粒细胞增多性血管淋巴样增生(angiolymphoid hyperplasia with eosinophilia, ALHE)是一种原因不明的良性血管性损害，其发病可能与外伤、动静脉畸形、内分泌、肿瘤有关。有国外报道1例老年鳞癌患者同时伴有 ALHE 皮损，在手术切除恶性肿瘤后，ALHE 皮损自行消退，所以必须警惕 ALHE 良性表现的背后可能存在恶性病因。ALHE 好发于 30～40 岁非东方女性，病变常累及真皮和皮下组织，临床表现多样，皮损多始发于头颈部位，发展缓慢，但也可发生于其他部位，黏膜损害罕见，国外有播撒性 ALHE 的报道。皮损主要表现为单发或多发红色至棕色的丘疹或结节，亦有瘙痒疼痛，甚至可能毁容等病态表现。病理特征为真皮和皮下组织血管增生，内皮细胞肿胀，突向血管腔，同时伴有淋巴细胞、组织细胞、嗜酸性粒细胞浸润。诊断主要依靠病理和/或血管造影。临床上主要与血管瘤、血管肉瘤以及 Kimura 病鉴别，Kimura 病是一种罕见的、原因不明的炎症性疾病，主要见于亚洲的男性，该病具有特征性三联征，即头颈部无痛性的皮下肿块、血和组织的嗜酸性粒细胞增多和血清 IgE 水平显著增高。ALHE 的治疗方法很多，包括外科切除、冷冻、局部放疗，皮损内注射糖皮质激素、干扰素，外用米喹莫特和各种激光等，但每种方法都有其局限性和不可避免的副作用，标准的外科切除是首选治疗。

（马铁牛）

 点评

1. 临床表现为下颌部紫红色丘疹结节伴瘙痒，搔抓后出血。

2. 病理检查真皮内毛细血管增生、肿胀，并向腔内突起，伴嗜酸性粒细胞及淋巴细胞浸润。

3. 本病例皮损发生于面部，临床少见。

4. 本病首选外科切除治疗。

病例 111　鼻部假性淋巴瘤 3 例
（Cutaneous Pseudolymphoma）

【病例简介】报告3例鼻部假性淋巴瘤，三例患者发病前均无明显诱因，病程1～2个月。3例患者皮肤组织病理均可见真皮内致密淋巴样细胞浸润，免疫组化染色 CD3(+)，CD4(+)，CD8(+)，CD45RO(+)，CD20(+)，CD79α(+)，CD68(+)，CD30(−)，例 1Ki-67(+15%)，例 2(+10%)，例 3(+2%)。根据皮损特点、组织病理检查和免疫组化染色结果可诊断为皮肤假性淋巴瘤。

1. 临床资料

病例 1：患者，女性，22岁，左侧鼻翼红色结节，偶伴瘙痒1个月余。患者1个月前无明确诱因左侧鼻翼出现一绿豆大红色丘疹，偶伴瘙痒，自以为"青春痘"未予理会，皮疹继续增大，自行外用"红霉素眼膏"及"痤疮膏"半月余未见明显疗效，遂就诊于我院皮肤科。既往体健,否认外伤及昆虫叮咬史等。

　　体格检查:浅表淋巴结未及肿大,系统检查未见异常。皮肤科检查:左侧鼻翼可见一直径1.5cm左右的红色半球形结节,表面少量鳞屑,边界清,无明显浸润感(图111-1),触之稍韧,无压痛,活动度稍差。

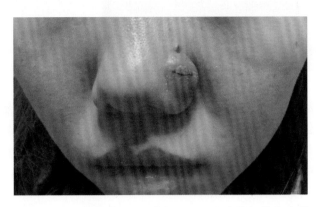

图111-1　左侧鼻翼可见一直径1.5cm左右的红色半球形结节,表面少量鳞屑,边界清,无明显浸润感,触之稍韧,无压痛,活动度稍差

　　皮损组织病理检查:表皮棘层灶性变薄,真皮内小血管扩张,弥漫性淋巴样细胞、浆细胞及组织细胞浸润(图111-2,图111-3)。免疫组化检查:CD4(++),CD8(+),CD45RO(+++),CD20(++),CD79α(++),CD68(+),增殖核抗原Ki-67(15%+)及CD30(-)。基因重排显示多克隆性增生。基因重排结果:IGH Tube A(FR1-JH)-,IGH Tube B(FR2-JH)-,IGH Tube C(FR3-JH)-,IGH Tube A(VK-JK)-,IGH Tube B(NK-Kde+intron-kde)-。

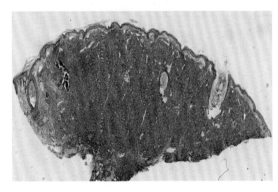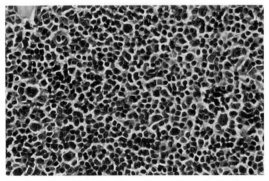

图111-2,图111-3　表皮棘层灶性变薄,真皮内小血管扩张,弥漫性淋巴样细胞、浆细胞、组织细胞浸润(4:HE×10;5:HE×400)

　　诊断:皮肤假性淋巴瘤。

　　病例2:患者,女性,64岁,左侧鼻翼红色结节1个月。患者1个月前无明显诱因左侧鼻翼处出现一米粒大红色丘疹,无自觉症状未予重视,后皮损迅速增大至蚕豆大,无破溃出血,自行外用药膏(具体不详)1周未见疗效,遂就诊于我院。否认发病前有局部昆虫叮咬及外伤史,家族中无类似疾病患者,无长期服药史。既往有糖尿病及高血压数年未治疗。

　　体格检查:浅表淋巴结无增大,系统检查无异常。皮肤科检查:左侧鼻翼处见一直径约

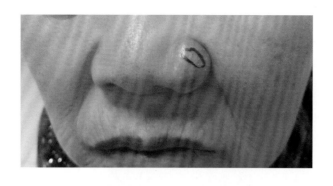

图 111-4　左侧鼻翼处见一直径约 1.3cm 大小的暗红色肿物,表面少量细碎鳞屑,界清,有轻度浸润感,无破溃,质中,无压痛

1.3cm 暗红色肿物,表面少量细碎鳞屑,界清(图 111-4),有轻度浸润感,无破溃,质中,无压痛。

皮损组织病理检查:表皮角化过度伴角化不全,棘层轻度增厚,真皮内可见致密的淋巴样细胞、组织细胞及少量上皮样细胞浸润(图 111-5)。免疫组化染色结果:CD3(+),CD4(++),CD8(+),CD45RO(++),CD20(+++),CD79α(++)(图 111-6),CD68(+),Ki-67(10%+)及 CD30(-)。

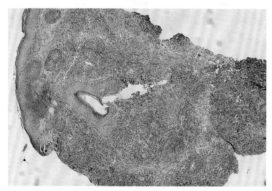

图 111-5　表皮角化过度伴角化不全,棘层轻度增厚,真皮内可见致密的淋巴样细胞、组织细胞及少量上皮样细胞浸润。(HE×40)

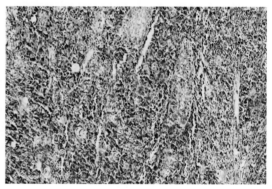

图 111-6　免疫组化 CD79α 弥漫性强阳性(SP 法×100)

诊断:皮肤假性淋巴瘤。

病例 3:患者,女性,42 岁,右侧鼻翼红色结节伴瘙痒两个月。患者自述 2 个月前无明显诱因右侧鼻翼轻微瘙痒,经搔抓后出现片状红斑,继而在红斑基础上出现一米粒大红色丘疹,丘疹渐增大成一红色结节。患者曾就诊于当地县医院,未明确诊断给予"扑尔敏"口服及"激素药膏"(具体不详)外用 10 余天,未见明显疗效,皮疹仍继续增大。后就诊于当地一小诊所给予自制药水外用数天仍未见明显疗效,遂就诊于我院。既往体健,否认长期服药史,否认局部外伤及昆虫叮咬史。

体格检查:系统查体未见异常,浅表淋巴结未触及增大。皮肤科检查:右侧鼻翼见一直径约 2cm 大小的红色半球形结节,表面光滑,边界清楚(图 111-7),触之稍韧,无压痛。

皮损组织病理检查:表皮角化不全,浅表结痂,棘层增厚,真皮内可见弥漫性淋巴样细胞、浆细胞及少数嗜酸性粒细胞浸润(图 111-8,图 111-9)。免疫组化染色结果:CD3(+),CD4(+),CD45RO(+++)(图 111-10),CD20(++),CD79α(+),CD68(+),Ki-67(+2%)及 CD30(-)。

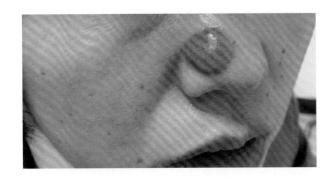

图 111-7　右侧鼻翼见一直径约 2cm 大小的红色半球形结节,表面光滑,边界清楚

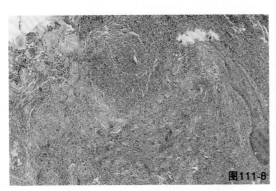

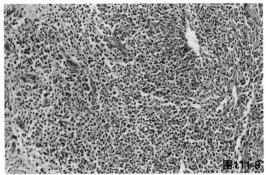

图 111-8,图 111-9　表皮角化不全,浅表结痂,棘层增厚,真皮内可见弥漫性淋巴样细胞、浆细胞及少数嗜酸性粒细胞浸润。(H:HE×40;I:HE×200)

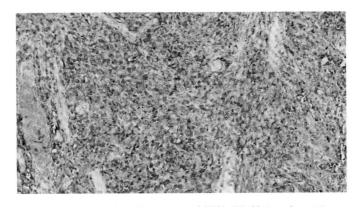

图 111-10　免疫组化 CD45RO 弥漫性强阳性(SP 法×100)

诊断:皮肤假性淋巴瘤。

2. 讨论

本文三例病例均为女性,均为发生于鼻翼部位边界清楚表面光滑发亮的红色半球形肿物,触之稍韧,压之不痛。一例有轻微瘙痒,余两例无明显自觉症状。发病前均无明显诱因。发病后增长迅速。均未出现破溃出血等。组织病理学特征为表皮下可见或无浸润带,真皮内呈结节状或弥漫性分布的淋巴细胞浸润,细胞大小形态较一致,未见明显异型性,未见典型滤泡样结构,同时还可见其他炎细胞,呈混合性细胞浸润。免疫组化染色结果示:B 淋巴细胞标志物 CD20、CD68、CD79α 阳性;T 淋巴细胞标志物 CD3、CD4、CD8、CD45RO 阳性;组织细胞表面标志物 CD68 均为阳性;显示细胞活化状态的 CD30 阴性。细胞增殖活性 Ki-67

有 1 例达 15%,1 例 10%,1 例 2%。根据皮损特点、组织病理检查和免疫组化染色结果可诊断为皮肤假性淋巴瘤,此三例均为 B 细胞假性淋巴瘤,免疫标记显示由 T 细胞和 B 细胞混合组成,有时 T 细胞可占优势。

皮肤假性淋巴瘤(cutaneous pseudolymphoma,CPL)是指组织病理学或临床表现类似皮肤淋巴瘤,但具有良性生物学行为的一组淋巴组织增生性疾病,主要包括:皮肤淋巴细胞浸润症、皮肤淋巴细胞瘤、药物性假性淋巴瘤、皮肤炎性假瘤、光线性类网织细胞增生症、持续性结节性节肢动物咬伤反映、CD30+T 细胞假性淋巴瘤、HIV 感染的不典型皮肤淋巴增生性疾病、反应性血管内皮细胞瘤和肢端假性淋巴瘤样血管角皮瘤等。皮肤假性淋巴瘤按浸润细胞种类也可分为皮肤 T 细胞假性淋巴瘤(CTPL)和皮肤 B 细胞假性淋巴瘤(CBPL),按皮损分布范围可分为局限性和泛发型。假性淋巴瘤虽为良性疾病,但少部分病人可发展成恶性淋巴瘤,故要把假性淋巴瘤与恶性淋巴瘤区分开来必须有辅助技术支持如免疫显型测定和受体基因重排。王玲及张理涛等认为 TCR-y 和 IgH 基因重排检测在鉴别 CPL 良恶性方面具有参考意义。部分学者提出在初次皮肤损害活检后 5 年以上无系统受累的证据方可确诊 CPL。皮肤假性淋巴瘤的病因尚未完全明确,部分人认为药物、外来抗原(文身染料、昆虫叮咬、疫苗接种、脱敏注射、接触过敏原、外伤、镀金耳饰),感染(伯氏疏螺旋体、疱疹病毒、HIV)、日光过敏等均可诱发。沈宏等报道一例口服抗抑郁类药丙米嗪导致泛发性皮肤假性淋巴瘤的病例。Kluger 等报道了 7 例假性淋巴瘤患者发病前曾有纹身史。

皮损好发于面部(尤其鼻部、颊部及耳垂)、胸部、上肢,腰部以下较少见。皮损形态及严重程度不一,典型皮损为直径 1~3cm 左右红色或褐红色半球形隆起的结节,单个或数个簇集分布,甚至融合成直径 3~5cm 的斑块,边界清楚,质较硬。

假性淋巴瘤的病理特点是:不侵犯表皮,真皮浅层有或者无浸润带,真皮浅中层炎细胞呈楔形浸润,呈"头重脚轻"的趋势。浸润细胞呈团块状或弥漫性,主要为淋巴细胞、组织细胞,部分也可见少量嗜酸性粒细胞及浆细胞等,无明显异形性,亦无附属器的破坏,淋巴细胞周围无空晕,部分病理组织切片可出现淋巴滤泡样结构。另外免疫组化表现为成熟的淋巴细胞和组织细胞。皮肤假性淋巴瘤为多克隆性。临床上注意和结节病、颜面播散性粟粒性狼疮、血管瘤、急性发热性嗜中性皮病等相鉴别,但在组织病理上它们有显著差别可以区分。在病理上主要与恶性淋巴瘤相区别。恶性淋巴瘤的瘤体浸润更深,以真皮下部为主,呈"头轻脚重"趋势,真皮内浸润细胞更致密,形态单一,瘤细胞数量大,境界不清楚,且浸润细胞异型性较明显。

局限型皮肤假性淋巴瘤可采用肌肉注射 IFN、皮损内注射糖皮质激素、冷冻、手术等,对放射治疗也敏感,也可外用他克莫司及激素等治疗。泛发型者可口服硫酸羟氯喹,雷公藤多甙、沙利度胺以及糖皮质激素等治疗。

(刘玉洁)

▶ **点评**

1. 报道了 3 例鼻部假性淋巴瘤,均为女性,发生于鼻翼部位边界清楚表面光滑发亮的红色半球形肿物,触之稍韧,压之不痛。

2. 假性淋巴瘤的病理特点是:不侵犯表皮,真皮浅中层炎细胞呈楔形浸润,浸润细胞呈团块状或弥漫性,主要为淋巴细胞、组织细胞,无明显异形性,亦无附属器的破坏。另外免疫组化表现为成熟的淋巴细胞和组织细胞。皮肤假性淋巴瘤为多克隆性。

3. 临床上注意和结节病、颜面播散性粟粒性狼疮、血管瘤、急性发热性嗜中性皮病等相鉴别,在病理上主要与恶性淋巴瘤相区别。

病例112 淋巴瘤样丘疹病
(Lymphomatoid Papulosis)

【病例简介】患者,男性,19 岁,主因周身丘疹水疱反复发作 3 个月余入院。皮肤组织病理显示:表皮楔形坏死,棘层轻度增厚,棘细胞水肿,基底细胞灶性液化变性。真皮内毛细血管扩张、充血,红细胞外渗,血管周围密集淋巴细胞、中性粒细胞及嗜酸性粒细胞浸润,部分淋巴细胞核内陷,呈脑回状,少数核大深染。淋巴结活检:反应性增生;免疫组化:CD45$_{RO}$(+)、CD$_3$(+)CD$_{30}$(-),P$_{80}$(-)。结合临床与各项检查特点诊断:淋巴瘤样丘疹病。此患者用了地塞米松 5mg/d 加雷公藤多苷 60mg/d 治疗,治疗 10 余日左右患者溃疡开始愈合,黑色痂皮开始脱落,由于经济原因放弃治疗。

1. 临床资料

患者,男性,19 岁,主因周身丘疹水疱反复发作 3 个月入院。患者于入院前 3 个月无明显诱因躯干、颜面出现水肿性红色丘疹,周围可见淡红斑,以后皮疹中央出现豆大水疱,水疱干涸后结黑色硬痂,痂皮脱落留有萎缩性脐状凹陷,就诊于当地医院疗效不佳,病情加重蔓延于周身,口腔与龟头黏膜出现同样损害,皮疹触痛,为求进一步治疗以血管炎?急性痘疮样糠疹?收住入院。

体检:一般情况可,体温 38.0℃,心肺腹未见异常发现。皮肤科检查:双眼睑肿胀,唇黏膜有 1×1cm 大小的溃疡,可见黄色脓性分泌物,四肢躯干多个黑色坏死性结痂,痂脱后留有脐状凹陷与萎缩性斑块,龟头部有豆大溃疡,中央凹陷坏死。下肢可见多个红色斑丘疹、水肿性丘疹,虹膜样损害,部分皮疹中央有脓疱(图 112-1,图 112-2),双腋下、双腹股沟、双颌下、耳前、耳后可扪及肿大淋巴结,触痛,光滑,无明显粘连。

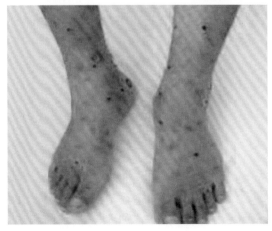

图 112-1 下肢可见多个红色斑丘疹、水肿性丘疹,虹膜样损害,部分皮疹中央有脓疱

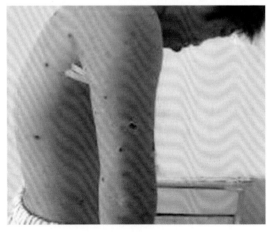

图 112-2 躯干多个黑色坏死性结痂,痂脱后留有脐状凹陷与萎缩性斑块

实验室检查：血常规：白细胞 $9.8\times10^9/L$，淋巴细胞比例 69.9%，中性粒细胞比例 23%，淋巴细胞绝对值 $6.9\times10^9/L$；免疫全项：IgG19.2g/L，IgA 2.7g/L，IgM2.56g/L，$C_3$1.48g/L，$C_4$0.38g/L。

皮肤组织病理：表皮楔形坏死，棘层轻度增厚，棘细胞水肿，基底细胞灶性液化变性。真皮内毛细血管扩张、充血，红细胞外渗，血管周围密集淋巴细胞、中性粒细胞及嗜酸性粒细胞浸润，部分淋巴细胞核内陷，呈脑回状，少数核大深染。淋巴结活检：反应性增生；免疫组化：CD45$_{RO}$(+)、CD$_3$(+)CD$_{30}$(-)，P$_{80}$(-)（图 112-3，图 112-4，图 112-5）。

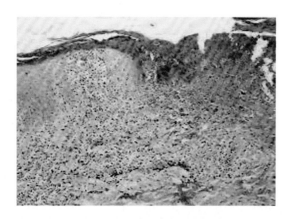

图 112-3　表皮楔形坏死，棘层轻度增厚，棘细胞水肿，基底细胞灶性液化变性。真皮内毛细血管扩张、充血，红细胞外渗，血管周围密集淋巴细胞、中性粒细胞及嗜酸性粒细胞浸润（HE 染色×100）

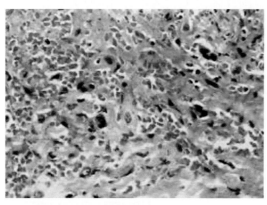

图 112-4　部分淋巴细胞核内陷，呈脑回状，少数核大深染（HE 染色×400）

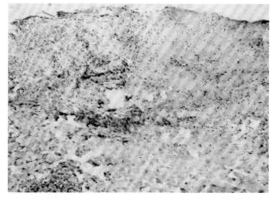

图 112-5　免疫组化 CD45$_{RO}$(+)（SP×100）

诊断：淋巴瘤样丘疹病。

治疗：此患者用了地塞米松5mg/d 联合雷公藤多苷60mg/d 治疗，第 2 日体温恢复正常，3 日后病情平稳未见明显新出皮疹，治疗 10 余日左右患者溃疡开始愈合，黑色痂皮开始脱落，由于经济原因放弃治疗。

2. 讨论

淋巴瘤样丘疹病（LyP）是一种假性淋巴瘤，从婴儿到80 岁老人均可发病，但最常见于成人，以 40 岁以后多见，无性别差异。最近世界卫生组织（WHO）关于造血与淋巴组织肿瘤的观点认为其与皮肤间变性 CD30$^+$大细胞淋巴瘤分属 CD30$^+$皮肤淋巴增生性疾病谱的两端，二者没有明确界限。本病好发部位为躯干、四肢近端、掌跖、头皮，临床可见水肿性丘疹，中央可见出血，继而发生坏死、发黑、破溃、结痂或表面有细薄的鳞屑，皮损在 8 周之内可以自行痊愈,较大的皮损持续时间可能长一些,早期容易误诊为急性痘疮样糠疹和坏死性血管炎,也有少数病例以口腔溃疡为首发症状。此患者皮疹比较典型,但值得注意的是合并有口腔和龟头部的溃疡,并且淋巴结肿大,外周血中可见明显淋巴细胞增多。

此病的诊断主要靠病理和免疫组织化学。2005 年 WHO-EORTC 皮肤淋巴瘤分类将 LyP 分为 A 型、B 型和 C 型 3 种类型,3 型形成一个相互交叉的谱系。A 型相对常见,或称组织细胞型,表现为大量的组织细胞、小淋巴细胞、中性粒细胞或嗜酸性粒细胞等炎细胞背景下,出现散在或簇聚浸润的异型大 R-S 样细胞的 CD30 阳性的瘤细胞,炎性细胞多数呈楔形浸润,5% 可呈带状浸润,表皮增生及亲表皮现象亦可见;B 型又称 MF 样型,组织学上类似斑块期蕈样霉菌病(mycosis fungoides,MF)的脑回状核多形性小细胞呈带状或结节状分布,具有嗜表皮性,缺乏炎症反应细胞,既往普遍认为此型中 CD30 阳性细胞的少见或缺失,但近来研究发现在此型中半数以上的病例可表达 CD30,有特征性的亲表皮现象,亦可有表皮增生。还有许多研究通过基因重排聚合酶链反应(PCR)发现蕈样肉芽肿和 LyP 有相同的克隆性 T 细胞峰,显示二者有相关性。C 型曾称之为“LyP 弥漫大细胞型”,具有皮肤 CD30 阳性大 T 细胞性淋巴瘤的组织学特征,主要表现为在相对较少的炎症背景成分中有片状或巢状的 C30 阳性大细胞。异型大细胞簇集片状、楔形或弥漫性浸润真皮层,核圆、椭圆或不规则,核仁明显,核分裂易见,炎症背景不明显。此形很难和具有以上细胞学特征的皮肤 CD30 阳性大细胞间变性淋巴瘤区分出来。另外,国内一些学者认为 A 型和 B 型可出现于同时期的不同皮损中,一些皮损可同时具有 A 型和 B 型两种组织学特点,称为混合型。

免疫表型上:LyP A 型中大的不典型细胞表达全 T 细胞的抗原,如 CD2、CD3,但不同程度的失去了一些全 T 细胞的抗原,如 CD5、CD7,最常见和独特地表达 CD30 阳性;LyP B 型中脑回状核的不典型细胞具有 CD3(+),CD4(+),CD8(-)的免疫表型,既往普遍认为此型中 CD30 阳性的细胞少见或缺失,但近来研究发现,在此型中半数以上的病例可表达 CD30。LyP C 型中异型细胞与 C-ALCL 的瘤细胞有共同之处:CD4 阳性,CD2、CD5 和(或)CD3 的可变异性丢失,常表达细胞毒性蛋白粒酶 B、TIA-1、穿孔素等,不足 5% 的患者表达 CD8,多数异型 T 细胞(多于 75%)CD30 阳性。

本患者根据各种表现诊断为淋巴瘤样丘疹病 B 型,在临床上根据免疫全项、病理以及免疫组化排除变应性血管炎和急性痘疮样苔藓样糠疹(变应性血管炎组织病理可见嗜中粒细胞及核尘,也有血管周围的纤维蛋白样物质沉积;而急性痘疮样苔藓样糠疹的浸润细胞以淋巴细胞为主,无异形性改变)。另外淋巴结活检提示临床可以排除此病与恶性淋巴瘤合并。治疗上可以用雷公藤多苷,少量激素,干扰素,以及光化学疗法等,临床疗效较好。另外,对于儿童淋巴瘤样丘疹病目前国内有少量文献报道,治疗上早期提倡临床观察或外用糖皮质激素,皮损较广泛的患者可酌情选用甲氨蝶呤或光化学疗法。因此此病的治疗一定要权衡利弊,避重就轻,早期治疗力度不要太强。

淋巴瘤样丘疹病预后较好,是一种良性自限性疾病,有报道 5 年生存率为 100%。部分患者的 LyP 损害和相关的淋巴瘤损害中也可见相同的肿瘤性 T 细胞克隆,提示它们可能有共同的起源。故临床有部分 LyP 的患者会转化为恶性淋巴瘤,或合并淋巴瘤,包括霍奇金淋巴瘤(HL),皮肤 T 细胞淋巴瘤和间变大细胞淋巴瘤(ALCL)。转化率各个研究的报道不等,有报道转化为恶性淋巴瘤的概率在 12% ~ 20% 之间。但是其中多数患者的随访时间较短,仅几个月。在另一篇报道中,随访 5 年后,转化率高达 80%。并且随着时间的延长,转化为恶性淋巴瘤的概率越大。因此,所有 LyP 的患者均应终生随访。

(赵艳霞)

▶ **点评**

1. 本病为一种假性淋巴瘤,临床预后较好,但应长期随访,有部分患者可以转化成恶性淋巴瘤。

2. 诊断主要靠组织病理和免疫组织化学和临床相结合。

3. 注意和急性痘疮样糠疹相鉴别。

病例113 皮肤 γ/δT 细胞淋巴瘤
(Cutaneous γ/δ T Cell Lymphoma)

【病例简介】报告皮肤 γ/δT 细胞淋巴瘤 1 例。患者女,65 岁。周身出现结节、斑块、溃疡伴发热 1 个月。皮疹初起为红色结节,迅速增多并增大形成斑块,并破溃形成溃疡,自觉疼痛,伴间歇性发热和淋巴结肿大。皮损组织病理示真皮层内幼稚淋巴细胞呈多形性,广泛片状浸润,尤以皮肤附件、血管周围和胶原束之间浸润显著,肿瘤细胞明显异形。表皮未见异常。皮损免疫组化示 CD3、CD2、CD45RO 阳性,CD4、CD8、CD20、CD56、CD10、CD30、TCRβF1 均为阴性。TCRγ 基因重排分析显示 T 细胞呈单克隆性增生,诊断为皮肤 γ/δT 细胞淋巴瘤。患者以环磷酰胺、吡柔比星、长春地辛、泼尼松、依托泊苷等药物化疗,病情部分缓解,停止治疗后仍复发进展,最终于发病 8 个月后死亡。

1. 临床资料

患者,女性,65 岁,于 2010 年 11 月因周身出现结节、斑块伴破溃 1 个月而于我院就诊。患者 1 个月前周身出现散在黄豆大小的红色结节,伴双侧颈部多发性淋巴结肿大及发热。于当地诊治,体温恢复正常。皮疹仍逐渐增多并增大形成斑块,部分破溃形成溃疡,伴疼痛。1 周前再次出现发热,遂来我院求治。患者系农民,既往体健,否认特殊物质接触史及药物过敏史。自发病以来,患者精神食欲渐差,体重明显减轻。

体格检查: 皮肤黏膜无苍白及出血点,颈部、胸腹、背部及双下肢多发性钱币至蚕豆大小的红色结节、斑块,触之有浸润感(图 113-1)。可见多发性大小不等的溃疡,最大 6cm×6cm。大部分溃疡中心凹陷,表面为干性黑色结痂。溃疡边缘呈环状红肿(图 113-2)。少部分溃疡表面潮湿糜烂,有少许渗液(图 113-3)。皮疹均有触痛。双耳后、颈部、腋下及腹股沟可触及蚕豆大小质地较硬的肿大淋巴结。口腔及外阴黏膜未见明显改变。心肺检查未见异常,肝脾肋下未触及,双下肢无浮肿。

实验室检查: 血常规白细胞 $8.7×10^9$/L($4～10×10^9$/L),淋巴细胞 0.63(0.2～0.4),中性粒细胞 0.35(0.5～0.7),血红蛋白 98g/L(110～160g/L),血小板 $381×10^9$/L(100～300×10^9/L)。外周血涂

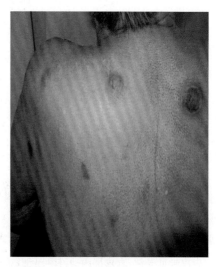

图 113-1 背部散在钱币至蚕豆大小的红色浸润性结节和斑块

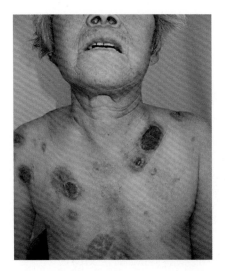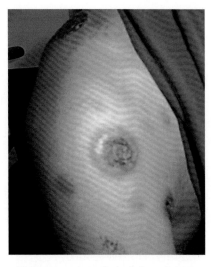

图113-2 前胸多发性大小不等的溃疡，溃疡中心凹陷，表面为黑色干性结痂，溃疡边缘呈环状红肿

图113-3 右上肢溃疡表面糜烂潮湿，有少许渗液

图113-1，图113-2，图113-3 皮肤淋巴瘤患者躯干和上肢皮损

片细胞计数：幼稚淋巴细胞0.025（≤0.02）。尿便常规正常。肝肾功能、心电图、X线胸片及腹部B超等均未见明显异常。取背部结节性皮损行组织病理检查，示表皮未见异常，真皮层内幼稚淋巴细胞呈多形性，广泛大小不等片状浸润，尤以皮肤附件、血管周围和胶原束之间浸润显著，肿瘤细胞明显异形，细胞与胞核的大小和形态不一，初步诊断为皮肤淋巴瘤（图113-4，图113-5）。患者转入中国医学科学院血液病研究所作进一步诊治。于血研所行骨髓穿刺示：大致正常骨髓象。骨髓病理示：骨髓增生大致正常，粒红比例减低，粒系各阶段可见，偏成熟阶段为主，红系中晚红多见，巨核细胞不少，分叶核巨核细胞为主。未见淋巴细胞明显增多。皮损免疫组化CD3、CD2广泛阳性（图113-6，图113-7），CD4、CD8为阴性（图113-8，图113-9），CD20、CD56、CD10、CD30均为阴性，CD45RO阳性（图113-10），T细胞抗原受体（TCR）βF1阴性（图113-11）。冰冻皮损组织行TCRγ基因重排分析显示T细胞呈单克隆性增生（图113-12）。

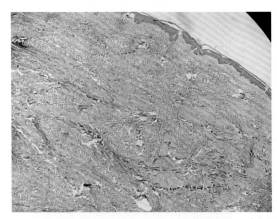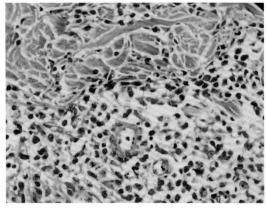

表皮未见异常，真皮层内幼稚淋巴细胞呈多形性，广泛大小不等片状浸润，以皮肤附件、血管旁和胶原束之间浸润显著，肿瘤细胞明显异形，细胞与胞核的大小和形态不一

图113-4，图113-5 皮肤淋巴瘤患者皮损组织病理像（HE染色 A：×40；B：×200）

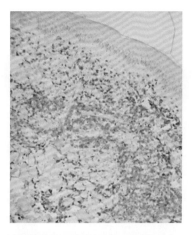

图 113-6 肿瘤细胞 CD2 表达广泛阳性（Elivision 法 ×100）

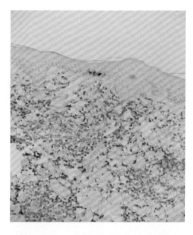

图 113-7 肿瘤细胞 CD3 表达广泛阳性（Elivision 法 ×100）

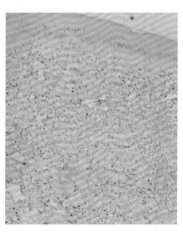

图 113-8 肿瘤细胞 CD4 表达阴性（Elivision 法 ×100）

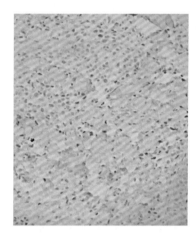

图 113-9 肿瘤细胞 CD8 表达阴性（Elivision 法 ×100）

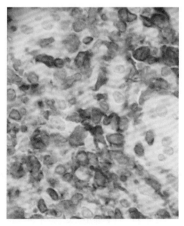

图 113-10 肿瘤细胞膜 CD45RO 表达阳性（Elivision 法 ×400）

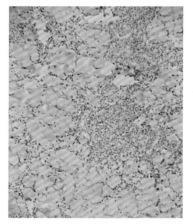

图 113-11 肿瘤细胞膜 βF1 表达阴性（Envision 法 ×100）

图 113-6 ~ 图 113-11 皮肤淋巴瘤患者皮损免疫组化组织病理像

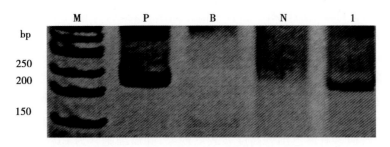

M:标记物,P:阳性对照,B:空白对照,N:阴性对照,1:病例,约在190bp处出现阳性条带

图113-12 皮肤淋巴瘤患者TCRγ基因重排检测的聚丙烯酰胺凝胶电泳结果

诊断:皮肤 γ/δT 细胞淋巴瘤(非向表皮性)。

治疗:诊断明确后,先以 CTOPE(C:环磷酰胺,T:吡柔比星,O:长春地辛,P:泼尼松,E:依托泊苷)方案化疗。具体用法为:环磷酰胺 1.0g/d,第 1 天;吡柔比星 70mg/d,第 1 天;长春地辛 3mg/d,第 1 天;泼尼松 100mg/d,第 1~5 天;依托泊苷 150mg/d,第 1~3 天。20 天后给予第 2 个疗程。患者经化疗皮肤溃疡可干燥愈合结痂,周边红肿可减退,但于化疗间歇期皮疹出现反复进展。后又给予 EPOCH(E:依托泊苷,P:泼尼松,O:长春新碱,C:环磷酰胺,H:阿霉素)等方案化疗,并加用沙利度胺 200mg/d 治疗。患者入院期间先后并发肺部感染、皮肤感染、泌尿系感染、粪肠球菌败血症、大肠埃希菌败血症,予头孢哌酮钠、亚胺培南、替考拉宁、伊曲康唑等抗感染。患者完成第六次化疗后,病情达部分缓解,感染基本得到控制,于 2011 年 4 月出院。出院后继续应用沙利度胺 200mg/d 治疗。患者出院后未遵医嘱进行复诊治疗,经随访于 2011 年 7 月因病情恶化死亡。

2. 讨论

T 细胞抗原受体(TCR)是由两条多肽链组成的异二聚体,大多数 T 细胞的 TCR 是由 α 和 β 链组成,只有1%-10%外周血 T 淋巴细胞的 TCR 由 γ 和 δ 链组成。可借助 TCR 特异性抗体来识别这两种不同的 T 细胞亚群:αβTCRT 细胞和 γδTCRT 细胞。皮肤 γ/δT 细胞淋巴瘤(CGD-TCL)临床上罕见。2005 年世界卫生组织和欧洲癌症研究与治疗组织制定的皮肤 T 细胞淋巴瘤分类(EHO-EORTC 分类)将其归于一个新的独立类型"原发性皮肤外周 T 细胞淋巴瘤,未定类型"中暂定的亚型。其病情常为侵袭性,进展迅速,死亡率高,平均生存时间约为 15 个月。其临床表现大多为浸润性斑块、结节、溃疡,可呈播散性或局限性,类似蕈样肉芽肿(MF);亦可呈红皮病样。本病易发生嗜血综合征。国外文献报道 CD4 和 CD8"双阴性"的皮肤 T 细胞淋巴瘤易发生皮损的广泛播散和淋巴结及骨髓的转移,预后不良。组织病理可同时或单独出现向表皮性,侵犯真皮或皮下脂肪组织模式。向表皮性表现为 MF 样,真皮乳头层内致密带状淋巴细胞浸润,表皮轻度增生,轻度或无海绵形成;受侵真皮示网状层淋巴细胞浸润,与未受侵表皮之间隔以无细胞浸润带;亦可同时累及皮下脂肪组织。坏死及血管中心性浸润较常见。免疫组化淋巴细胞多为 CD2、CD3、CD45 阳性,CD4、CD8 双阴性,CD56 阴性。单克隆抗体检测 TCRδ-1 阳性而 βF1 阴性。瘤细胞亦常表达活化的细胞毒蛋白 TIA-1,穿孔素(Pf)和粒酶 B(GrB)。分子生物学检查可发现 TCR-γ 基因单克隆性重排。

本例患者根据其皮损为多发性浸润性结节、斑块和溃疡,伴有淋巴结肿大,组织病理有幼稚淋巴细胞在真皮内广泛浸润,表皮正常,TCRγ 基因呈单克隆性重排,免疫组化示幼稚细胞为 CD2、CD3 广泛阳性,CD4 和 CD8 均为阴性,TCRβF1 阴性,为皮肤 γ/δT 细胞淋巴瘤常见的免疫学表型,支持该病的诊断。患者对治疗的反应差,从发病到死亡仅8个月,体现了该病预后差的特点。

本例应与以下几个疾病鉴别:①蕈样肉芽肿肿瘤期。MF的组织病理可见真皮的淋巴细胞有亲表皮现象,形成Pautrier's微脓疡;真皮内浸润细胞主要为MF细胞,细胞较大、浓染,核扭曲而不规则,常可见到较多的嗜酸性细胞,肿瘤细胞CD4阳性,预后较好。②原发性皮肤侵袭性嗜表皮CD8⁺T细胞淋巴瘤。该病与皮肤γ/δT细胞淋巴瘤常具有相同的临床表现和组织病理学特征,但多有淋巴细胞高度亲表皮现象,肿瘤细胞常为CD8阳性,CD2阴性,表达αβTCR表型。③皮下脂膜炎样T细胞淋巴瘤(SPTCL)。SPTCL常纯粹侵犯皮下脂肪组织,可见边框状脂肪空隙、核碎裂和泡沫状组织细胞,肿瘤细胞常为αβTCR表型。④鼻NK/T细胞淋巴瘤。常破坏腭或鼻部,EB病毒检测阳性,CD56常阳性,大多不示TCR基因重排。

CGD-TCL目前尚无特效的治疗方案,且对治疗的反应较差。一般认为对早期皮损,限于皮肤且无斑块、肿瘤者,治疗趋于保守,不系统应用免疫抑制剂,主要以对症治疗为主,待皮损消退后维持治疗。外用药常用糖皮质激素制剂、维A酸类及局部化疗药。物理治疗主要包括光疗、电子束放疗及体外光化学疗法。长波紫外线联合补骨脂素(PUVA)对于早期的CGD-TCL是较为理想的选择。另外,UVB,尤其是窄谱UVB及UVA1也较为常用。全身电子束放疗用于皮损较为广泛、弥漫的CGD-TCL。系统性药物治疗:包括系统性化疗、口服维A酸及干扰素治疗。系统性化疗常用于疾病的进展期、疾病复发或顽固性皮肤淋巴瘤。它能获得一定的缓解率,但不良反应大、复发快.并不改善生存率。近期国外有文献报道同种异体造血干细胞移植治疗皮肤γ/δT细胞淋巴瘤取得了较完全的缓解,有希望成为一种新的治疗手段。

(韩静倩)

▶ 点评

1. 报道了一老年女性患皮肤γ/δT细胞淋巴瘤病例,临床表现为周身出现结节、斑块和溃疡,伴发热和淋巴结肿大。

2. 病理为真皮层内幼稚淋巴细胞呈多形性,广泛大小不等片状浸润,尤以皮肤附件、血管周围和胶原束之间浸润显著,肿瘤细胞明显异形。

3. 皮损免疫组化示CD3、CD2广泛阳性,CD4、CD8为阴性,CD20、CD56、CD10、CD30均为阴性,CD45RO阳性,T细胞抗原受体(TCR)βF1阴性。TCRγ基因重排分析显示T细胞呈单克隆性增生。

4. 提示临床上对类似病例应根据临床表现,组织病理,免疫组化和TCR基因重排综合分析进行诊断和分型。

5. 本病进展迅速,预后差,及早诊断和治疗至关重要。

病例114　皮肤霍奇金淋巴瘤
(Cutaneous Hodgkin's Lymphoma)

【病例简介】患者,男性,28岁,因右侧锁骨上不规则鲜红色斑块1年就诊,全身系统检查未见淋巴结肿大和内脏占位,组织学真皮中上部肿瘤细胞弥漫片状和结节状增生,瘤细胞团块以大淋巴样细胞为主,其间散在多数呈单核、双核、多核或分叶状核的大细胞,胞浆丰富嗜双色,嗜酸性大核仁明显,并见典型的镜影细胞。免疫组织化学检查显示,肿瘤细胞CD30、CD15、PAX-5 阳性,病理诊断为皮肤经典型霍奇金淋巴瘤。

1. 临床资料

患者,男性,28 岁,因右侧锁骨上皮疹 1 年,于 2011 年 7 月来我院就诊。患者于 2010 年 5 月于右侧锁骨上发现一约枣核大小的浅红色隆起型斑块,伴瘙痒感,未予任何处理。皮疹进行性增大,外用激素软膏无明显疗效。患者既往体健,家族中无类似病史,无放射线及化学物质接触史。

体格检查: 发育正常,营养中等,全身系统检查未触及肿大淋巴结。皮肤科检查:右侧锁骨上可见 2×3cm 大小的斑块,鲜红色光亮,边缘隆起,中央不规则凹陷,周围散在大小不等的红色结节,边界不清楚。斑块及结节均无破溃及渗出,触之质硬,似瘢痕样,固定无压痛(图 114-1)。患者自发病以来无发热、盗汗、体重减轻等。一般情况好,心、肺、腹检查未见异常。

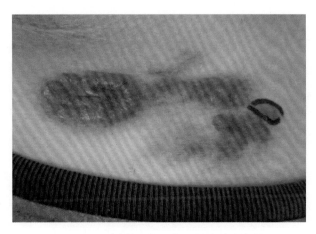

图 114-1　霍奇金淋巴瘤患者锁骨上皮损

实验室及辅助检查: 血尿便常规,肝肾功能,血钙、血磷、血糖、血脂及免疫全项均正常,病毒血清、血免疫球蛋白及补体未见异常;心电图显示窦性心律,正常心电图;心脏彩超示心脏结构未见明显异常;腹部 B 超检查显示右肾体积大,左肾未见异常,脂肪肝,脾轻度大,胆囊多发息肉;X 线检查心肺腹未见明显异常;骨髓穿刺、骨髓活检及流式细胞检查未见异常,染色体正常,分子遗传学 IGH 和 TCR 基因重排正常。行 PET-CT 发现右侧锁骨上区软组织肿块,代谢活跃,考虑肿瘤组织存活,余系统未发现肿瘤病变的证据。取病变皮疹做病理组织学活检。镜下表皮轻度角化过度,棘层肥厚,少数淋巴细胞亲表皮。真皮中上部肿瘤细胞弥漫片状和结节状增生,深达皮下组织,并见侵犯胶原现象。瘤细胞团块以大淋巴样细胞为主,核圆形或卵圆形,核仁清晰,核分裂象易见,细胞质丰富嗜双色性。其间散在多数呈单核、双核、多核或分叶状核的大细胞,胞浆丰富嗜双色,嗜酸性大核仁明显,并见典型的镜影细胞(图 114-2),除肿瘤细胞外,另见大量小淋巴细胞、浆细胞和组织细胞,少量嗜中性粒细胞、嗜酸性粒细胞。免疫组织化学检查显示,肿瘤细胞 CD30、CD15、PAX-5 阳性(图 114-3,图 114-4,图 114-5),CD3、CD4、CD20、CD45RO、CD68 及 ALK 阴性表达。

诊断为皮肤经典型霍奇金淋巴瘤(混合细胞型)。

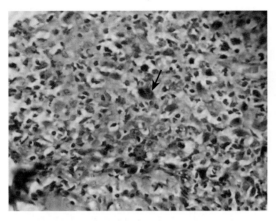

图114-2 肿瘤细胞间见多数散在的大细胞,胞浆丰富嗜双色,可呈单核双核多核或分叶状核,嗜酸性大核仁明显,并见典型的镜影细胞,图中箭头所示(HE染色×20)

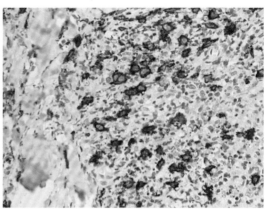

图114-3 箭头所示的典型的R-S细胞,CD30强阳性表达(免疫组织化学染色×20)

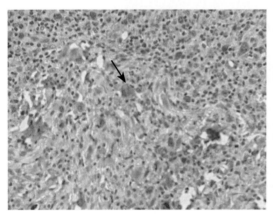

图114-4 箭头所示的典型的R-S细胞,CD15弱阳性表达(免疫组织化学染色×20)

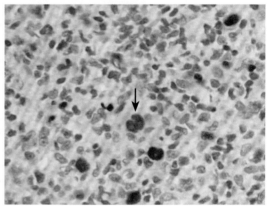

图114-5 箭头所示的典型的R-S细胞,PAX-5阳性表达(免疫组织化学染色×20)

治疗:患者采用ABVD(阿霉素,争光霉素,长春碱,氮烯唑胺)化疗方案,皮肤病损取得临床完全缓解,持续随访中。

2. 讨论

HL的发病率低,年新增病例2.4/100 000,常见于男性,男女之比2.65∶1,发病年龄呈双峰分布的特点,第一个高峰为15~34岁,第二个高峰为50岁以后。其病因和发病机制不清,文献报道相关的危险包括家族因素、EBV或HIV感染,免疫抑制等。与非霍奇金淋巴瘤(NHL)易于结外累犯的特点不同,HL绝大多数发生于淋巴结,最多见的临床表现为周围淋巴结的无痛性肿大,超过80%的受累淋巴结位于横隔以上,尤多见于颈部及锁骨上淋巴结,脾、肝、肺和骨髓等实质性器官受累少见,原发于皮肤HL罕见。HL的皮肤表现分为特异性和非特异性两种,非特异性表现相对较多见,3%~50%的HL患者可伴发一种或更多种的下述症状,瘙痒最常见,其他症状还有艾迪森样皮肤色素沉着,苔藓样变,痒疹结节,获得性鱼鳞病,带状疱疹及脱发,偶见红皮病。以上表现被认为是HL的副肿瘤综合征,而非瘤细胞的直接侵润。特异性皮损罕见，Cyrus等总结发现，HL的特异性皮损见于0.5%～3.4%的患者，最常见于躯干，其次是下肢和头皮，表现为粉色、红褐色的无痛性的丘疹、结节或斑块，可出现溃疡病变，偶或为皮下结节。特异性皮损的成因包括原发性皮肤HL和系统性HL扩散到皮肤，扩散机制包括血行转移、淋巴结病变直接浸润或因淋巴结累犯致淋巴管阻塞瘤细胞逆行转移而来，常局限于受累淋巴结的引流区，提示为HL的晚期表现。本例患者的皮疹临床表现特殊似瘢痕样，相似于隆突性皮肤纤维肉瘤、瘢痕疙瘩和肉芽肿性病变的皮损，临床有一定的特征，容易误诊。

根据WHO的分类，HL分为两型：结节性淋巴细胞为主型（5%）和经典型（95%）。经典型又包括四个亚型：结节硬化型，混合细胞型，淋巴细胞优势型和淋巴细胞消减型。HL组织学特点是单核的Hodgkin cells或双核的镜影细胞（R-S细胞）增生，同时伴有不同类型的反应细胞浸润。目前对R-S细胞的研究显示，大多数HD原发于生发中心B淋巴细胞，B细胞特异性活化蛋白（BSAP）在约90%的病例中阳性，BSAP是B细胞特异性的转录因子和PAX-5基因产物，可被免疫组织化学识别，从而提示超过90%的病例被认为是B淋巴细胞变异型。在经典型HL中几乎所有瘤细胞均表达CD30，大部分的瘤细胞（75%～80%）表达CD15，通常CD45、CD20、ALK蛋白和EMA表达阴性。另外，HL中EB病毒编码的LMP1蛋白通常阳性表达，提示HL的发生可能与EBV感染相关。皮肤病变中的非特异性皮损表现为慢性炎细胞浸润。在皮肤特异性的结节和斑块中，真皮乃至皮下组织间大片瘤细胞团块，其组织像不如淋巴结中的典型，但是可见典型的R-S细胞及不同类型的炎症背景，纤维化和胶原束的形成也不显著。本例患者经全身系统性检查，未发现系统性病变的证据，提示皮肤病变为原发性，结合组织学及免疫组织化学符合皮肤经典型霍奇金淋巴瘤（混合细胞型）的诊断。

但是肿瘤细胞CD30阳性同时伴有R-S样大细胞的皮肤原发淋巴组织增生性病变还包括蕈样肉芽肿（MF）、淋巴瘤样丘疹病（lymphomatoid papulosis，LyP）、原发性皮肤间变性大细胞淋巴瘤（ALCL），鉴别诊断须综合考虑临床、病理过程和免疫组织化学结果（见表1）。①MF是皮肤淋巴瘤中最常见的一种，10%～20%的MF病例可发展为大细胞型T细胞淋巴瘤，瘤细胞团块中心位于真皮乳头，可深达皮下组织，呈现出明显的表皮浸润，瘤细胞可类似于R-S细胞。转化的大细胞表达CD4、CD25，不表达CD15、EMA和PAX5，CD30表达具有变异性。②LyP为慢性、自愈性的丘疹坏死或丘疹结节性皮肤病，与急性痘疮样苔藓样糠疹的皮肤表现大致相同，好发于年青人，愈后留有瘢痕。瘤细胞主要位于真皮网状层，在一些亚型中可见大的间变性细胞，相似于R-S细胞。大的淋巴样细胞表达T细胞抗原CD4（90%），CD45，CD30，但不表达CD15、ALK，PAX5和CD56，少数病例中发现T细胞的基因重排。值得注意的是，10%～20%的LyP可转变为HL，从而增加了鉴别的难度。③原发性皮肤ALCL病变位于真皮及皮下脂肪或更深，可为多中心性，50%病例伴溃疡形成，25%的病例可自愈，但常复发。肿瘤细胞呈间变性，异型明显，表达CD30和CD4，不表达CD15、PAX5和EMA，但原发皮肤的ALCL与系统性的ALCL不同，ALK偶可检测到。

HL的预后较好，五年存活率达到80%以上，但是，淋巴结性的HL累犯皮肤时，为疾病的进展期，临床分期多为Ⅳ期，大多数病例呈现不良预后。皮肤原发的HL有限的文献报告未能提供充分的证据来明确治疗效果及预后。Sioutos等首次报道5例明确的原发性皮肤

HL,随访显示 2 例在初始诊断的 6 年零 2 个月之后发生淋巴结播散,另外 3 例呈良性经过,20 年无进展。Mukesh 和 Ibrahim 分别报道一例原发于左协腹皮肤和头皮的 HL,两例患者均采取了系统性的 ABVD 化疗方案,皮肤病损取得了临床完全缓解,随访两年,无新的皮肤病变及系统性病变发生。此外,呈惰性临床经过的皮肤 HL 少有缓慢进展成泛发性结性 HL 报道,且因此鉴别结性 HL 累犯皮肤和原发皮肤 HL 十分必要,两者的临床预后有较大的不同。(本病例得到中国医学科学院　输血与血液病学研究所　陈辉树教授和刘恩彬医师的大力支持,在此表示感谢)

(顾安康)

▶ 点评

1. 报道了皮肤霍奇金淋巴瘤病例,皮肤损害右侧锁骨上不规则鲜红色斑块。

2. 组织学真皮中上部单核、双核、多核或分叶状核的肿瘤细胞,并见典型的镜影细胞。免疫组织化学检查显示,肿瘤细胞 CD30、CD15、PAX-5 阳性。

3. 肿瘤细胞 CD30 阳性同时伴有 R-S 样大细胞的皮肤原发淋巴组织增生性病变还包括蕈样肉芽肿(MF)、淋巴瘤样丘疹病(lymphomatoid papulosis,LyP)、原发性皮肤间变性大细胞淋巴瘤(ALCL),鉴别诊断须综合考虑临床、病理过程和免疫组织化学结果。

4. 患者采用 ABVD(阿霉素,争光霉素,长春碱,氮烯唑胺)化疗方案,皮肤病损取得临床完全缓解。

病例 115　蕈样肉芽肿
(Mycosis Fungoides)

【病例简介】患者,男性,46 岁,周身红斑脱屑瘙痒 28 年,加重伴周身乏力 2 年。组织病理检查示:表皮角化不全,棘层增厚,部分棘细胞间水肿,基底细胞液化,较多淋巴细胞亲表皮,Pautrier 微脓疡形成。真皮浅层血管周围大量密集淋巴细胞浸润。免疫组化结果:CD45RO(+),CD4(+),CD8(+),CD3(部分+),CD20(偶见+),CD30(少+),CD79α(+),CD68(+),Ki-67<5%。诊断:蕈样肉芽肿(MF)红皮病型。治疗:给予小剂量激素,UVA 光疗及干扰素治疗。建议住院系统诊治。

1. 临床资料

患者,男性,46 岁,周身红斑脱屑瘙痒 28 年,加重伴周身乏力 2 年。患者于 28 年前在日晒后双下肢出现红斑、脱屑、瘙痒,后蔓延至躯干,曾就诊于北京协和医院、空军总医院,考虑红皮病、皮肌炎。于 2004 年至我院取病理,诊断为副银屑病,予外用药物治疗,未见明显好转。后皮疹逐渐融合成片,蔓延至面部。于 2013 年至我院再次取病理,诊断为 MF 前期,曾予雷公藤多甙片、阿维 A 胶囊口服治疗,及颗粒制剂治疗,未见明显好转。2015 年 4 月至我院再次取病理,考虑 MF 红皮病型。家族中无类似疾病患者,余无特殊。

体检：中年男性，一般情况可。系统检查无异常发现。皮肤科检查：周身弥漫性红斑、脱屑，伴有瘙痒（图115-1～图115-4）。实验室检查：无明显异常。行组织病理检查：表皮角化不全，棘层增厚，部分棘细胞间水肿，基底细胞液化，较多淋巴细胞亲表皮，Pautrier 微脓疡形成。真皮浅层血管周围大量密集淋巴细胞浸润（图115-5）。免疫组化结果：CD45RO（+），CD4（+），CD8（+），CD3（部分+），CD20（偶见+），CD30（少+），CD79α（+），CD68（+），Ki-67＜5%（图115-6）。

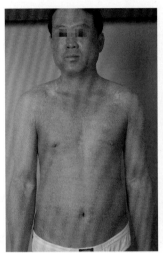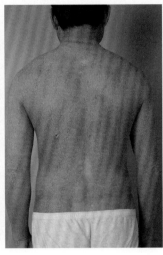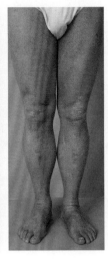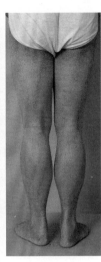

图 115-1，图 115-2，图 115-3，图 115-4　周身弥漫性浸润性红斑，脱屑，颈肩部、胸前、肘窝及后腰部可见小片正常皮肤

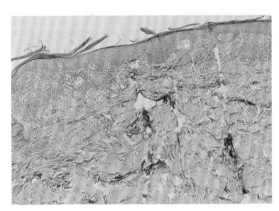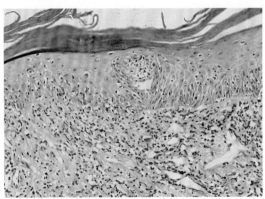

图 115-5　表皮角化不全，棘层增厚，部分棘细胞间水肿，基底细胞液化，较多淋巴细胞亲表皮，Pautrier 微脓疡形成（HE 染色×40，×200）

诊断：蕈样肉芽肿（MF）红皮病型。

治疗：小剂量激素治疗，UVA 光疗，干扰素治疗，建议长期随访。

2. 讨论

　　蕈样肉芽肿（Mycosis fungoides，MF）是一种病因不明，起源于皮肤的低度恶性、进展缓慢的 T 辅助性细胞恶性肿瘤，是皮肤 T 细胞淋巴瘤最常见的一型。MF 的皮损表现分为 3 期，即红斑期、斑块期及肿瘤期。病人可顺序经过这三个期，也可不经前面的一期而直接进入斑块期或

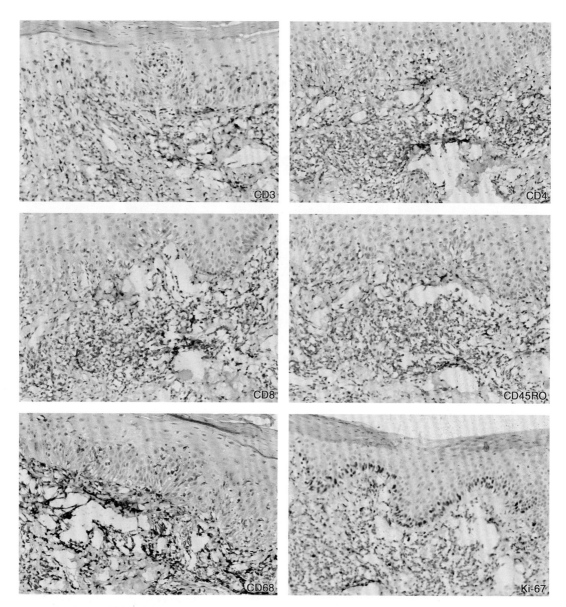

图 115-6　免疫组化见 CD3(+),CD4(+),CD8(+),CD45RO(+),CD68(+),Ki-67<5%(×200)

肿瘤期,同一患者也可以同时存在三个期的损害。红斑期在临床与病理上常与斑块期重叠。除经典的三型外还有许多变异类型包括红皮病型、毛囊型、汗腺型、肉芽肿型、皮肤异色型、增殖和或乳头瘤型、鱼鳞病样型等。其中红皮病型国内外近年来的报道不多。红皮病型 MF 的预后和肿瘤期 MF 一样,均较差,二者的生存中值分别是 3 年和 4.5 年。这些人多死于 MF,尤其是伴有皮肤外表现的患者预后最差,最常受累的器官是肺、脾、肝和胃肠道。国外一项研究表明,本病患者的预后与疾病的进程、患者的年龄及外周血乳酸脱氢酶的水平密切相关。同时发现,大斑块和红皮病型 MF 可以发展成皮肤大细胞淋巴瘤,常常表达 CD30,提示预后不佳。此病的病因及确切的发病机制尚未阐明,可能与基因缺失、环境因素、免疫功能异常等相关。有研究数据表明,JUN-B 基因的持续高水平表达,可诱发本病的发生。

皮损皮肤组织病理表现在不同时期亦表现不同。红斑期病理表现可多样,发现"亲表皮现象"则高度提示 MF 可能。此外,Pautrier 微脓肿也是诊断 MF 的有力证据。斑块期多数还可发现真皮层淋巴细胞侵润呈带状或斑片状及真皮层可找到核深染,形态、大小欠规则的异形淋巴细胞,亦称"MF 细胞"。免疫组化结果可见多种 T 淋巴细胞表面抗原阳性,如 CD2,CD3,CD4,CD5,CD45RO 等。

本病的治疗分为局部治疗和系统治疗。局部治疗主要以皮肤为靶向,包括光化学疗法(PUVA)、窄谱紫外线(NB-UVB)、电子束、局部外用糖皮质激素、维 A 酸类、氮芥药膏等。系统治疗包括化疗、干扰素、维 A 酸类药物、体外 PUVA、细胞因子、单克隆抗体等,多用于晚期患者。临床上应根据患者的病情分期、个体化需求等制定治疗方案,尽量避免联合治疗出现的不良反应。

本病例为中老年男性,病程 28 年余,加重 2 年,曾诊断为"副银屑病",对症治疗后病情仍有进展,后诊断为"MF 前期",现皮疹发展较为典型,周身弥漫性红斑,脱屑,瘙痒症状明显,结合本患者皮肤病理提示:较多淋巴细胞亲表皮现象,Pautrier 微脓肿,免疫组化提示多种 T 淋巴细胞表面抗原阳性,蕈样肉芽肿诊断成立,为红皮病型。治疗予小剂量激素、UVA 光疗及干扰素治疗,长期随访,取得较好疗效。

(李　隽)

▶ 点评

1. 本例报道了蕈样肉芽肿的病例。

2. 此病例曾诊断为"副银屑病",后病情进展,诊断为"MF",提示副银屑病应提起广大医师的高度关注,定期病理检查,随访。

3. 病例为较多淋巴细胞亲表皮现象,Pautrier 微脓肿,免疫组化提示多种 T 淋巴细胞表面抗原阳性。

4. 治疗予小剂量激素、UVA 光疗及干扰素治疗。

病例116　成人色素性荨麻疹
(Adult Urticaria Pigmentosa)

【病例简介】色素性荨麻疹(urticaria pigmentosa,UP)属于皮肤肥大细胞增生症的一种,病因不明,其发病率为 1:1000 ~ 1:8000 之间,男女发病率相当。大多数患者为儿童,成人发病不常见。本文报道 1 例典型的成人色素性荨麻疹。

1. 临床资料

患者,女性,45 岁,周身泛发棕红色丘疹、斑丘疹 6 月余,于 2013 年 6 月就诊我院。患者于 6 月前无明显诱因躯干出现绿豆大小棕红色丘疹、斑丘疹,不能自行消退,偶有轻痒,曾就诊当地医院,按湿疹治疗,疗效不显。皮疹逐渐增多,波及躯干、四肢。

既往史:既往体健。

家族史:家族中无类似疾病。

体格检查:一般情况好,发育正常,系统检查未见异常。皮肤科情况:躯干、四肢泛发多数绿豆大小棕红色丘疹、斑丘疹,孤立不融合,未见坏死、破溃、结痂,Darier 征阳性(图 116-1,图 116-2)。

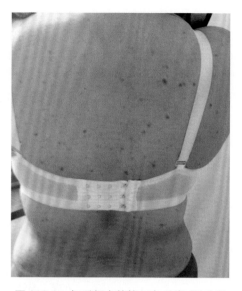

图 116-1　躯干部多数棕红色丘疹、斑丘疹

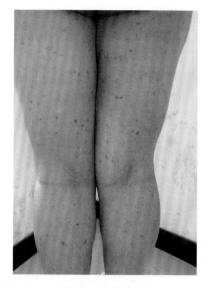

图 116-2　双下肢绿豆大小棕红色丘疹、斑丘疹

实验室检查：血、尿、便常规，肝肾功能未见异常，血 RPR、HIV 均为阴性。

皮肤组织病理学检查：表皮未见明显异常，基底细胞色素增加，真皮乳头及真皮浅层可见大量形态单一，核椭圆形或圆形细胞呈苔藓样浸润。Giemsa 染色可见浸润细胞内有异染颗粒（图 116-3、图 116-4）。建议患者进一步骨髓涂片检查，患者拒绝。

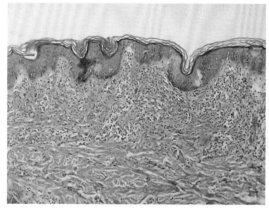

图 116-3　基底层色素增加，真皮乳头和浅层肥大细胞苔藓样浸润（HE 染色×100）

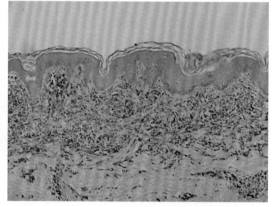

图 116-4　肥大细胞内有异染颗粒（Giemsa 染色×100）

诊断：色素性荨麻疹。

治疗：予院内制剂疏肝冲剂 3 克/次，两次/天，口服，目前治疗中。

2. 讨论

肥大细胞增生症是一组以皮肤或多个器官内肥大细胞浸润为特点的疾病。包括色素性荨麻疹、肥大细胞瘤、持久性斑疹性毛细血管扩张症、弥漫性肥大细胞增生症及系统性肥大细胞增生症。色素性荨麻疹为 1869 年 Nettleship 首先描述，常见于儿童，一般预后良好，成人少见，常不能自行消失。皮疹表现为红棕色或红色圆形至卵圆形斑疹、丘疹和斑块。Darier 征阳性为本病特征，系肥大细胞脱颗粒及组胺、白三烯等炎性介质释放所致。Hannaford 和 Rogers 的研究表明 Darier 征和临床表现比皮肤活检对诊断本病更为精确。发生在成人的皮肤肥大细胞增生症约25%以上合并有系统性损害(尤其骨髓)。本例患者成年发病,病史6个月,因患者拒绝未做骨髓活检,目前本病尚无特殊治疗方法,常为缓解症状的对症处理。

(谢艳秋)

▶ 点评

1. 报道1例成人色素性荨麻疹,皮损特点为躯干、四肢棕红色丘疹、斑丘疹,孤立不融合,无坏死、破溃、结痂,Darier 征阳性。

2. 病理真皮乳头及真皮浅层大量形态单一,核椭圆形或圆形细胞呈苔藓样浸润。Giemsa 染色浸润细胞内有异染颗粒。

3. 研究表明 Darier 征和临床表现比皮肤活检对诊断本病更为精确。

4. 本病尚无特殊治疗方法,对症处理。

病例117　持久性发疹性斑状毛细血管扩张症
(Telangiectasia Macularis Eruptiva Perstans)

【病例简介】患者,女性,66岁,躯干、四肢泛发暗红色毛细血管扩张性斑疹1年余。Darier 征阴性。皮损组织病理检查示真皮浅层毛细血管扩张,Giemsa 染色血管周围可见少数肥大细胞浸润。结合临床表现和组织病理改变,诊断为持久性发疹性斑状毛细血管扩张症。

1. 临床资料

患者,女性,66岁,主因躯干、四肢红斑1年余就诊。患者1年前无明显诱因,躯干四肢出现红斑,皮疹遇热或搔抓后加重,无明显瘙痒,后皮疹逐渐增多,曾于外院诊断为"过敏性紫癜"予氯雷他定治疗,病情无好转,遂来我院就诊。既往高血压病史10余年,否认其他系统性疾病。家族中无类似病史。

体格检查:系统检查未见异常。

皮肤科检查:躯干、四肢泛发暗红色毛细血管扩张性斑疹,直径0.5~1cm,皮疹表面光滑,压之褪色,Darier 征阴性(图117-1,图117-2)。

实验室及辅助检查:血、尿、便常规,生化全项,免疫全项,肿瘤标记物未见异常。外周血涂片未见异型细胞。心电图,腹部B超,X线胸片未见异常。

左下肢皮损组织病理检查:表皮角化过度,真皮浅层毛细血管增生、扩张,血管周围较多淋巴细胞、组织细胞浸润(图117-3)。Giemsa 染色真皮浅层血管周围可见少数肥大细胞浸润(图117-4)。

诊断:持久性发疹性斑状毛细血管扩张。

2. 讨论

持久性发疹性斑状毛细血管扩张症(telangiectasia macularis eruptiva perstans,TMEP)是皮肤型肥大细胞增生症(cutaneous mastocytosis,CM)中很少见的一种类型,发病率不到 CM 的1%。TMEP 多发生于成人,常为中年肥胖妇女,少数发生在儿童,偶见家族性发病。TMEP 系统损害很少见,可以表现为一过性头痛、皮肤潮红、胃肠功能紊乱、心悸、晕厥、脾大、

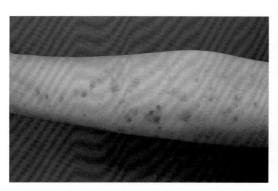
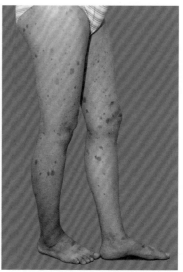

图 117-1，图 117-2　患者上肢及下肢泛发暗红色毛细血管扩张性斑疹

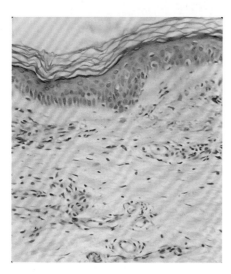
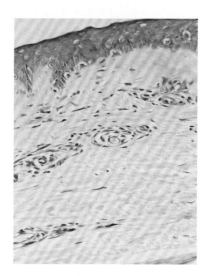

图 117-3　表皮角化过度，真皮浅层毛细血管增生、扩张，血管周围较多淋巴细胞、组织细胞浸润（HE 染色 ×100）

图 117-4　真皮浅层小血管周围可见少数肥大细胞浸润（Giemsa 染色×200）

骨损害等。近来有报道指出 TMEP 可能与某些潜在的疾病有关，如多发性骨髓瘤、骨髓异常增生、干燥综合征、肾癌、恶性黑色素瘤等。

　　TMEP 的典型皮疹表现为毛细血管扩张性的红色或红褐色斑疹，Darier 征常为阴性，通常无自觉症状。既往报道皮疹多见于躯干和上肢，胸部最多见，最近的文献报道皮疹多位于躯干和四肢，对称分布，也可单侧分布。TMEP 的组织病理表现为真皮浅层毛细血管扩张，周围散在分布稀疏的肥大细胞。由于肥大细胞数量极少，极易漏诊。需行 Giemsa 或甲苯胺蓝等特殊染色协助确诊。特殊染色下每个高倍镜视野肥大细胞数量大于 5 个，结合临床病史和典型皮疹，同时排除系统性损害即可确诊。

　　2009 年，Akay 等提出 TMEP 在皮肤镜下呈特征性的血管网状分布模式，可与其他类型的皮肤肥大细胞增多症相鉴别。2011 年,Vano-Galvan 等评估了 127 例皮肤肥大细胞增多症患者的皮肤镜表现,总结了四种不同的特征模式:色素性网络、橙黄色无定形区、棕色无定形区和网状毛细管扩张模式,并提出 TMEP 有别于其他具有血管模式的皮肤病的特征是伴小口径的毛细血管扩张的网状血管模式。TMEP 的这种模式与它的组织病理表现高度相关,即表现为真皮中毛细血管的增生和扩张。因此,皮肤镜可以作为 TMEP 的一种辅助诊断工具。

本病目前尚无确切有效的治疗方法。若症状轻微且无系统损害者可不治疗。治疗方法包括避免诱因,药物治疗,物理治疗等。首先应避免诱发肥大细胞脱颗粒的各种因素,如热水浴、饮酒、摩擦、避免服用非甾体类抗炎药等。药物治疗可应用肥大细胞膜稳定剂如酮替芬、色甘酸钠,局部或系统应用糖皮质激素,H1、H2 受体拮抗剂,干扰素,白三烯受体拮抗剂如孟鲁司特等。也有报道外用吡美莫司治疗获满意疗效。物理治疗包括 585nm 脉冲染料激光、补骨脂素长波紫外线(PUVA)、电子束照射等。Rishpon 等[8] 报道用窄波 UVB 治疗 1 例女性成人 TMEP,每周 2 ~ 3 次,连续 3 个月,患者的皮损和瘙痒明显缓解,后随访 3 个月未见病情复发。由于本病很少见,目前的治疗经验均来自于个案报道,故确切有效的治疗方法和远期的治疗效果还有待于进一步的探索。

(李珺莹)

▶ **点评**

1. 持久性发疹性斑状毛细血管扩张症(TMEP)临床少见,多发生于中年妇女,病史较长,典型皮疹表现为毛细血管扩张性的红色或红褐色斑疹,多位于躯干和四肢。

2. 临床上需要与泛发性特发性毛细血管扩张、获得性多发性斑状毛细血管扩张等相鉴别,病理上 Giemsa 染色很重要。

3. 本文提出 TMEP 在皮肤镜下的特征是伴小口径的毛细血管扩张的网状血管模式,有别于其他具有血管模式的皮肤病。皮肤镜可以作为 TMEP 的一种辅助诊断工具,值得关注。

病例 118　儿童持久性发疹性斑状毛细血管扩张症
(Child Telangiectasia Macularis Eruptiva Perstans)

【病例简介】患者,男性,14 岁,四肢内侧散在红斑 1 月余,无自觉症状。

组织病理检查示:表皮角化过度,棘层肥厚,基底层色素增加,真皮浅层血管周围大量淋巴细胞、组织细胞浸润,可见红细胞外溢;Giemsa 染色显示:血管周围可见少数肥大细胞。

诊断:持久性发疹性斑状毛细血管扩张症。

1. **临床资料**

患者,男性,14 岁,1 月前无明显诱因四肢内侧出现散在红斑,伴毛细血管扩张,无明显自觉症状。于 2014 年 7 月底就诊于我院门诊。否认家族史及其他病史。

体检:一般情况好。

皮肤科检查:四肢内侧散在红斑,伴毛细血管扩张(图 118-1,图 118-2)。

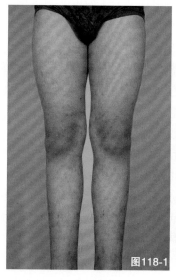
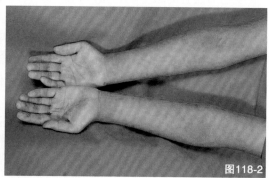

图 118-1,图 118-2 四肢内侧散在红斑,伴毛细血管扩张

皮肤镜示:可见少量小片状、无明显规则的点状血管结构;可见网状色素结构;未见明显深部均质样结构。

组织病理检查示:表皮角化过度,棘层肥厚,基底层色素增加,真皮浅层血管周围大量淋巴细胞、组织细胞浸润,可见红细胞外溢;Giemsa 染色,血管周围可见少数肥大细胞(图 118-3,图 118-4)。

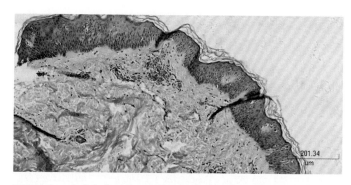

图 118-3 表皮角化过度,棘层肥厚,基底层色素增加,真皮浅层血管周围大量淋巴细胞、组织细胞浸润,可见红细胞外溢(HE×100)

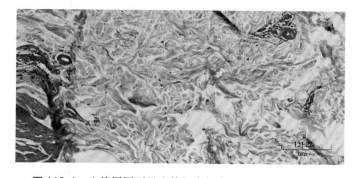

图 118-4 血管周围可见少数肥大细胞(Giemsa 染色×400)

诊断:持久性发疹性斑状毛细血管扩张。

诊疗建议:查免疫全项、肿瘤五项,排除免疫系统疾病和肿瘤,定期随访。

诊断:持久性发疹性斑状毛细血管扩张。

诊疗建议:查免疫全项、肿瘤五项,排除免疫系统疾病和肿瘤,定期随访。

2. 讨论

持久性发疹性斑状毛细血管扩张症(telangiectasia macularis eruptiva perstants,TMEP)为罕见的皮肤型肥大细胞增生症,发病率不到肥大细胞增生症的1%,可能与某些潜在疾病有关,血液系统恶性肿瘤、自身免疫性疾病、肾透明细胞癌和消化道溃疡等。本病多发于成年人,常为肥胖的中年女性,儿童发病率较低,偶见家族性发病。年龄对预后有重要的提示作用,发病越早预后越好,大多数患儿的症状随着年龄的增长而改善,其中约50%患儿在青春期时可缓解,仅有10%~15%会持续到成年。典型皮疹为毛细血管扩张性的红色或红褐色斑疹,无瘙痒、水疱和紫癜,多不伴色素沉着。皮疹多见于躯干和四肢,以胸部最多见,对称分布,也可单侧分布,Darier征常为阴性,通常无自觉症状。少数会有系统损害:如一过性头痛、胃肠功能紊乱、骨损害、晕厥、皮肤潮红、脾大等。组织病理表现:真皮浅层毛细血管扩张,周围可见散在肥大细胞浸润。由于肥大细胞数目较少,极易漏诊,还需进行Giemsa或者甲苯胺蓝染色,示每个高倍镜视野肥大细胞数5~10个即可以明确诊断。本病结合相关病史、临床表现及组织病理可明确诊断。另外,Lee等发现用免疫组织化学法标记肥大细胞/干细胞因子受体C-Kit/CD117能确诊,因其能在正常或者异常的肥大细胞上高度表达。

临床主要与遗传性出血性毛细血管扩张症、泛发性特发性毛细血管扩张、获得性多发性斑状毛细血管扩张相鉴别,后几种疾病组织病理都无肥大细胞浸润,可行Giemsa或者甲苯胺蓝染色以鉴别。

本病目前尚无特殊治疗,症状较轻且无系统损害可不予治疗,一般对症治疗,注意定期随访。

(赵艳霞)

▶ **点评**

1. 持久性发疹性斑状毛细血管扩张症临床较为罕见,需要结合相关病史、临床表现及组织病理可明确诊断。

2. 注意与其他毛细血管扩张性疾病相鉴别。

3. 注意有无系统相关性疾病。

4. 治疗以对症治疗为主。

参 考 文 献

[1] Altman J,Mehregan AH(1971)Inflammatory linear verrucous epidermal nevus. Arch Dermatol 104:385-389.

[2] Noriaki Nakai,Akifumi Ohshita,Norito Katoh(2016)A case of inflammatory linear verrucous epidermal nevus on the upper eyelid. Indian J Dermatol. 2015 May-Jun;60(3):323.

[3] Ulkur E,Celikoz B,Yuksel F,Karagoz H(2004)Carbon dioxide laser therapy for an inflammatory linear verrucous epidermal nevus:a case report. Aesthet Plast Surg 28:428-430.

[4] Verbov J. pachydermodactyly:a variant of the true knuckle pad. Arch Dermatol,1975,111:524.

[5] Prieto D,Gallego E,Lopez-Navarro N,et al. Pachydermodactyly:an uncommom acquired digital fibromatosis,J

Clin Rheumatol. 2011；17：53-4.

［6］郭建辉,郭雯,赵丽.厚皮指症1例［J］.中国皮肤性病学杂志,2011,25(7)：550-551.

［7］Batinac T,Zamolo G,Brumini G,et al. Cell apoptosis as assessed byM30 expression in keratoacanthoma and squamous cell carcinoma［J］. Coil Antropol,2008 ,32(2)：499-504.

［8］Ribeiro D,Narikawa S,Marques M E. Expression of apoptotic and cell proliferation regulatory proteins in keratoacanthomas and squamous cellcarcinoms of the skin［J］. Pathol Res Praet,2008 ,204(2)：97-104.

［9］程校衔,李舒丽,戴维,等.角化棘皮瘤144例临床及组织病理分析［J］.临床皮肤科杂志,2015,44(8)：473-476.

［10］赵辨.中国临床皮肤病学［M］.南京:江苏科学技术出版社,2010:1526-1527.

［11］JAMESW D,BERGER T G,ElSTON D M.徐世正,译.安德鲁斯临床皮肤病学［M］.北京:科学技术出版社 2008.608-691.

［12］Ivanov S,Ivanov S. Large condylomatous lesions of the vulva and their maligignant transformation［J］. Akush Ginekol(Sofiia),2002,41(3)：28-31.

［13］Jankovic A. ,Bibic I. , Gocev G. Large growth on the face. Cutaneous horn. Am Fam Physician,2012,86：273-274.

［14］Pyne J. ,Saptoka D. , Wong J. C. Cutaneous horns：clues to invasive squamous cell carcinoma being present in the horn base. Dermatol Pract Concept. 2013；3：3-7.

［15］Jie zhang ,Jianli Wang , Li ChenArch：Expression and function of NET-1 in human skin squamous cell carcinoma. Dermatol Res. 2014；306：385-397.

［16］Jhappan C,Noonan FP,Merlino G. Ultraviolet radiation and cutaneous malignant melanoma. Oncogene. 2003；22(20)：3099-112.

［17］Melnikova VO,Ananthaswamy HN. Cellular and molecular events leading to the development of skin cancer. Mutat Res. 2005；571(1-2)：91-106.

［18］Andreassi L. UV exposure as a risk factor for skin cancer. Expert Review of Dermatology. 2011；6(5)：445-454.

［19］Zoran Jukić,Iva Ledinsky. Primary acantholytic squamous cell carcinoma of the cecum：a casereport［J］. Diagn Pathol,2011,6(5)：1-12.

［20］Tadashi Terada. Adenoid squamous cell carcinoma of the oralcavity［J］. Int J Clin Exp Pathol,2012,5(5)：442-447.

［21］Maris S,Alina H,Mihla C,et al. Acantholytic squamous cell carcinoma：pathological study of nine cases with review of literature［J］. Rom J Morphol Embryol 2014,55(2)：279-283.

［22］龙庭凤,刘流,何黎等.日光性角化病90例临床及病理特征分析［J］.临床皮肤科杂志,2010,39(5)：286-289.

［23］Phillip H Mckee,Eduardo Calonje,Scott R Granter. 皮肤病理学与临床的联系［M］.北京:北京大学医学出版社,2007,1214-1215.

［24］黎鳌.黎鳌烧伤学［M］.上海:上海科学技术出版社,2001:658-659.

［25］Ahmed M K,Ishino T,Hirakawa K,et al. Syringoid eccrine carcinoma of external auditory canal. A case report［J］. Auris Nasus Larynx,2010,37：519-521.

［26］Sidiropoulos M,Sade S,AI-Habeeb A,et al. Syringoid eccrine carcinoma：a clinicopathological and immunohistochemical study of four cases［J］. J Clin Pathol,2011,64(6)：788-792.

［27］Bothale KA,Mahore SD. Solitary eccrine syringofibroadenoma［J］. Indian J Dermatol Venereol Leprol,2008,74(5)：518-519.

［28］Cho E,Lee JD,Cho SH. A Case of Reactive Eccrine Syringofibroadenoma［J］. Ann Dermatol,2011,23(1)：70-72.

［29］ 朱学骏,涂平.皮肤病的组织病理诊断［M］.2 版.北京:北京医科大学出版社,2001:234.

［30］ Wade RG,Daivajna S,Chapman P,et al. Hand surgery for Multicentric Reticulohistiocytosis:A new avenue of treatment and review of the literature［J］. Int J Surg Case Rep,2013,4(8):744-747.

［31］ Hu JC,Ra S,Gutierrez MA. Cutaneous Langerhans cell histiocytosis in anelderly woman［J］. Dermatol Online J. 2010 ,16(10):6.

［32］ Eiras Jda C,Schettini AP,Lima LL,et al. Cutaneous Rosai-Dorfman disease-a case report［J］. An Bras Dermatol,2010,85(5):687-690.

［33］ Shi XY,Ma DL,Fang K. Cutaneous Rosai-Dorfman disease presenting as a granulomatousrosacea-like rashs ［J］. Chin Med J(Engl),2011,124(5):793-794.

［34］ 宋维芳,黄昭暄,杨武双.皮肤单纯性淋巴管瘤 1 例［J］. Chin J Dermato Venerol Integ Trad W Med, 2007,6(4):254.

［35］ 李绍兴,万慧颖.嗜酸性粒细胞增多的血管淋巴样增生 1 例［J］.临床皮肤科杂志,2008,37(3):184.

［36］ 王玲,张理涛,吴景良.皮肤假性淋巴瘤免疫组织化学与基因重排的检测［J］.天津医药,2010,38(6): 479-481.

［37］ Kluger N,Vermenlen C,Moguelet P,et al. Cutaneous lymphoid hyper-plasia(pseudolymphoma) in tattoos:a case series of seven patients［J］. J Eur Acad Dermatol Venereol. 2010. 24(2):208-213.

［38］ Martorell-Calatayud,Hernández-Martín A,Colmenero I,Va ñó Galván S,López-Obregón C,Armand A,et al. Lymphomatoid papulosis in children:report of 9 cases and review of the literature. Actas Dermosifiliogr. 2010;101:693-701.

［39］ 刘艳辉. γ/δT 细胞淋巴瘤［J］.国外医学·生理、病理科学与临床分册,2002,22(1):28-30.

［40］ Koch R,Jaffe ES,Mensing C,et al. Cutaneous gamma/delta T-cell lymphoma. J Dtsch Dermatol Ges,2009 , 7(12):1065-1067.

［41］ Cyrus C H,Kang Howson-Jan,Kamilia S R. Hodgkin lymphoma with cutaneous involvement［J］. Dermatology Online Journal ,2009,15(5):5.

［42］ Ibrahim Khalifeh,Lauren C Hughey,Conway C,et al. Solitary plaque on the scalp as a primary manifestation of Hodgkin lymphoma:a case report and review of the literature［J］. Journal of Cutaneous Pathology ,2009: 36(1):80-85.

［43］ RobsonA. Immunocytochemistry and the diagnosis of cutaneous lymphoma［J］. Histopathology,2010,56(1): 71-90.

［44］ Wolff K,komar M. Petzelbauer P. Clinical and histopathological aspects of cutaneous mastocytosis. Leuk Res. 2001,25(7):519-528.

［45］ 李志量,姜祎群,冯素英.持久性发疹性斑状毛细血管扩张［J］.临床皮肤病杂志,2014,43(2):45-46.

［46］ Altiner A,Tzu J,Patel R et al. Telangiectasia macularis eruptiva perstans［J］. Dermatol Online J. 2011,17 (10):7.

［47］ Kowalzic L,Eickenscheidt L,Seidel C,et al. Telangiectasia macularis eruptiva perstans,a form of cutaneous mastocytosis,associated with malignant melanoma［J］. J Dtsch Dermatol Ges. 2009;7(4):360-362.

［48］ Noda S,Lee JB,Li K,et al. Unilateral telangiectasia macularis eruptiva perstans with a clear demarcation at the midline of the trunk［J］. Eur J Dermatol,2012,22(3):407-408.

第二十五章

与皮肤病有关的综合征
Syndrome about Dermatoses

病例 119　Laugier-Hunziker 综合征(1)

（Laugier-Hunziker Syndrome）

【病例简介】患者,女性,53 岁。唇部、舌周、颊黏膜、牙龈及右足趾甲、色素沉着 30 余年,呈进行性增多。无腹部症状。大便潜血试验(−),胃镜及结肠镜检查均无异常。皮肤科情况:唇部、舌周边、颊黏膜及牙龈可见灰黑色色素沉着斑,右足部分趾甲可见黑色纵行条带。组织病理未作。

诊断:Laugier-Hunziker 综合征。

1. 临床资料

患者,女性,53 岁。右足趾甲、唇部、舌周、颊黏膜及牙龈色素沉着 30 余年并呈进行性增

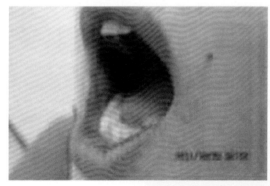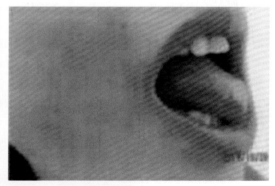

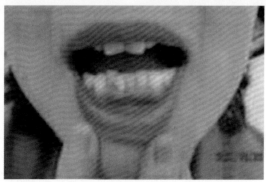

图 119-1,图 119-2,图 119-3　上下唇、舌体周边、双侧颊黏膜及齿龈可见不规则的点状或片状色素沉着斑,颜色为灰黑色,表面光滑,边缘不整齐。色斑部分融合成线状、不规则状

多,于 2011 年 10 月 26 日就诊于我科。30 余年前患者无意中发现口唇、舌灰黑色点状及片状不规则色无明显诱因出现右足母趾甲纵形棕黑色色素沉着,随后波及右足第 3 趾。数年后发现牙龈及颊黏膜也出现类似色素沉着,无任何自觉症状。无腹痛、腹泻、呕吐、便血等症状,否认系统性疾病及长期药物治疗史,无吸烟史,否认有重金属接触史,家族中其他成员无类似病史。系统检查未见明显异常。皮肤科情况:上下唇、舌体周边、双侧颊黏膜及齿龈可见不规则的点状或片状

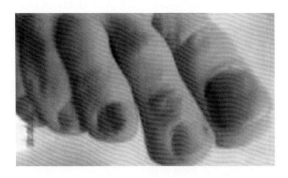

图 119-4　右足母趾甲有宽约 2mm 纵形棕黑色色素沉着斑,右足第 3 趾约半甲纵行棕黑色色素沉着斑

色素沉着斑,颜色为灰黑色,表面光滑,边缘不整齐。色斑部分融合成线状、不规则状(图 119-1,图 119-2,图 119-3)。右足母趾甲有宽约 2mm 纵形棕黑色色素沉着斑,右足第 3 趾约半甲纵行棕黑色色素沉着斑(图 119-4)。口周、腭、眼、手足部、外阴及肛周未见色素沉着斑。

实验室检查:血尿常规正常,大便潜血试验(-),肝肾功能正常,胃镜及结肠镜检查未发现息肉。

诊断: Laugier-Hunziker 综合征。

2. 讨论

Laugier-Hunziker 综合征(Laugier-Hunziker syndrome,LHS)是一种少见的获得性良性唇部、口腔黏膜及指(趾)甲色素沉着性疾病。在 1970 年由 Laugier 和 Hunziker 第一次描述;有大约 100 多病例曾被报道过。Laugier-Hunziker 综合征似乎特别流行于法国和意大利,但也报道有西班牙人、阿拉伯人、亚洲人及美国人。尤其马东来教授在 5 年内诊治 22 例患者,说明在我国不是很少见的。认识此病有利于我们正确的诊断、避免不必要的检查及选择合适的治疗方法。

Laugier-Hunziker 综合征好发于中青年人,尤其 50 岁以上,男女比例相当,也有一例先天发病的报道。本病起病缓慢,病程较长,多为散发,目前国外有 1 例有家族发病的报道,国内也有会议上报道过 1 例。本病的病因和发病机制不明,有作者认为可能是由于某种未知的慢性刺激,使基底层黑素细胞的功能发生改变,合成黑素小体的数量增加所致。少数患者 Hutchinson 征可阳性,即线状黑甲末端的甲皱出现黑素沉着,一般出现此症状是甲母痣发生恶变的征兆,但本病多不会发展成黑素瘤。

本病的组织病理学改变缺乏特异性表现,主要是表皮基底细胞内黑素增多,但黑素细胞的数量和形态正常,基膜完整。真皮浅层色素失禁,可见数量不等的噬黑素细胞。电镜检查示表皮基底细胞的胞质内有大量成熟的黑素小体,大多散发,偶可群集,其大小和形态不一,根据切面的不同可为圆形或细长形。基膜完整,真皮浅层有群集的噬黑素细胞,其胞质内也有许多黑素小体。皮肤镜技术 Dermoscopy 是一种理想的无创性诊断,但相关文献资料的报道有限。

临床上本病主要应与 Peutz-Jeghers 综合征(Peutz-Jeghers syndrome,PJS)鉴别,两者均可有黏膜、皮肤和指(趾)甲的色素沉着,但是 PJS 为常染色体显性遗传,约 60% 患者有家族史,皮损出现的时间比较早,一般在出生时或出生后不久发生。而且患者多因腹痛等腹部症状而就诊。皮损位于口腔、鼻、眼等腔口周围或口唇、口腔黏膜。皮损持续存在,而唇部皮损

在 30 岁以后可逐渐减轻。PJS 大多伴有结肠息肉,并可恶变,临床上可伴有腹痛、腹泻、呕吐和便血等症状。患者可有 STKⅡ/LKBⅠ位点的基因突变。PJS 色素斑处组织病理学改变上表现为雀斑样痣。本病还应和特发性黏膜黑斑和纵行黑甲相鉴别。据报道在 5% 的白人、38% 的非洲血统个体中可有原发性颊黑病变,但与 LHS 不同,其在幼年时期或青春期发病。有 77% 的 20 岁的黑人、90% 的中年黑人可发生特发性纵向黑甲但口腔中无色素沉着。此外本病还需与原发性肾上腺功能不全(Addison 病),Albright 综合征,维生素 B12 缺乏,营养不良,放射治疗,药物(包括米诺环素、抗疟药、化疗药等),吸烟,扁平苔藓,神经纤维瘤病,获得性免疫缺陷综合征(AIDS),豹斑综合征(Leopard 综合征)以及黏液瘤、内分泌亢进三联症等多种可引起皮肤黏膜和指、趾甲色素斑的疾病鉴别。

　　本病病程为慢性,皮损常进行性加重,到目前为止,仅有 1 例患者皮损自行消退的文献报道。由于本病的皮肤、黏膜和指(趾)甲色素沉着斑均不会恶变为黑素瘤,因此一般不需治疗,但病人也因为化妆无法掩盖影响美观而要求治疗。Ozawa 等报告采用 Q 开关紫翠宝石激光治疗 LHS 患者唇部的色素沉着斑,采用波长为 755nm,能量密度为 5.0J/cm^2,光斑直径为 3mm,治疗 1 次后皮损即完全消退,随访半年无复发。马东来教授所报告的患者用 Q 开关紫翠宝石激光治疗,也取得明显的疗效。之后随访发现,部分患者唇部皮损在治疗 3～6 个月后,部分原来有色素斑的部位又出现少量色素沉着斑,但这些复发的色素沉着斑较原来的小,再次使用 Q 开关紫翠宝石激光器治疗仍然有效。还一些个案研究表明冷冻、Nd-YAG 激光等方法均有成效。鉴于治疗后复发的可能,有学者认为注意防晒可能会减少复发。

(张峻岭)

▶ 点评

　　1. 报道 Laugier-Hunziker 综合征病例。皮疹唇部、舌周、颊黏膜、牙龈及右足趾甲、色素沉着 30 余年,进行性增多。

　　2. 临床上本病主要应与 Peutz-Jeghers 综合征(PJS)鉴别,两者均可有黏膜、皮肤和指(趾)甲的色素沉着,但是 PJS 为常染色体显性遗传,患者有家族史,皮损一般在出生时或出生后不久发生,唇部皮损在 30 岁以后可逐渐减轻。PJS 大多伴有结肠息肉,并可恶变,临床上可伴有腹痛、腹泻、呕吐和便血等症状。PJS 色素斑处组织病理学改变上表现为雀斑样痣。本病还应和特发性黏膜黑斑和纵行黑甲相鉴别。

　　3. 本病的色素沉着斑很少恶变,因此一般不需治疗。

病例 120　Laugier-Hunziker 综合征(2)
(Laugier-Hunziker Syndrome)

　　【病例简介】患者,女性,51 岁。唇部、颊黏膜及齿龈色素斑 15 年。右手指甲周褐色斑疹 6 年。胃镜和肠镜检查未发现息肉。

　　下唇行病理检查示:表皮基底层色素增加,真皮乳头和浅层散在少量噬色素细胞。

　　诊断: Laugier-Hunziker 综合征。

1. 临床资料

患者,女性,51 岁。因唇部、颊黏膜及齿龈色素斑 15 年,右侧手指甲周散在深褐色斑 6 年就诊。患者 15 年前无明显诱因上唇、齿龈、舌缘出现点状及片状卵圆形暗棕色色素沉着,后逐渐累及下唇和双侧颊黏膜并呈进行性加重。9 年后,右侧拇指、示指周相继出现深褐色斑疹。自出现皮疹以来,患者无任何自觉症状。色素斑增多同时未出现呕吐、腹痛、腹泻及便血等症状。患者既往体健,否认长期服用四环素类、口服避孕药等药物史,否认吸烟及重金属接触史。家族其他成员无类似疾病史。全身系统检查未见明显异常。

体检:皮肤科检查:上下唇、齿龈,双侧颊黏膜点状或片状卵圆形暗棕色斑,散在或融合,直径 1～5mm,表面光滑平坦,边缘较清楚。右侧拇指、示指甲周深褐色斑疹(图 120-1,图 120-2)。口周,指(趾)甲甲板,外生殖器等未见类似损害。

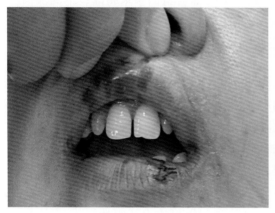

图 120-1　唇部皮损

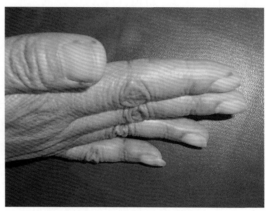

图 120-2　右手指端褐色斑点

实验室检查指标均未见异常。胃肠道镜检未发现息肉等占位性病变。

下唇部色素斑行病理检查示:表皮部分棘细胞内、细胞间水肿,基底层黑素细胞增多,不成巢,黑素增加。真皮乳头和浅层散在少量噬色素细胞(图 120-3)。

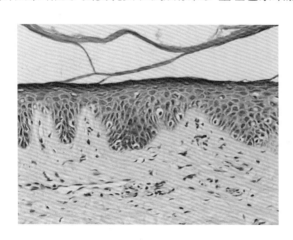

图 120-3　表皮部分棘细胞内、细胞间水肿,基底层黑素细胞增多,不成巢,黑素增加。真皮乳头和浅层散在少量噬色素细胞(HE 染色×100)

诊断: Laugier-Hunziker 综合征。

2. 讨论

Laugier-Hunziker 综合征(Laugier-Hunziker Syndrome,LHS)是一种良性、获得性以唇部、

口腔黏膜及肢端指(趾)甲色素沉着为主的疾病。世界范围内，LHS 以欧洲白种人为多发，亚洲、美洲也有相关报道。有学者报道了 40 余例并做了深入研究，使我们逐渐认识本病不至于误诊、漏诊。LHS 好发于中青年人国内男女发病比例约为 1∶5。本病病例多为散发，鲜有家族性发病报道，国外仅报道一例母亲和两个女儿共患病例。LHS 病程缓慢，色素改变一般不会自行消退，且常呈进行性加重。色素沉着斑常见于唇部(尤其下唇)、口腔(常累及颊黏膜)、上腭、指(趾)甲，尚可见于舌、齿龈、掌跖、肛周和生殖器等部位。口腔部位的色素沉着斑可以是本病仅有的临床表现，其典型的皮损常表现为，扁豆状或不规则褐黑色斑，直径约 1~5mm，表面光滑平坦，边界相对清晰；皮疹可单发、群集或融合成片。本病的组织病理学改变缺乏特异性，主要表现为表皮基底细胞内黑素增多，但黑素细胞的数量和形态正常，基膜完整。真皮浅层色素失禁，可见数量不等的噬黑素细胞。皮肤镜图像分析技术对本病的诊断也有一定参考价值，可以减少因尚未明确皮疹良恶性而盲目的手术切除。不同部位色素沉着斑的皮肤镜模式有很大的差异。在光滑无毛的皮肤，如手掌和脚掌，色素沉着分布在皮脊或皮沟表现为平行脊或平行沟模式。在黏膜部位，弥漫的色素性基底细胞沿着黏膜和黏膜下层连接成网状结构。

临床本病最易与 Peutz-Jeghers 综合征(Peutz-Jeghers syndrome，PJS)混淆，两者皮肤表现很相似，均可有黏膜、皮肤和指(趾)甲的色素沉着，但 PJS 为常染色体显性遗传病，约 60% 患者有家族史，多在出生时或幼儿期发病；而 LHS 是一种获得性、进行性色素沉着病，多发于中青年人；PJS 皮损多位于腔口周围或口腔黏膜，而 LHS 皮损腔口周围少见；PJS 口腔黏膜皮损持续存在，唇部皮损随年龄增大可逐渐减轻，而 LHS 色素斑随年龄增大而逐渐加重；PJS 多伴有多发性错构瘤性胃肠道息肉，且有癌变风险，发病率最高的是结肠和十二指肠恶性肿瘤，，临床上可伴有反复发作的腹痛、呕吐和便血症状，而 LHS 则无上述腹部症状，不伴有结肠息肉，一般不发生癌变。国外报道一例 LHS 患者伴发胰腺癌，其黏膜色素斑和恶变引起的全身症状同期出现，提示 LHS 有发生恶性肿瘤的潜在可能性，但没有充分证据证明两者的相关性。本病尚应与 Addison 病，McCune-Albright 综合征，LEOPAR 综合征，Gardener 综合征，Cronkhite-Canada 综合征，LAMB 综合征，获得性纵向黑甲，生理性黑斑，药物摄入(包括米诺环素，抗疟药，化疗药，口服避孕药等)，重金属接触，放射线治疗等多种可引起皮肤黏膜和指、趾甲色素斑的疾病鉴别。

由于本病的皮肤、黏膜和指(趾)甲色素沉着斑均不会恶变为黑素瘤，仅影响美观，因此一般不需治疗。LHS 的治疗主要出于外观美容，包括冷冻，Q 开关 Nd:YAG 激光和 Q 开关紫翠宝石激光治疗等。国内马东来教授对 22 例患者的唇部色素斑均采用 Q 开关紫翠宝石激光治疗，波长 752nm，能量密度 6.0~8.2J/cm²，治疗 1 次后均取得明显的疗效。患者经治疗后 1~2 年内部分原来有色素斑的部位可能再次出现少量色素斑，但较原来小，再次治疗仍然有效。

(张秀君)

▶ **点评**

1. 报道了 Laugier-Hunziker 综合征病例，皮疹损害为唇部、颊黏膜及齿龈色素斑 15 年。右手指甲周褐色斑疹 6 年。

2. 组织学检查表皮基底层色素增加，真皮乳头和浅层散在少量噬色素细胞。

3. Laugier-Hunziker 综合征,需与 Peutz-Jeghers 综合征,Addison 病,McCune-Albright 综合征,生理性黑斑,药物摄入、重金属接触,放射线治疗等多种可引起皮肤黏膜和指、趾甲色素斑的疾病鉴别。需要结合病理和临床,作出正确的诊断。

4. 由于本病的皮肤、黏膜和指(趾)甲色素沉着斑均不会恶变为黑素瘤,仅影响美观,因此一般不需治疗。

病例 121　表皮痣综合征
(Epidermal Nevus Syndrome)

【病例简介】患者,女性,13 岁,右侧躯干部皮疹 11 年。右侧腹部皮疹病理检查:表皮角化过度,棘层肥厚,乳头瘤样增生,基底层色素增加,真皮浅层血管周围有较多淋巴细胞浸润。诊断:表皮痣综合征。

1. 临床资料

患者,女性,13 岁。因右侧躯干部皮疹 11 年于 2002 年 9 月 6 日来笔者所在科室就诊。患者出生时即有右趾畸形,2 岁时右侧腋下、胸、腹部出现密集的角化性丘疹,呈淡褐色,且逐渐增多、增厚呈疣状改变。3 岁时右手掌及右足跖皮肤出现海绵样改变,无自觉症状。2 年前曾在妇产科住院行右侧卵巢囊肿切除。患者智力无障碍。家族中无类似患者,父母非近亲结婚。

体检:体格检查:一般情况良好,心、肺、腹及神经系统检查均无异常。

皮肤科检查:右侧腋下、胸部、腹部可见淡褐色疣状斑块(图 121-1A)。右手掌皮肤海绵状增厚,质软。右足跖皮肤肥厚,腓侧前 2/3 及第 4、5 趾皮肤皱折成沟嵴,形成回状,第 3 趾巨趾畸形,第 4、5 趾变短,皮肤明显肥厚增生,呈肉柱状,与足跖的沟回状损害一致(图 121-1B)。

实验室检查:血尿常规、心电图、胸部 X 线片无异常发现。

右足 X 线摄片示:右足第 4 骨远端外侧可见骨性突起并有骨小梁,边缘清晰,第 5 骨稍分离,趾骨软组织可见不规则膨出。提示右足骨软骨瘤(图 121-2)。左足骨质未见异常。

组织病理检查(取材于右侧腹部皮疹):表皮角化过度,棘层肥厚,乳头瘤样增生,基底层色素增加,真皮浅层血管周围有较多淋巴细胞浸润(图 121-3)。

诊断:表皮痣综合征。

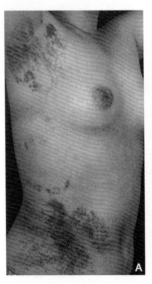
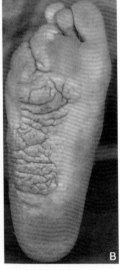

图 121-1　表皮痣综合征患者临床皮损　A:右侧腋下、胸部、乳晕及腹部疣状斑块;B:右足跖皮肤肥厚,皱折成沟回状,第 3 趾呈巨趾,第 4/5 趾变短

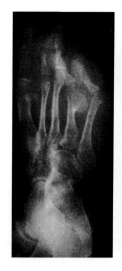
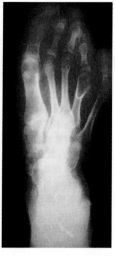

图 121-2　表皮痣综合征患者足部 X 线图像：右足多发性骨软骨瘤，第 3 趾巨趾畸形

图 121-3　表皮痣综合征患者皮损组织病理像，表皮角化过度，棘层肥厚，基底层色素增加，真皮浅层血管周围淋巴细胞浸润（HE 染色×100）

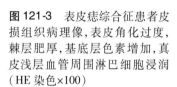
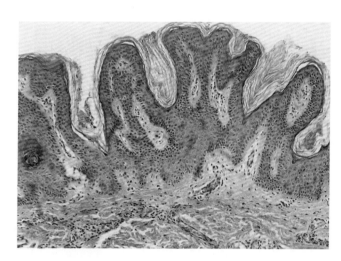

2. 讨论

表皮痣综合征又称为 Schimmelpenning 综合征、Feuerstein-Mims 综合征、Solomon 综合征。临床表现除表皮痣以外，还伴有皮肤、眼、神经、骨骼、心血管和泌尿生殖系统的各种发育异常。本病除表皮痣外，约有 10%～20% 的患者有皮肤的改变，如血管瘤、色素改变、皮肤肥厚、角棘皮瘤、基底细胞癌等。15%～70% 的病人伴有骨骼异常，包括骨畸形、骨囊肿、萎缩和肥大。15%～50% 的病人有神经系统异常如智力低下和癫痫。9%～30% 的病人伴有眼的异常，如散光、白内障等。表皮痣综合征临床罕见，林霖霖等曾报告 1 例表皮痣综合征并发多发性基底细胞癌。本例患者除有表皮痣外，尚有右手掌、足跖皮肤的异常，骨软骨瘤，骨骼的畸形，卵巢囊肿等。临床上凡遇广泛分布的表皮痣或表皮痣伴有系统异常的患者，应疑为表皮痣综合征。

（唐　莉）

▶ **点评**

1. 报道了表皮痣综合征 1 例,临床罕见。本例患者除有表皮痣外,尚有右手掌、足跖皮肤的异常,骨软骨瘤,骨骼的畸形,卵巢囊肿等表现。

2. 表皮痣综合征临床表现除表皮痣以外,可伴有皮肤、眼、神经、骨骼、心血管和泌尿生殖系统的各种发育异常。

3. 临床提示:凡遇广泛分布的表皮痣或表皮痣伴有系统异常的患者,应疑为表皮痣综合征。

病例 122 嗜酸性粒细胞增多综合征
(Hypereosinophilic Syndrome)

【病例简介】患者,男性,68 岁,主因四肢躯干红斑、丘疹、苔癣化伴痒 2 年,加重 1 个月入院。入院后多次检查嗜酸性粒细胞数目增高均大于 1.5×10^9/L,心肌酶谱:LDH 768U/L,a-羟丁酸脱氢酶 510U/L,连续 2 次复查均较高;组织病理检查:表皮角化不全,棘层肥厚,棘细胞间水肿,真皮浅层血管周围较多淋巴细胞,组织细胞及嗜酸性粒细胞浸润,诊断为:嗜酸性粒细胞增多综合征。治疗给予雷公藤 60mg/d,沙利度安 100mg/d,氟美松 10mg/d,环磷酰胺 0.2 静点,隔日一次,上述治疗持续 40 天左右,环磷酰胺总量为 4g,病情明显减轻,出院时口服甲泼尼松龙 24mg/d。

1. 临床资料

患者,赵某,男性,68 岁,主因四肢躯干红斑、丘疹、苔癣化伴痒 2 年,加重 1 个月入院(图 122-1,图 122-2)。

现病史:患者于入院前 2 年,四肢躯干出现红斑、丘疹,痒甚,曾在多家医院治疗,诊断为"湿疹",口服雷公藤和抗组按药物等治疗,皮疹时好时坏,曾在一年前血常规显示嗜酸性粒细胞计数明显升高。入院前 1 个月皮疹再一次出现,呈片状红斑、丘疹、苔癣化,瘙痒剧烈,为求进一步治疗收住入院。皮肤科情况:四肢躯干可见泛发浸润性片状红斑,多个丘疹,部分皮疹苔癣化,可见抓痕和血痂。

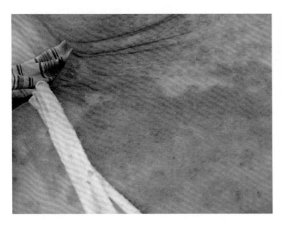

图 122-1 躯干可见泛发浸润性片状红斑

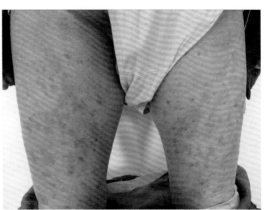

图 122-2 治疗后的色素沉着斑

实验室检查：血常规示 WBC:11.59×10⁹/L,嗜酸性粒细胞数目:4.51×10⁹/L,N 36.8%,L16.6%,嗜酸性粒细胞比例:38.8%;尿便常规正常,未见虫卵;抗血吸虫抗体、线虫抗体、肺吸虫抗体、肝吸虫抗体、猪肉绦虫囊尾蚴抗体均(−);肿瘤标记物未见阳性发现;心肌酶谱:LDH 768U/L,a-羟丁酸脱氢酶 510U/L,连续 2 次复查均较高;心肌酶谱:LDH 768U/L,a-羟丁酸脱氢酶 510U/L,连续 2 次复查均较高;胸片、心电图、腹部 B 超正常;乙肝小三阳。

组织病理检查：表皮角化不全,棘层肥厚,棘细胞间水肿,真皮浅层血管周围较多淋巴细胞,组织细胞及嗜酸性粒细胞浸润(图 122-3,图 122-4)。骨髓穿刺示:骨髓增生活跃略明显,粒系占 0.60,嗜酸性粒细胞比例偏高(0.12)。

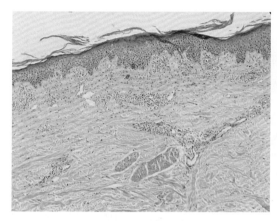
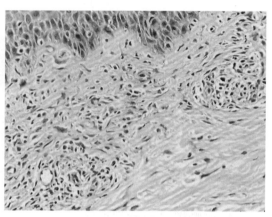

图 122-3　表皮角化不全,棘层肥厚,棘细胞间水肿,真皮浅层血管周围较多炎性细胞(HE×40)

图 122-4　真皮浅层血管周围较多淋巴细胞,组织细胞及嗜酸性粒细胞浸润(HE×100)

诊断：嗜酸性粒细胞增多综合征。

治疗：入院后高度怀疑嗜酸性粒细胞增多综合征,给予雷公藤 60mg/d,沙利度安 100mg/d,两周后血常规示:WBC:16.68×10⁹/L,嗜酸性粒细胞数目:7.63×10⁹/L 嗜酸性粒细胞比例 45.7%,皮疹仍为片状红斑,加用激素氟美松 10mg/d,1 周后血常规结果:WBC 10.63×10⁹/L,嗜酸性细胞数目:1.01×10⁹/L 嗜酸性粒细胞比例 9.5%,激素减为氟美松 7mg/d,皮疹反复,片状红斑色泽变红,追加得宝松一支,皮疹仍控制不理想,一周后血常规示:WBC 12.52×10⁹/L,嗜酸性细胞数目 2.34×10⁹/L,嗜酸性粒细胞比例 18.7%,L18.7%,瘙痒较重,红斑色泽变红、浸润,加用环磷酰胺 0.2 静点,隔日 1 次,上述治疗持续 40 天左右,环磷酰胺总量为 4g,病情明显减轻,出院时口服甲泼尼松龙 24mg/d,复查血常规 WBC:10.56×10⁹/L 嗜酸性粒细胞数目:0.05×10⁹/L 嗜酸性粒细胞比例 0.5%;LDH 272U/L。

2. 讨论

嗜酸性粒细胞增多综合征(hypereosinophilic syndrome, HES)指原因不明的以血液、骨髓及组织中嗜酸性粒细胞持续增多为特征的一组疾病,部分患者以瘙痒性皮疹为首发症状,多数患者临床以消化道症状、发热、呼吸系统症状、关节痛、心脏损害为主要症状。本病的诊断依据为:①外周血嗜酸性粒细胞增多绝对计数大于 1.5×10⁹/L. 持续 6 个月以上;②骨髓中嗜酸性粒细胞增多;③除了皮肤损害外,同时有心、肺、神经系统、肝、肾等脏器受累的证据;④排除嗜酸性粒细胞增多的其他疾病,如寄生虫病、过敏性疾病、肿瘤、结缔组织疾病等。本患者以片状浸润性红斑,剧烈瘙痒为首发症状,临床多次误诊为湿疹,鉴于既往否认心脏病史,目前有心肌的早期损害,在治疗过程心肌酶谱数值与病情平行,临床已经排除肿瘤、结缔组织疾病,以及过敏性疾病,可以诊断为嗜酸性粒细胞增多综合征。如若患者长期只表现为皮肤受累而未见心、肺等其他脏器受累,符合上述其余 3 项标准,可以诊断为嗜酸性粒细胞增多性皮炎(hypereosinophilic dermatitis,HED)。

嗜酸性粒细胞增多绝对记数大于 $1.5×10^9$/L 不足 6 个月者,符合此病其他诊断标准的患者,临床可根据情况给予"可疑 HES 或 HED"等诊断,并作长期随防观察。根据治疗反应和随访情况进一步作出适当诊断,如果经过全面检查,再次排除寄生虫感染、过敏反应及类天疱疮、肿瘤等引起嗜酸性粒细胞增多的其他原因,则可以诊断嗜酸性粒细胞增多性皮炎或综合征。因此对增高的嗜酸性粒细胞计数和持续时间不必拘泥于上述第①条,而应对病情进行综合分析作出判断。

系统应用糖皮质激素是治疗该病的首选药物,但治疗效果个体差异较大,许多患者需要加用免疫抑制剂才可以控制病情,本患者用糖皮质激素疗效不好,联合应用雷公藤多甙、沙利度胺和环磷酰胺才控制住病情。

(赵艳霞)

▶ 点评

1. 嗜酸性粒细胞增多综合征诊断主要依靠外周血嗜酸性粒细胞计数增多、骨髓中嗜酸性粒细胞增多、有心、肺、神经系统、肝、肾等脏器受累的证据、排除嗜酸性粒细胞增多的其他疾病,方可以诊断。

2. 主要与湿疹皮炎等过敏性疾病相鉴别。

3. 本病抗组胺药物治疗无效。

参 考 文 献

[1] Sachdeva S, Sachdeva S, Kapoor P. Laugier-hunziker syndrome: A rare cause of oral and acral pigmentation [J]. Cutan Aesthet Surg 2011, 4(1): 58-60.

[2] Wang WM, Wang X, Duan N, et al. Laugier-Hunziker syndrome: a report of three cases and literature review [J]. International Journal of Oral Science, 2013, 4(4): 226-230.

[3] Makhoul EN, Ayoub NM, Helou JF, Abadjian GA. Familial Laugier-Hunziker syndrome [J]. Am Acad Dermatol 2003, 49: 143-145.

[4] KoJH, ShihYC, Chiu CS, et al. Dermoscopic features in Laugier-Hunziker syndrome[J]. J Dermatol 2011, 38(1): 87-90.

[5] Hannes W, Robert F, Andreas S, et al. Laugier-Hunziker Syndrome in a Patient with Pancreatic Cancer[J]. Case Rep Dermatol. 2012, 4(2): 174-176.

[6] Zuo YG, Ma DL, Jin HZ, et al. Treatment of Laugier -Hunziker syndrome with the Q-switched alexandrite laser in 22 Chinese patients[J]. Arch Dermatol Res, 2010, 302: 125-130.

[7] Freedberg IM, Eisen AZ, Wolff K, et al, Fitzpatrick's Dermatology in General Medicine[M]. 5th ed, New York: McGraw-Hill, 1999. 881-882.

[8] 林霖霖, 蔡剑锋, 石秀玲, 等. 表皮痣综合征并发多发性基底细胞癌一例[J]. 中华皮肤科杂志, 2002, 35(4): 315-316.

[9] 苏飞, 曾跃平, 晋红中. 嗜酸性粒细胞增多性皮炎的临床特点分析. 临床皮肤科杂志[J], 2012, 41(3): 136-139.

[10] 于长平. 周盛基. 嗜酸性粒细胞增多性皮炎研究进展. 中国皮肤性病学杂志[J], 2012, 26(5): 449-451.

第二十六章

其 他
Other

病例 123　以皮肤瘙痒为首发症状的真性红细胞增多症
（Cutaneous Pruritus Secondary to Polycythemia Vera）

【病例简介】真性红细胞增多症（polycythemia vera，PV）是一种少见的克隆性以红细胞增多为主的慢性骨髓增生性血液病。不同程度的瘙痒是本病一个常见且具有特征性的症状。真红患者首发瘙痒，就诊皮肤科，常因其皮肤临床表现而掩盖或忽视其原发病，造成漏诊或误诊，关于本病的皮肤临床表现国内外报道较少。本院最近诊治 1 例以瘙痒为首发症状的真性红细胞增多症患者，抗瘙痒治疗取得较好疗效，现报告如下。

1. 临床资料

患者，男性，71 岁，因皮肤剧烈瘙痒，逐渐加重 3 个月余就诊。患者 3 个月前开始全身痒剧，当地医院应用"激素输液"未缓解。患者既往体健，无原发病，否认糖尿病及高血压史。

体格检查：发育正常，营养良好，系统检查无异常。全身浅表淋巴结未触及增大，心、肺、腹、四肢未见异常。

皮肤科检查：四肢可见弥漫性红斑，表面可见米粒大淡红色丘疹，并可见抓痕及结痂。口腔溃疡充血，自述有刺痒感。

实验室及辅助检查：血常规中红细胞 5.57×10^{12}，血红蛋白 165.0g/L，白细胞 13.24×10^9，血小板 563×10^9/L，红细胞压积 52.6%。骨髓涂片示增生明显活跃，粒系比例正常，红系比例增高，以中晚幼红为主，成熟红细胞轻度堆积分布。血小板大堆，小片分布，易见。

临床基因扩增：融合基因（JAK2/V617F）阳性。

病理诊断报告：骨髓增生大致正常（40%），粒红比例略增大，粒系各阶段细胞可见，以中幼及以下阶段细胞为主，红系各阶段细胞可见，以中晚幼红为主，巨核细胞未见明显增多，大部分胞体不太大，分叶核为主。网状纤维染色（-），（图 123-1）。

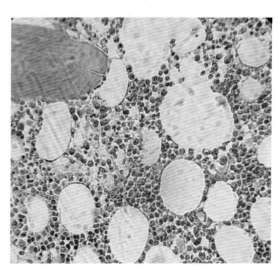

图 123-1　以皮肤瘙痒为主要表现的真性红细胞增多症患者骨髓病理像（HE 染色 ×400）

诊断：真性红细胞增多症。

治疗：对症治疗。对于充血的口腔黏膜,用 5% NaHCO₃ 漱口。明确诊断后,嘱患者口服羟基脲 1.25g/d,以及拜阿司匹林 100mg/d 来拮抗真红造成的血黏度增高。血府逐瘀颗粒可以活血祛瘀,行气止痛,预防血栓的生成.经治疗病情逐渐好转,皮肤红斑、丘疹逐渐减少,瘙痒明显减轻,血常规恢复正常。口腔充血溃疡痊愈。现持续随访中。

2. 讨论

PV 是一种克隆性红细胞异常增生为主的慢性骨髓增殖性疾病。以红细胞和全血容量绝对增生,血液粘滞度增高为其实验室特点,常伴有白细胞和血小板增多。临床有皮肤黏膜红紫、脾大和血管及神经系统症状。PV 发病率低,国外报导 1.9~2.6/10 万,中老年发病较多,起病缓慢,早期可无任何症状,仅于血液检查时偶然被发现。目前病因及发病机制尚未阐明,其临床病理基础是血容量增多,血粘度增高,导致全身各脏器血流缓慢及组织缺氧,发生出血及血栓形成等并发症。

PV 的皮肤症状出现较晚,主要表现为皮肤和黏膜明显红紫,尤以面颊、唇、舌、耳、鼻尖、颈部和上肢末端(指趾及大小鱼际)为甚,常伴有皮肤瘙痒,呈典型的高原红面容。

有研究显示 JAK2-V617F 基因突变在 PV 中阳性率达 65%~97%,具有纯合性 JAK2-V617F 突变患者与无 V617F 突变患者的临床表现存在着差异,JAK2-V617F 阴性 PV 患者仅红细胞增多,而 JAK2-V617F 阳性者多伴有白细胞、血小板增多。本例患者 JAK2-V617F 突变检测结果阳性,不仅红细胞及血红蛋白浓度增高,白细胞血小板浓度也轻度增高。

PV 起病、进展均较缓慢,早期症状不明显,可出现多科症状,故常易漏诊或误诊,大约 40% 的 PV 患者伴发瘙痒。瘙痒是 PV 中严重的临床问题。许多患者为洗浴后瘙痒,其机制尚不清楚,可能与肥大细胞脱颗粒以及前列腺素和血小板聚集有关。抗组胺类药物可能有效。针对该问题国外进行过一些较少病例数的研究,西咪替丁、补骨脂素光化学疗法(PUVA)及紫外线光疗有效。其中,窄谱中波紫外线(UVB)效果显著。一项研究表明,补铁可缓解瘙痒,但停用后又会复发。也有研究显示,生物制剂如 α 干扰素和选择性血清素再摄取抑制剂可改善瘙痒症状。因此,就患者个体而言,可有许多方法用于瘙痒治疗。

本病治疗原则是:尽快使血容量和红细胞容量接近正常,抑制骨髓造血功能,从而缓解病情,减少并发症。静脉放血,放化疗和生物疗法是目前治疗本病的 3 种方法。

(张理涛)

▶ **点评**

1. 真性红细胞增多症(PV)的皮肤症状出现较晚,主要表现为皮肤和黏膜明显红紫瘙痒。本病例以皮肤瘙痒为首发症状前来就诊而确诊为真红,相对少见。

2. PV 以红细胞和全血容量绝对增生,血液粘滞度增高为其实验室特点,常伴有白细胞和血小板增多。皮肤组织病理可见血管明显扩张、充血,红细胞外渗、部分血管内有血栓形成。骨髓病理表现为老龄细胞过多伴全骨髓尤以红细胞、粒细胞、巨核细胞增生。

3. 提示临床遇到类似皮疹-皮肤和黏膜紫红斑,尤以面颊、唇、舌、耳、鼻尖、颈部和上肢末端为甚,呈典型的高原红面容,需追问病史,进行相关实验室检查,请血液科及时会诊除外继发因素很重要。

参 考 文 献

［1］陈灏珠.内科学[M].第4版.北京:人民卫生出版社,1996:600-603.

［2］张之南,李蓉.红细胞疾病基础与临床[M].北京:科学出版社,2000,10:273-275.

［3］王侠生,廖康煌.杨国亮皮肤病学[M].上海:上海科学技术出版社,2005:1109.

［4］Pietra D,Li S,Brisci A,et al. With JAK2 V617F negative myeloproliferative disorders[J]. Blood,2008,111:1686.

［5］Saini KS,Patnaik MM,Tefferi A. Polycythemia vera-associated pruritus and its management[J]. Eur J Clin Invest,2010,40:828-834.

［6］Madkan VK,Bandow GD,Koo JY. Resolution of pruritus secondary to polycythemia vera in a patient treated with narrow-band ultraviolet B phototherapy[J]. J Dermatolog Treat,2005,16:56-57.

［7］白洁,邵宗鸿,井丽萍,等.185例真性红细胞增多症的临床分析[J].中华血液学杂志,2002,23(11):578-580.

52检